porzellankind

MYRIANE ANGELOWSKI

por zel lan kind

THRILLER

emons:

Lust auf mehr? Laden Sie sich die »LChoice«-App runter, scannen Sie den QR-Code und bestellen Sie weitere Bücher direkt in Ihrer Buchhandlung.

Bibliografische Information der Deutschen Nationalbibliothek
Die Deutsche Nationalbibliothek verzeichnet diese Publikation in der Deutschen Nationalbibliografie; detaillierte bibliografische Daten sind im Internet über http://dnb.d-nb.de abrufbar.

MIX
Papier aus verantwortungsvollen Quellen
FSC® C083411

Umschlagmotiv: Mandy Erskine/Arcangel Images
Umschlaggestaltung: Nina Schäfer
Gestaltung Innenteil: César Satz & Grafik GmbH, Köln
Lektorat: Hilla Czinczoll
Druck und Bindung: CPI – Clausen & Bosse, Leck
Printed in Germany 2019
ISBN 978-3-7408-0607-1
Thriller
Originalausgabe

Für Christiana und für Pia

Teil 1

danach

Berti liegt exakt zwischen Gitterbett und Schaukelstuhl.

Sie hat den Abstand mehrfach mit einem Maßband kontrolliert, greift nach der Zahnbürste und taucht die abgenutzten Borsten in eine rötliche Tunke. Rhythmisch streift sie mit dem Daumen über die Nylonbürste, besprenkelt das Umfeld des Bettchens gezielt und achtet darauf, dass auch die Wickelkommode etwas abbekommt. Zum Schluss tröpfelt sie eine Spur von Berti aus über den flauschigen Teppich bis zur Tür. Es ist ein kniffliger Moment. Zu wenige Spritzer könnten verharmlosend wirken und zu viele übertrieben, auch wenn sie davon überzeugt ist, dass es nach oben keine Grenze gibt.

Schweiß sammelt sich auf ihrer Oberlippe. Sie transpiriert hinter dem Mundschutz. Die Einweghandschuhe würde sie am liebsten abstreifen. Ihre Hände jucken wie verrückt. Sie legt die Zahnbürste beiseite und beginnt sich zu kratzen, obwohl sie weiß, dass es besser ist, diesen Impuls zu unterdrücken. Gleichzeitig kommt ihr der Hygieneanzug schrecklich eng vor. Hektisch reißt sie den Reißverschluss am Hals ein ganzes Stück auf und atmet bewusst. Ein und aus. Bis sie sich wieder beruhigt hat, vergeht Zeit.

Irgendwann setzt sie ihre Tätigkeit fort, arbeitet konzentriert, lehnt sich am Ende zurück und findet, dass sich das Resultat sehen lassen kann. Ihr gefällt vor allem das Schmetterlingsmobile über dem Wickeltisch, das dem Gesamtbild etwas Stabiles gibt. Etwas Vertrautes. Wie die Kuscheltiersammlung auf dem Bücherbord neben dem Fenster, das von einem Verdunklungsrollo verdeckt wird.

Ihr Blick wandert hinüber zu dem Raum, der unmittelbar an Bertis Zimmer grenzt. An drei Wänden stehen Regale, die mit

Ordnern und Büchern gefüllt sind. Überwiegend Schmachtschinken. Vor dem Fenster ist ein Schreibtisch so aufgestellt, dass er theoretisch von zwei Seiten benutzt werden kann. Ein eingeschalteter Halogenstrahler markiert die Mitte der Tischplatte. Ansonsten ist der Arbeitsplatz verwaist.

Der Schein der Lampe ist exakt auf das Gesicht von Bertis Vater ausgerichtet. Er sitzt auf einem Drehsessel mit Nackenstütze. Die Rückenlehne ist um circa acht Grad nach hinten geneigt. Bertis Vater ist mit einem dunkelblauen Morgenmantel bekleidet. Der Pyjamakragen guckt am Hals hervor, und an den Waden ist ein Stück der gestreiften Schlafanzughose zu erkennen. Der rechte Fuß steckt in einem Filzpantoffel, der die gestickte Aufschrift »Christmas Darling« trägt. Vom linken Hausschuh fehlt jede Spur. Die Arme ruhen in einem Winkel von fünfundvierzig Grad auf den Sessellehnen. Beide Handflächen liegen auf dem Tisch und sind mit einem Industriehefter an die Platte getackert. Graues Teppichband ist in mehreren Bahnen über den Mund von Bertis Vater geklebt, die Augen verdeckt eine Frotteebinde, die das Symbol einer Airline trägt.

In Reichweite des Schreibtisches steht ein Chesterfield-Sofa, auf dem Bertis Schwester ausgestreckt liegt. Ihr schmaler Körper ist in eine Decke eingerollt, am oberen Ende gucken blonde Haarsträhnen hervor und unten milchweiße Füße mit mintgrün lackierten Nägeln. Hotdog. Dieser Vergleich drängt sich auf. Bertis Schwester ist neun. Die Mädchen sind immer in diesem Alter.

Zurück in Bertis Kinderzimmer, schaltet sie das Schlummerlicht ein, das über dem Bettchen an der Wand angebracht ist. Ein Plastikmond leuchtet schwach. Er ist die einzige Lichtquelle in diesem Raum. Auf Bertis hellem Strampelanzug sind die Zahnbürstenspritzer gut zu erkennen.

Seine Mutter ist mit einem hauchdünnen Nachthemd bekleidet und sitzt im Schaukelstuhl. Das Haar ist unter einer Duschhaube versteckt, und an den Füßen trägt sie Stricksocken. Sie macht einen versunkenen Eindruck, das Kinn ruht auf dem

Dekolleté. Die Augen sind auf eine Illustrierte gerichtet, obwohl sich das Licht nicht zum Lesen eignet.

Das Messer befindet sich unter dem Schaukelstuhl. Sie stutzt. Es handelt sich um Essbesteck, lächerlich klein. Ein Brotmesser würde entschieden mehr hermachen. In ihrem Bestand lässt sich bestimmt eins mit gezahnter Schneide finden. Gezielt dreht sie den gesamten Fundus auf links und fördert echte Raritäten zutage. Fliegenpilze, filigrane Vogelkäfige aus Bast, ein Räuchermännchen und eine orientalische Wasserpfeife. Ein Brotmesser sucht sie vergebens.

Ungeduld lässt ihre Bewegungen fahriger werden. Eine Dose mit Perlen fällt zu Boden. Bunte Holzkügelchen klackern beim Aufprall wie Hagelkörner auf Glas und kullern in alle Richtungen. Sie flucht, auch darüber, dass sie keinesfalls in der Lage sein wird, ihr Werk fertigzustellen. Sie hasst es, wenn sie an blödem Kleinkram scheitert. Verzögerungen regen sie auf. Aber sie muss ein anständiges Messer besorgen, um es perfekt zu machen. Da darf sie nicht an der eigenen Bequemlichkeit scheitern.

Außerdem gibt es weitere Dinge auf ihrer Einkaufsliste, die sie in Geschäften oder auf speziellen Märkten besorgen will. Um anonym zu bleiben, wird sie auch diesmal die Strapazen in Kauf nehmen und erhebliche Strecken zurücklegen.

Seufzend löscht sie das Licht, zieht den Mundschutz herunter und steigt aus dem Hygieneanzug. Bertis Home bleibt unvollendet.

Sie wird es fertigstellen.

An einem anderen Tag.

da vor

Der Winter hatte sich beharrlich gehalten und damit Teresas Bedürfnis nach Frühling überstrapaziert. Aufbruch und Neubeginn, das erhoffte sie sich aus tiefster Seele. Teresas Scheidung war durch, und mittlerweile grinste ihr die Fratze der Realität frech ins Gesicht.

Ihren heroischen Verzicht auf Unterhalt konnte Teresa im Nachhinein nur als groben Fehler bezeichnen. Denn während Fernandos Neue inzwischen Zwillinge erwartete und sich in dem gestohlenen Leben einrichtete, spitzte sich Teresas Situation zu. Ihre beste Freundin verlor langsam die Geduld. Die Gute hatte sie in der Nacht aufgenommen, als Fernando Teresas Welt zum Einsturz brachte, und ihr großzügig das Arbeitszimmer samt Klappcouch überlassen. Doch nun reichte der Freundin das Gejammer, und sie wollte ihre Wohnung nicht länger teilen.

Als die Natur jetzt, quasi über Nacht, zu üppiger Pracht explodierte, warf auch Teresa ihren Kokon ab und vereinbarte einen Vorstellungstermin. Das Gesuch hatte sie in einer Tageszeitung entdeckt. »Zuverlässige deutschsprachige Reinigungskraft für drei Tage die Woche in Privathaushalt gesucht«. Für eine dreiundvierzig Jahre alte ungelernte Kraft gab der Arbeitsmarkt nicht viel her. Ihre Ansprüche waren bescheiden.

Im Wagen ihrer Freundin fuhr Teresa vor. Ihr fiel die Hecke auf, die das Anwesen umgab. Ein Kirschlorbeer bildete eine undurchlässige Wand. Kein Ast, kein Blatt stand über der imaginären Linie, die ein Fachmann gezogen haben musste. Ungefähr in der Mitte der Blätterfront protzte ein imposantes Tor. Schmiedeeisern, doppelflügelig und mit massiven Zaunspitzen versehen.

Teresa parkte, bewegte sich auf den Eingang zu, klingelte und spähte durch die kunstvoll gearbeiteten Eisengitter in den weitläufigen Garten. Eine asphaltierte Auffahrt verlor sich nach wenigen Metern in einer Rechtskurve. Den Fußweg markierten Steinplatten, die sich in Serpentinen durch den gepflegten englischen Rasen schlängelten. Die direkte Sicht auf das Gebäude war durch Sträucher versperrt. Teresa trat zurück und bemerkte die Doppelgarage zu ihrer Rechten, die am Ende der undurchsichtigen Hecke ein gutes Stück über die ansonsten gerade Grundstücksgrenze ragte. Genau an dieser Stelle machte die Straße eine Kurve, der Bürgersteig wurde postkartenschmal und zwang Passanten auf den Fahrweg. Ein Müllwagen raste um die Ecke, und für eine Sekunde befürchtete Teresa, dass das Fahrzeug in die Garage rauschen würde. Gleichzeitig ertönte ein Summer.

Teresa lief über die Steinplatten, die zu beiden Seiten von Eiben gesäumt wurden. Hierbei beschlich sie ein mulmiges Gefühl. Sämtliche Nadelbäume hatte jemand zu Kegelformen geschnitten, die Teresa an gigantische Brettspielfiguren oder eindrucksvolle stumme Wächter erinnerten. Sie kam an einem Seerosenteich vorbei, an dessen Ufer Chinaschilf und Bambus wucherten. Auf dem kurzen Holzsteg lag bäuchlings ein Mann und linste durch das Objektiv einer Kamera in Richtung Wasseroberfläche. Sie grüßte. Er nahm keine Notiz von ihr.

Wenige Schritte später bot sich Teresa ein ausgedehnter Blick auf das Haus. Sie war enttäuscht. Aus irgendeinem Grund hatte sie ein modernes Anwesen erwartet. Stattdessen näherte sie sich einem zweigeschossigen Ziegelsteinhaus mit altertümlichen Giebeln und Bitumen statt Dachziegeln. Kassettentüren und Sprossenfenster mit kalkweißen Läden. Aus der Fassade schälten sich vier akzentuierte Säulen. Um den zweitürigen Haupteingang rankte Efeu. Insgesamt schien das Gebäude deutlich in die Jahre gekommen.

Die Hausherrin öffnete persönlich, sprach gedämpft und tonlos. Sie drückte sich gewählt aus und wirkte auf Anhieb wie eine

Person, die sich und ihren Mitmenschen manches abverlangt. Den Händedruck empfand Teresa als energisch. Ein flammend rotes, knielanges Wollkleid kaschierte ihre Figur. Der schwarze Pagenkopf war penibel geschnitten. Die Brauen lagen wie fingerdicke schwarze Striche über den Augen und verbanden sich an der Nasenwurzel. Frida Kahlo, dachte Teresa.

Mit dem Zuschlagen der Haustür kam sie sich vor wie in einem Kühlschrank. Teresa tippte auf eine Klimaanlage. Reiche Leute leisteten sich solchen Luxus. Allerdings gab es keine sichtbaren Hinweise auf Aircondition oder Ventilatoren. Als sie herumgeführt wurde, sprangen ihr die säbelförmigen Waden der Señora ins Auge. Extreme O-Beine, ungewöhnlich bei einer so jungen Frau.

Häuser haben eine spezielle Stimmung, ein einzigartiges Aroma, das dem Objekt seinen Charakter verleiht. Teresa verstörte die Lautlosigkeit, die in den Zimmern vorherrschte. Gepaart mit der merkwürdigen Kühle. Von außen besehen, hatte sich Teresa auf ein verwinkeltes Haus eingestellt, auf Räume mit Nischen, hohen Decken, Teewagen auf Ochsenblutparkett oder ein Kaminzimmer, dessen Wände Geweihe zierten. Stattdessen herrschte ausgeprägte Klarheit. Nirgends bemerkte sie persönliche Gegenstände. Kein liegen gelassenes Feuerzeug. Nicht ein Foto an irgendeiner Stelle. Keine Jacken an der Garderobe, keine verschmutzten Schuhe auf dem Treppenabsatz, während das Inventar kostspielig und ausgesucht wirkte. Steril, fand Teresa. Einzig eine individuelle Handschrift konnte sie ausmachen. Sie betraf den sogenannten Salon. Der Raum mit Flügeltüren und Gartenblick enthielt nichts weiter als eine wuchtige ovale Tafel mit blitzblanker Spiegeloberfläche. Auf ihr stand eine beeindruckende Tischuhrpräsentation.

Teresa erinnerte sich an ihren Großvater, der Zeitmesser aus aller Herren Länder zusammengetragen hatte. Seine Sammlung hatte in eine Vitrine gepasst. Hier glänzten wahrlich über einhundert Exemplare. Das Repertoire reichte von Uhren mit schmucklosen Holzrahmen bis hin zu verspielten Rokokomodellen, auf deren Ziffernblättern Ballerinas tanzten. Dazwischen standen aufwendig gearbeitete Cartieruhren mit gewölbten Glaskuppeln und vier Chronometer mit aufgeklappten Schatullendeckeln. Teresa wusste, dass es sich dabei um wertvolle Relikte handeln musste, mit denen einst sowohl in der Schifffahrt als auch im Luftverkehr navigiert und Zeit gemessen wurde. Teresas Großvater hatte bloß ein Chronometer besessen, sein Heiligtum, das niemand außer ihm je berühren durfte.

Die Sammlung, der ganze Raum hatte etwas Verstörendes. Die Abstände zwischen den einzelnen Sammelstücken erschienen Teresa zentimetergenau. Keine Uhr tickte. Stille, auch hier.

Der Señora huschte ein Lächeln über die Lippen, als sie Teresa auftrug, die Uhren stets mit einem Straußenfederwedel zu reinigen. Nahezu feierlich überreichte sie ihr einen Stapel Fotografien, die sie aus den Untiefen ihrer Kleiderfalte zog. Auf den Abbildungen waren Abstände, Reihenfolge und Ausrichtung der einzelnen Modelle festgehalten. Eine exzellente Reinigungshilfe.

Mit knappen Kommentaren setzte die Señora ihre Führung fort. Präsentierte die Küche, den Waschkeller und die Putzkammer. Im Anschluss überreichte sie Teresa ohne Umschweife die Haustürschlüssel. Unverkennbar wollte die Señora ab sofort nichts mehr mit dem Haushalt am Hut haben. Teresa fühlte sich überrumpelt. Sie wurde auf die Ruhe im Haus hingewiesen und eindringlich gebeten, keinen unnötigen Lärm zu veranstalten.

Dann verschwand die Hausherrin hinter einer der vielen Zimmertüren, und das Schweigen umringte Teresa mit einer solchen Macht, dass sie instinktiv flach zu atmen begann. Wie geankert stand sie in der Küche und dachte eine gefühlte Ewigkeit darüber nach, wie sie ihre Arbeit erledigen sollte, ohne diese Stille zu zerstören. Schließlich schlich sie auf Zehenspitzen zum Salon, um einen erneuten Blick auf die Uhrensammlung zu werfen, die für die Hausherrin eine solche Bedeutung zu haben schien. Auch bei genauerer Inspektion entdeckte sie nicht den Hauch von Staubpartikeln zwischen den Modellen.

Um selbstständiges Arbeiten gebeten, beschloss Teresa, sich das Wohnzimmer vorzunehmen. Gewissenhaft reinigte sie die imponierende Fensterfront und behandelte die Ledersofas mit einem Spezialspray. Die Beschäftigungen füllten den gesamten Vormittag aus.

Über ihren Mann verlor die Señora kein Wort. Genauso wenig erwähnte sie ein Kind.

***

Deine Mami braucht ein Herz.

Wenn Dorothy spricht, tut sie das ohne die minimalste Lippenbewegung. Für Ellis ist das so normal wie Zähneputzen. Nichtsdestotrotz streift sie Dorothys Mund mit dem Lichtstrahl der Taschenlampe. Sie muss sichergehen, dass sie alles richtig verstanden hat. Prompt wiederholt ihre Freundin die Behauptung: *Deine Mami braucht ein Herz.* Dorothy haucht den Satz zuckersüß gegen die Innenwände der Truhe, in der sie sich gegenübersitzen.

Ellis zieht die Beine an den Körper. Die Knie berühren das Kinn. Ihre Freundin sagt die Wahrheit. Mami braucht unter allen Umständen ein Herz. Genau wie der Blechmann im »Zauberer von Oz«. Diese Ansicht vertritt auch Vati. Er nennt Mami manchmal herzloses Weib. Sie bewegt sich auch so komisch wie der Blechmann. Vielleicht, weil ihr Skelett aus Glasknochen besteht. Das hat Ellis aufgeschnappt, als der Doktor Mami untersuchte. *Verrostet könnte sie innen drin außerdem sein*, vermutet Dorothy.

Ellis weiß nicht, was sie glauben soll. Manchmal ist sie ganz durcheinander. Vor allem, wenn sich Mami und Vati anschreien. Dann versteckt sie sich in dem geräumigen rechteckigen Holzkasten, der ihr Bett an der Stirnseite begrenzt. Den Aufbewahrungsplatz für Plumeaus und Kissen hat Ellis zu ihrem Rückzugsort und Depot auserkoren. Hierhin verkriecht sie sich und harrt umgeben von Waffeln, Schokoröllchen und Butterkeksen der Dinge, die da kommen.

Süßigkeiten überzuckern Ellis' Welt. Solange sie keine Erdnüsse enthalten, wie sie Dorothy jetzt zum wiederholten Mal erzählt. Davon bilden sich nämlich Quaddeln auf ihrer Haut. Lachsrote Pusteln, die jucken und im Mund kitzeln, besonders hinten im Rachen. Nicht angenehm, sondern blöde. Und dicke Lippen kriegt sie auch, die schwellen an und sehen wie aufgepustet aus. Deswegen muss sie aufpassen, auch auf minimale Erdnussspuren. Die sind ebenfalls deine Feinde und tückisch, weil sie unsichtbar sind, impft Vati ihr unentwegt ein.

Seitdem sie alle gemeinsam in diesem feinen asiatischen Restaurant waren, hat Ellis den Ernst der Lage verinnerlicht. Mami hatte den höflichen Kellner extra auf die Erdnussfeinde hingewiesen. Laut und unmissverständlich. Er brachte Ellis' Teller. Ohne eine einzige Nuss. *Da war nichts zu sehen, auch keine zerhackte*, da war sich auch Dorothy ganz sicher. Aber schwups, tränten nach zwei Stäbchen Gemüse und etwas mariniertem Fleisch ihre Augen. Das Atmen ging schwer, der ganze Hals wurde eng, so gruselig eng, dass keine Luft mehr durchpasste. Schreien konnte Ellis auch nicht und ist vom Stuhl gefallen. Dabei hat sie Mamis Teller vom Tisch gerissen. Reis, Sojabohnen und Shrimps landeten auf dem Teppich. Mehr weiß Ellis nicht. *Deine Körperabwehr hat dich schlafen geschickt und gegen die Erdnussfeinde gekämpft*, hat Dorothy ihr später erklärt.

Von der Fahrt ins Krankenhaus hat Ellis nichts mitbekommen. Sie ist in einem Bett mit Gittern an den Seiten aufgewacht. Zwei Tage musste sie in der Klinik bleiben. Blut wurde ihr abgenommen und Nadeln in Arme und Rücken gestochen. Pricktest nannte das die Ärztin. Ziemlich schnell zeigten sich an den Einstichstellen Hautreaktionen. Seitdem besitzt Ellis ein Notfallset, in dem sich neben einer Adrenalinspritze auch eine Packung Antihistaminika befindet.

Ihre Eltern machen viel Wind wegen der Nussallergie und gehen Ellis damit auf die Nerven. Denn sie passt jetzt wirklich auf. Mami hat ihr beigebracht, dass sie die Rückseiten lesen muss. Auf Verpackungen von Süßigkeiten und Lebensmitteln.

Gar nicht so leicht. Da stehen schwere Wörter drauf, die Ellis kaum entziffern kann und sie ins Schwitzen bringen. Nur bei dem Gebäck aus den Tüten, die ihre Eltern aus der eigenen Firma mit nach Hause bringen, darf sie bedenkenlos zugreifen. Unseren Waren kannst du vertrauen, sagt Vati, und das muss sie auch. Hinweise auf Inhaltsstoffe befinden sich auf diesen Beuteln nämlich nicht.

Stundenlang und mit großer Geduld hat Ellis in ungelenken Druckbuchstaben eine Liste abgeschrieben und an die Magnettafel in ihrem Zimmer gehängt. Erdnusscreme steht auf Platz eins. Dahinter rangieren verschiedene Kekssorten und Schokoriegel. Gefolgt von weiteren Produkten. Zurzeit sind es dreiunddreißig. Die Aufzählung wird ständig ergänzt, und Mami fragt sie manchmal ab.

Von den blöden Erdnussfeinden lässt sich Ellis aber nicht die Laune verderben. Dorothy lenkt sie ab, nimmt sie an die Hand und entschwindet mit ihr in das Land Oz. Oft kassiert Ellis Vorwürfe und Fernsehverbote für ihr Abtauchen. Aber das juckt sie nicht. Ellis verduftet, verbirgt sich in der Truhe unter Decken und Kissen. Zwischen Kekskrümeln und Stille entwickelt sie unheimlich gute Ideen.

Der Einfall, Mami zu ölen, ist ihr bisher genialster Gedanke.

Ellis hatte Karlfried in dieser Angelegenheit gelöchert, ohne ihm den wahren Grund für ihre Fragerei zu verraten. Der Nachbar leiht ihr Bücher, die ihre Eltern nicht besitzen. Astrid Lindgren zum Beispiel. Karlfried kann sich außerdem in einen Magier verwandeln. Wenn die Kinder, die im Viertel wohnen, nicht mit Ellis spielen wollen und sie weinend zu ihm läuft, verzaubert er seinen Schuppen in eine Zirkusarena. Er wird zum Feuerschlucker, dem stärksten Mann der Welt oder zum Dompteur. Ellis darf Löwe sein oder die liebliche Zirkusprinzessin, die auf einem Seil balanciert. Und ganz nebenbei werden scheinbare Nebensächlichkeiten durch Karlfried bedeutsam. Wie zum Beispiel die Bienen. Er erklärt die Zusammenhänge. Dank Karlfried versteht Ellis die Nützlichkeit der Honigsammlerinnen.

Der Nachbar ist ein wandelndes Lexikon und gibt gern sein Wissen zum Besten. Höchstwahrscheinlich, weil Karlfried Lehrer war, seine Schüler vermisst und ihm die Pensionierung zusetzt, meint Vati. Er ist einsam, behauptet Mami. Aber das kann Ellis gar nicht glauben. Karlfrieds Kinder sind zwar ausgezogen. Aber er lebt mit seiner Frau zusammen. Da kann er doch gar nicht einsam sein. Außerdem huscht Ellis nahezu täglich auf das Grundstück, das an den Garten ihrer Eltern grenzt, und hofft, dass ihr der Nachbar eine Geschichte erzählt. Egal, ob sie wahr ist oder erfunden. Am liebsten kuschelt sie sich dann ganz nah an ihn. Karlfried riecht nach frisch gemähtem Gras und ein bisschen rauchig. Aber nicht wie Zigaretten. Eher wie ein alter Kohleofen. So einer, wie ihn Uroma besessen hat. Ihre Haut und die Haare haben genauso gerochen wie Karlfried, jedoch vermischt mit einem Hauch Karamell. Uroma hat gern selbst gemachte Bonbons gelutscht. Sie ist mit karamellisiertem Zucker im Mund von uns gegangen, hat Mami damals gesagt, und diese Vorstellung gefällt Ellis bis heute.

Für ihr Leben gern lauscht sie Karlfrieds Stimme, die sich anhört wie das Brummen des Bären auf ihren Meister-Petz-CDs, die Ellis immer noch hört. Vati lacht sie deswegen aus. Er findet, dass sie für solche Geschichten zu alt ist. Karlfried erzählt ihr alle Märchen, die sie hören möchte, ohne zu lachen.

Manchmal spricht er auch über richtige Sachen, zum Beispiel den echten Teufel. Wenn der Nachbar von dieser Kreatur redet, flüstert er und scheint doch zu schreien. Auch mit Jesus hat er so seine Schwierigkeiten. Vor allem, wenn Kinder sterben. Wie die kleine Josefine, die in der Nähe wohnte und beim Spielen vor ein Auto gelaufen ist. Oder dieser vierjährige Junge. Den hat ein Brombeerpflücker im Feld gefunden, auf dem Bauch liegend, umgeben von verfaulten Maiskolben. Karlfried hat sich über den Tod des Kleinen kaum eingekriegt, lautstark auf Gott, die Welt und die Behörden geschimpft. Behörden kennt Ellis. Vati hat sie zum Straßenverkehrsamt und zum Finanzamt mitgenommen. In den Fluren dort wohnt die Langeweile, findet Ellis.

Karlfried hat ihr den Zusammenhang erklärt, der zwischen toten Kindern und Behörden besteht, aber Ellis konnte ihm nicht folgen, und nachfragen wollte sie nicht. Wegen der Sonnenstrahlen, die Karlfrieds Augen umschließen, wenn er lacht, und die aus seinem Gesicht verschwinden, wenn er sich aufregt oder traurig ist. Ellis spricht mit ihm lieber über Schach, seine Leidenschaft. Er hat das Spiel der Könige für sie entzaubert, verrät Strategien, Techniken und geht mit ihr einzelne Partiephasen durch. Mit Engelsgeduld. Ellis hat schnell verstanden, dass die Sicherheit des Königs im Zentrum steht, und ist entzückt, wenn der Nachbar das Brett aufbaut. Im Winter drinnen und im Sommer unter der Kastanie im Garten. Wenn Karlfried Schach spielt, vergisst er Gott und sogar den Teufel.

Natürlich hat der Nachbar auch zum Thema Rost Antworten parat. Gewinde, Schrauben und Stahl können demnach oxidieren. Zur Demonstration hat er Ellis eine Schere mit unansehnlichen Flecken darauf in die Hand gedrückt.

»Rost schafft eine gewisse Unbeweglichkeit, daher hat der Spruch ›Wer rastet, der rostet‹ seine Berechtigung.«

Karlfried schwadronierte über Redensarten, so allgemein, und Ellis hat gelernt, was es heißt, wenn einer sagt, dass die Kuh vom Eis ist. Dann hat sie seine Aufmerksamkeit wieder auf die Schere gelenkt.

»Und wie kriegst du die Rostflecken weg?«

Es folgte ein Vortrag über das Bürsten und Schleifen von verrostetem Stahl und über die Sandstrahlmethode.

»Und was ist mit Öl?«, hat Ellis ihn ausgebremst.

»Ist nicht in allen Fällen ein wirksames Mittel.« Karlfried hat verdutzt geguckt, die Daumen unter die Gürtelschlaufen seiner Jeans geschoben und mit dem Kinn auf verschiedene Schmierölsorten gedeutet. Aufmerksam ist Ellis geworden, als er einen tiefblauen Kanister hochhielt. »Das ist Säure. Damit lässt sich Rost auf jeden Fall ausmerzen.«

An den Folgetagen ist der Säurebehälter auf kurzen, dicken Menschenbeinen durch Ellis' Gedanken getanzt. Er hatte einen Zylinder auf der Eierbirne und Steppschuhe an den Füßen. Das Geklapper seiner Holzabsätze hat Ellis fast wahnsinnig gemacht und kichern lassen, wenn es völlig unangebracht war. Zum Beispiel, als Vati schimpfte oder Mami an ihrem Bett kniete, um Schutzengel für die Nacht herbeizubeten.

Ellis' Albernheit wirkt nicht einmal auf Dorothy ansteckend, die auf der Wirksamkeit von Öl beharrt, das dem Blechmann schließlich auch geholfen hat.

Du kannst es dir doch von Karlfried borgen.

Dorothy nervt. So lange, bis Ellis nur noch an die Regale im Schuppen des Nachbarn denken kann. Eine große Anzahl Blechdosen lagert dort auf Brettern an der linken Wand. Sie sind direkt neben dem altersschwachen Küchenschrank angebracht, in dem er, hinter einer Glasscheibe mit verschmutzten Häkeldeckchen, das Schachspiel verwahrt. Manchmal streckt sich Karlfried nach dem silbernen Kännchen weit oben im Regal, um die Fensterscharniere seines Hauses zu ölen, eine endlose Prozedur, die stundenlang dauert. Anschließend stellt er das Gefäß dann wieder auf seinen angestammten Platz.

Ellis hat sich von dem Ölkännchen wie magisch angezogen gefühlt, und auch weil Dorothy sie bedrängt hat, hat sie das hübsche Kännchen heute entwendet.

Sie borgt sich manchmal Dinge. Bevorzugt Sachen, die Karlfried, Vati oder Mami gehören. Normalerweise bekommen die Erwachsenen davon nichts mit. Einzig vor Hugo muss sich Ellis in Acht nehmen. Der Gärtner läuft hellwach durch die Gegend und steckt seine Nase gern in Angelegenheiten, die ihn nichts angehen. Er ist wie eine Mosaikjungfer im Larvenstadium, die Ellis in ihrem Insektenbuch entdeckt hat. Unansehnlich und abstoßend, zumindest in dem Zustand. Abgesehen davon haben Mosaikjungfern zwanzigtausend Augen. Genauso viele scheint Hugo zu besitzen. Ihm entgeht nichts.

Ellis zieht das Ölkännchen unter einem der Kissen am Boden

der Truhe hervor. Dabei verschüttet sie ein paar Tropfen der gelblichen Flüssigkeit. Schnell verstärkt sich der ohnehin penetrante Duft. Dorothy ist sofort Feuer und Flamme, stößt den Deckel der Truhe auf und klettert hinaus. Ellis zögert, greift nach einem Keksbeutel und vertilgt rasch einige Zitronencreme-Waffeln.

Ob das Öl denn überhaupt hilft? Mami ist trillionen Jahre von Blechmanns freundlicher Art entfernt und verteilt Kälte, wenn sie durchs Haus geht. Manchmal bilden sich sogar Eisblumen an den Fensterscheiben, sobald Mami in ihre Nähe kommt. Das hat Ellis mit eigenen Augen beobachtet. So gesehen ist Mami eine Mischung aus Blechmann und Schneekönigin.

Sie ist so, weil sie kein Herz hat, Dummerchen.

Dorothy kann Ellis' Gedanken erraten. Das ist manchmal lästig, oft aber auch okay.

Wenn du Mami ölst, wird sie geschmeidiger und kann sich auf den Weg zum Zauberer von Oz machen. Er wird ihr ein Herz geben. Ganz sicher.

Das klingt überzeugend. Ellis folgt Dorothy kauend auf den Korridor und hält das Ölkännchen möglichst gerade. Auch als sie versucht, durch das Türschloss von Mamis Schlafzimmer zu lugen. Darin herrscht Rabenschwärze. Kalt drückt der Messingtürgriff auf Ellis' Kopf. Abwechselnd wippt sie von den Fersen auf die Zehen und verschüttet keinen Tropfen Öl.

Als sie die Türklinke herunterdrückt und den Raum betritt, vergewissert sie sich, dass Dorothy direkt hinter ihr ist. Beinahe geräuschlos nähern sie sich dem Ehebett. Ellis wagt kaum zu atmen, als sie die Decke mit spitzen Fingern berührt, um sie zur Seite zu ziehen.

Mami trägt ein ärmelloses Nachthemd und liegt zusammengerollt wie ein Igel. Ihr Körper verströmt einen Duft, der zu ihr gehört, seit Ellis denken kann. Zibet und Sandelholz. Süß und ledrig-herb. So steht es auf dem Fläschchen, dass Mami auf der Kommode verwahrt.

In Ellis' Kinderlexikon gibt es Abbildungen von asiatischen

und afrikanischen Zibetkatzen, die angeblich ein bestialisch stinkendes Sekret aus ihren Analdrüsen versprühen, um ihr Revier zu markieren. Ellis hat Karlfried gefragt, wie es kommt, dass Mami trotzdem so gut riecht, und erfahren, wie die Parfümindustrie tierische Substanzen in aromatische Stoffe verwandelt und künstliche Ersatzprodukte erzeugt. Dabei hat Karlfried den Kopf geschüttelt, und Ellis wurde das Gefühl nicht los, dass sich Karlfried über Mamis Duftauswahl amüsierte.

Zibet und Sandelholz. Wärme überschwemmt Ellis. Sie möchte sich an Mami schmiegen und die restliche Welt vergessen. Doch als Mami im Schlaf seufzt, wackelt Ellis' Courage, und sie will auf dem Absatz kehrtmachen. Dorothy hält sie bei der Stange. *Du musst jetzt das Öl über sie gießen!*

Pflichtbewusst hebt Ellis das Kännchen, bringt es aber nicht fertig, die goldige Flüssigkeit auf Mamis Kniekehlen zu träufeln. Auch als Dorothy sie weiter anstachelt, steht Ellis wie festgefroren. Ihr Herz klopft laut wie die dicken Pauken des Schulorchesters, und sie verlässt vollends der Mut.

Worauf wartest du denn? Dorothy klingt ungeduldig.

Ellis blendet ihre Freundin aus, geht rückwärts, bewegt sich weg von Mamis Bett, raus auf den Flur. Öl schwappt aus dem Kännchen und hinterlässt kleine Pfützen auf dem Holzboden. Ellis flitzt. Tausendfüßlerschnell. Es gelingt ihr, vor Dorothy am Kinderzimmer zu sein. Sie flieht hinein, pfeffert das Gefäß unters Bett, besudelt dabei gehörig den Teppich und schlägt Dorothy kurzerhand die Tür vor der Nase zu. Ihre Freundin protestiert unüberhörbar. Sie will auf der Stelle hinein. Ellis will Waffeln. Blätterteig-Ohren oder wenigstens ein paar Schokoküsse. Aber sie muss sich gegen die Tür stemmen, damit Dorothy draußen bleibt, und kann ihren Posten unmöglich aufgeben. Erst als Mami klopft und Ellis auffordert, sie unverzüglich ins Zimmer zu lassen, gibt sie sich geschlagen.

Dorothy drängelt sich hinein. Mami meckert sofort los. »Was soll der Lärm? Und wieso sind überall Ölpfützen auf dem Boden verteilt? Was machst du für einen Unfug?«

Ellis hat Angst, dass sie das Kännchen unter dem Bett entdeckt und auch das viele Öl, das darunter glänzt. Sie möchte Mami vom Zauberer von Oz erzählen und von der Chance, dass sie dort ein Herz bekommt. Aber Mami will nichts hören. Von Blechmann und Dorothy hat sie die Nase sowieso gestrichen voll, wie sie sagt. Sie drückt Ellis einen Putzlappen in die Hand. Den ganzen Flur muss sie von den Ölpfützen reinigen. Und zwar picobello. Das ist das Allerwichtigste für Mami.

Später trägt Ellis schnell das Kännchen in Karlfrieds Schuppen zurück. Ganz allein, mit klopfendem Herzen. Dorothy ist abgetaucht.

Erst am Abend lässt sich die Freundin wieder blicken, als Vati den obligatorischen echten holländischen Kakao neben Ellis' Bett abstellt. Mami rührt immer Extra-Zucker hinein und gibt eine Prise Zimt dazu. Üblicherweise bringt sie das Getränk vor dem Schlafengehen, aber Mami leidet unter starken Kopfschmerzen, wie Vati betont. Nicht, ohne Ellis einen tadelnden Blick zuzuwerfen.

Als er gegangen ist, streckt Dorothy ihren Kopf unter Ellis' Bettdecke hervor. *Hättest du auf mich gehört, wäre Mami jetzt auf dem Weg nach Oz.*

Ellis widerspricht nicht.

Dorothy hat ja recht.

An Schlaf ist nicht zu denken. Ellis ist ganz aufgekratzt, klettert aus dem Bett, reißt eine Packung Kekstaler mit Marmeladenfüllung auf, springt unter die Decke, schiebt sich ein Kissen in den Rücken und schaltet den Laptop ein. Sie klickt sich zum »Zauberer von Oz« und klebt regelrecht mit den Augen am Bildschirm.

Kansas. USA. Dorothy läuft einen Feldweg entlang, gefolgt von ihrem struppigen Hund Toto. Schwarze Wolken türmen sich am Himmel auf. In der Ferne ist das Farmhaus von Tante Emmy und Onkel Henry zu sehen.

Ellis unterbricht den Film und schiebt den Movieregler zu der Stelle, an der ein Tornado über Kansas fegt. Wie gebannt sieht sie zu, wie der Wind das Farmhaus anhebt und es in der Luft jongliert, tanzen lässt, als bestünde es aus Papier. Die gute Dorothy ist im Haus und drückt Toto an sich. Der Sturm bläst das Haus samt Mädchen und Hund in luftige Höhen, um sie dann mit Fallwinden in die Tiefe krachen zu lassen. Das Holzhaus schlägt hart auf und landet im Land Oz. Die Bewohner begrüßen das Mädchen und den Hund überschwänglich. Dorothy versteht den Freudentaumel erst, als ihr klar wird, dass die grausame, böse Hexe des Ostens bei der Landung des Farmhauses unter dem Fundament begraben wurde. Ihre roten Schuhe schauen unter dem Gebäude hervor.

Ellis klatscht an dieser Stelle, und wie immer fällt ihr ein Stein vom Herzen. Sie will Dorothy in die Seite knuffen. Aber die Freundin ist verschwunden. Ellis nippt am Kakao, und als sie die Tasse zurück auf den Nachttisch stellen will, passiert das Unglaubliche. Ruckartig setzt sie sich auf und beugt den Oberkörper vor. Die Kekspackung rutscht zu Boden.

Hundertmal hat sie den Film gesehen, und andauernd passiert dasselbe. Das ist nicht mit den Geschichten zu vergleichen, die Karlfried zum Besten gibt, der ständig etwas weglässt oder Dinge hinzudichtet. In Filmen ändert sich die Handlung nicht. Niemals. Und doch ist es heute anders. Die Hexe des Ostens kriecht unter Tante Emmys Haus hervor. Ohne Eile klopft sie sich den Staub von den Schultern. Sie ist kein bisschen ramponiert. Zwei goldene Schneidezähne blitzen. Lächelnd tritt sie an den Bildrand, ganz nah an Ellis heran.

Vielleicht ist Säure doch die bessere Lösung.

Ellis glaubt sich verhört zu haben.

Mein liebes Kind, Säure ist in manchen Fällen unumgänglich.

Die Hexe flüstert. Wie Dorothy. Nur inständiger. Dabei streckt sie einen Arm aus dem Bildschirm, fuchtelt herum und kommt Ellis bedenklich nah, wie die Stacheln der Bienen kürzlich, in dem 3D-Film, den Ellis mit einer Spezialbrille angeschaut hat.

Säure ist ein exzellenter Rostvertilger und wirkt auch von innen.

Ellis fährt sich mit der Zunge in die Mundwinkel, die nach Kakao schmecken. Sie linst nach rechts. Im Puppenwagen schlafen ihre Kinder. Links leuchtet der Mond ins Zimmer, und auf dem Tisch vor dem Fenster ziehen die Goldfische Kreise durchs Aquarium. Die Hexe lässt nicht locker.

Du musst nur die Säure aus Karlfrieds Schuppen holen.

Ellis denkt an den blauen Kanister. Steppschuhe und Zylinder. Die Tanzerei beginnt von vorn. Erfolglos tastet Ellis nach Dorothys Hand. Die Hexe bedrängt sie weiter.

Deine Mami braucht doch ein Herz, oder?

»Ja ... aber ...«, stammelt Ellis, und im gleichen Moment schaltet sich der Bildschirm wie von Geisterhand aus. Bei eingestecktem Stromkabel. Einige Sekunden sitzt sie völlig regungslos, fasst sich schließlich ein Herz, befördert den Laptop ruckartig vom Bett und zieht sich die Decke über den Kopf. Sie wünscht sich Dorothy herbei, ruft nach ihr, aber die Freundin spielt Verstecken oder hat sich absichtlich verdünnisiert.

Ellis wagt kaum zu atmen und versucht, die Zauberin aus ihrem Kopf zu bekommen, indem sie »Fuchs, du hast die Gans gestohlen« singt. Ein anderes Lied fällt ihr auf die Schnelle nicht ein. Sie wiederholt auch das Abendgebet, aber die schreckliche Hexe hockt in ihren Gedanken. Ellis sucht ihr cremeweißes Bettlaken nach Wimpern ab, um sich etwas wünschen zu können, und wird nicht fündig. Verflixt und zugenäht. Ausgerechnet wenn sie ganz unbedingt eine Wunsch-Wimper braucht, ist keine aufzutreiben.

Ellis beginnt, rückwärts von fünfundfünfzig bis null zu zählen, und hofft, die Hexe so aus ihrem Kopf vertreiben zu können. Aber die Kreatur beharrt auf ihrer Idee mit dem Säurekanister und untergräbt damit sämtliche Ablenkungsmanöver.

***

Ihre Wege kreuzten sich an Teresas zweitem Arbeitstag. Sie wischte gerade die Eingangshalle feucht durch, da stand das

Kind wie aus dem Nichts oben auf der ersten Empore im Treppenhaus. Es trug einen kurzärmligen Schlafanzug. Speckige Arme und Beine füllten die Bündchen an Hose und Oberteil aus. Nackte Füße. Rotbraune Locken schauten unter einem Zweispitz hervor, einem Hut, wie ihn Napoleon trug. An den Lippen klebten Krümel und in den Mundwinkeln Schokolade. Mit der einen Hand schwenkte die Sieben-, höchstens Achtjährige einen dunkelblauen Plastikkanister. Mit der anderen Hand hielt sie eine abgewickelte Toilettenpapierrolle wie ein Fernrohr vor ein Auge.

Teresa hatte bis zu diesem Moment ausschließlich im Erdgeschoss geputzt und kein Zimmer der oberen Etagen betreten. Am Morgen hatte sie in der Küche eine Merkwürdigkeit entdeckt. Gigantische Mengen brauner Plastikbeutel. Tüten ohne Aufdruck, die nahezu hinter jeder Schranktür zum Vorschein kamen. Die Señora hatte sich dazu nur knapp geäußert. Sie war auf der Bildfläche erschienen, um den Gärtner zurechtzuweisen, der fotografierend in einem Kräuterbeet hockte, anstatt den Rasen zu mähen. Die beiden lieferten sich ein Wortgefecht. Offenbar rannte Hugo ständig mit einer Kamera durch die Blumenbeete, hielt fest, was er vor die Linse bekam, um während seiner Arbeitszeit die Blütenvielfalt des Gartens zu verewigen. Zurechtweisungen prallten anscheinend an ihm ab. Die Señora warf ihm jedenfalls vor, dass er sich ziemliche Freiheiten herausnahm. Nur weil er ihre Bäume zu Affen oder Katzen zurechtstutzte, sei er noch lange kein großer Künstler, schnaubte sie.

Tatsächlich hatte Teresa Hugo bei ihrer Ankunft am Morgen beobachtet, wie er ohne Elektrik, nur mit einer Heckenschere schnittsicher und fehlerfrei aus dem Handgelenk eine Phantasiegestalt aus einem Busch nahe den Garagen geschält hatte. In dieser Hinsicht schien der Gärtner wirklich talentiert.

Als die Señora in die Küche kam, um Tabletten einzunehmen, fragte Teresa, was für eine Bewandtnis es mit den Beuteln ohne Aufdruck habe.

»Bruchkekse«, sagte sie, der Tonfall drückte Verblüffung

und Arroganz aus, als sei das eine überflüssige und vermessene Frage gewesen. »Meine Familie gehört zu den führenden Unternehmen der Backwarenindustrie.«

Dass sich ein Kind im Haus befand, zog Teresa keine Sekunde in Betracht. Nachwuchs war ja normalerweise präsent und hinterließ Spuren. Dinge wie eine mit Tesafilm befestigte Zeichnung am Kühlschrank. Eine Schaukel im Garten. Schokoflakes in Gläsern oder Spielzeug auf dem Boden. Davon abgesehen würde jeder normale Mensch seine Sprösslinge irgendwie erwähnen.

Kein Wort in dieser Richtung war über die Lippen der Señora gekommen, und auch die beachtlichen Keksvorräte hatten Teresa nicht auf diesen Gedanken gebracht. Perplex sah sie zu, wie die Kleine die Papprolle vom Auge nahm und den Kanister vor ihren Füßen abstellte. Ein Nachbarskind konnte sie nicht sein. Ihr Aufzug verriet Intimität und Zugehörigkeit zum Haus, in welcher Weise auch immer.

Der Gesichtsausdruck des Mädchens sprach Bände. Angst und Abwehr, von beidem glaubte Teresa etwas wahrzunehmen. Bis so etwas wie Erkenntnis über die Züge des Kindes huschte, und zwar genau in dem Moment, als ihr Blick Teresas Schuhe streifte. Die Kleine streckte die Arme aus und zeigte mit dem Finger auf die Pumps. Es handelte sich um ein Paar abgelaufene rötliche Treter. Unscheinbare Allerweltsware.

Teresa wollte etwas sagen, irgendetwas Freundliches. Ihr fiel partout nichts ein. Das Mädchen kam ihr zuvor, mit Worten, die der Auftakt zu einer Reihe von Ereignissen waren, die sich tief in Teresas Gedächtnis brennen sollten.

***

Himbeerrote Ballerinas. Aus dem Augenwinkel registriert Ellis, dass Dorothy zurückweicht. *Sie* hat keine Angst, linst durch das Zauberfernglas und versucht mit ihrer Zunge Kokosraspeln zwischen den Zähnen hervorzupulen. Wie gebannt hängt Ellis an den entchengelben Krakenfangarmen, die über den Ellenbogen des Wesens enden und mit Sicherheit alles festhalten, was sich nähert. Ellis zählt zwölf ungeheuer lange Finger. Zwölf, nicht zehn. Und das Biest hat Saugnäpfe anstelle von Fingerkuppen, Glupschaugen und ein schäbiges Grinsen. Zwei goldene Schneidezähne blitzen.

Was hat denn die Hexe hier zu suchen? Dorothys Stimme zittert.

Ellis lächelt. Ihre Freundin hat die Kreatur also auch erkannt, obwohl sie sich mit Putzeimer, Schrubber und Wischlappen tarnt.

»Willkommen, Hexe des Ostens!«, schmettert Ellis unüberhörbar und macht einen Satz nach vorn. »Ich bin bereit!« Entschlossen hebt sie den Kanister über die Balustrade und schwenkt ihn wie den Klöppel einer gewaltigen Glocke. Die Zauberin glotzt dümmlich und scheint merkwürdig unschlüssig. Ellis hat Begeisterung erwartet. Oder zumindest ein verschwörerisches Augenzwinkern. Aber die Hexe scheint unbeeindruckt.

Dorothy fasst Ellis am Handgelenk. *Schau sie nicht an! Sie wird dich verhexen!*

»Ach, papperlapapp!«

Lass uns Karlfried den Kanister zurückbringen. Dorothy bettelt inständig. *Ursprünglich wolltest du ihn dir doch gar nicht borgen, nicht wahr? Mit Säure ist nicht zu spaßen.*

Der Sinneswandel ihrer Freundin irritiert Ellis nur kurz. »Mami braucht aber ein Herz! Hast du das etwa vergessen?«, ruft sie, klemmt das Zauberfernglas unter einen Arm und reicht Dorothy die Hand. »Los, komm, wir haben eine Aufgabe zu erfüllen.«

Im Nullkommanichts erreichen sie das Erdgeschoss, machen einen Riesenbogen um die Hexe des Ostens und betreten die Küche. Die Kaffeemaschine dampft. Mamis Nachmittagstablett steht bereit. Schokoplätzchen, Thermoskanne und ein mit Wasser gefülltes Glas. Erfreulicherweise übernimmt Dorothy jetzt das Regiment, ihre Bedenken scheinen verflogen. Beherzt kippt sie das Wasser in den Abfluss und tauscht es gegen die ätzende durchsichtige Substanz aus dem Kanister, gießt ein, ohne einen Tropfen zu verschütten. Beißende Dämpfe treiben Ellis Tränen in die Augen. Sie atmet automatisch durch den Mund.

Säure kann den allerschlimmsten Rost wegätzen, flüstert Dorothy und platziert das Glas auf dem Tablett.

Danach begeben sich die beiden schnurstracks in Karlfrieds Schuppen, stellen den Kanister zurück und marschieren an der Hexe vorbei ins Haus. Das böse Weib räumt gerade seine Siebensachen ins Putzkämmerchen und tut so, als bemerke sie weder Ellis noch Dorothy.

***

Geistesabwesend streifte Teresa die Gummihandschuhe ab und unterbrach das Aufräumen der Abstellkammer. Es wurde Zeit, der Señora den Nachmittagskaffee hinaufzutragen.

Ihre Gedanken waren um das Zusammentreffen mit dem kleinen Mädchen gekreist und die Frage, was es mit ihr auf sich hatte, bis Fernando auf dem Handy anrief, das sie sich zugelegt hatte, um für ihren Exmann erreichbar zu sein. Dabei telefonierten Fernando und Teresa eigentlich nie, aber an diesem Tag kündigte er sich überraschend für den Abend an. Sie hoffte auf Versöhnung, und Fernando nährte diese Erwartung im Gespräch mit der flüsternden Teresa. Er sülzte blumige Entschuldigungen und versuchte sie mit seinem Charme einzufangen.

Erst in der Küche schob sich das Mädchen nun erneut in Teresas Bewusstsein. Vor allem, weil es so gar nicht präsent war. Keine Frühstücksflocken. Kein mit Magneten gehaltener Stundenplan am Kühlschrank. Teresa fragte sich, wie es einem Kind gelingen konnte, so konsequent von der Bildfläche zu verschwinden, und nahm sich vor, die Señora zu löchern, auch wenn ihr schwante, dass sie ihr die Worte aus der Nase ziehen musste.

Als Teresa die Thermoskanne mit Kaffee füllte, stieg ihr ein Geruch in die Nase, der sie in den Klinikkomplex Quirón San Camilo schleuderte, in dem ihr Vater die meiste Zeit sein Dasein gefristet hatte. Kalkablagerungen und Urinstein war dort mit Chlorwasserstoffsäure zu Leibe gerückt worden. Für immer würde dieser ätzende Gestank mit dem Hospital und Teresas Kindheit verbunden sein.

Doch schon schob sich Fernando wieder in den Vordergrund. Sie steigerte sich in ihrer Phantasie in ein Tête-à-Tête mit ihm hinein, überlegte, ob sie noch etwas von dem Parfüm besaß, das ihn rasend machte, und welches Kleidungsstück ihm den Verstand raubte. Ihr fiel das schwarze Negligé ein, ein vollkommenes Fast-Nichts aus Seide. Seit der Trennung fristete es ein Schattendasein in einem der Koffer.

Vergangenen Winter wäre der Stofffetzen um ein Haar einer ihrer Wutattacken zum Opfer gefallen, als sie Hochzeitsfotos zerschnitten und auf der Jagd nach weiterer Beute auch das Negligé in Erwägung gezogen hatte. Von Selbstmitleid zerfressen, hatte sie dann doch lieber die Paradekissen in Herzform attackiert, die sie aus unerklärlichen Gründen mitgenommen hatte.

Teresa hatte die bescheuerten Dinger während ihrer Ehe zu jedem Anlass geschenkt bekommen. Weihnachten, Geburtstag, Hochzeitstag. Kissen, Kissen und noch mehr Kissen. Obwohl sie sich Schmuck wünschte oder ein romantisches Wochenende in Niederbayern. Der Teutoburger Wald hätte es auch getan. Aber nein, Fernando verschenkte Kissen. Teresa hatte nach der Trennung eine beachtliche Anzahl dieser Hassobjekte auseinandergerupft und später deswegen geweint.

Pünktlich machte sie sich auf ins Obergeschoss, drückte die Türklinke mit dem Ellenbogen hinunter und trug der Señora das Tablett entgegen. Zugezogene Vorhänge. Andeutungsweise erkannte sie die Umrisse der Señora, die leichte Sommerdecke hatte sie weggestrampelt. Ihr Kopf ruhte auf mehreren Kissen. Eine Augenbinde durchbrach die milchige Gesichtshaut, von der Stirn bis zur Nase. Wie ein Stück Brikett. Teresa hörte sie leise schnarchen.

Innerlich aufgewühlt, war sie erpicht darauf, ihre Aufgabe heute so schnell wie möglich zu erledigen, stolperte vorwärts und blieb mit einem Fuß am Bettpfosten hängen. Das Tablett geriet in Schieflage. Teresa verlor die Balance und konnte nur zusehen, wie Thermoskanne, Keksteller und Kaffeetasse wegrutschten. Beim Versuch, gegenzusteuern, bekam das Wasserglas zu viel Schwung und kippte endgültig. Der Inhalt ergoss sich über Knie, Waden und die linke Hand der Señora. Sie schnellte in die Senkrechte, schrie los und riss sich die Augenbinde herunter. Teresa stand verdattert da, während die Schimpfwörter auf sie niederprasselten.

Was für ein hysterisches Schaf, dachte sie. So ein Theater wegen ein bisschen Wasser. Mehr aus Verlegenheit riss sie die Vorhänge auf. Die Señora lamentierte und wollte sich nicht beruhigen. Als Teresa näher trat, schoss ihr erneut dieser Geruch in die Nase. Säure.

Als sie die verätzten Stellen an den Unterschenkeln der Señora sah, rannte sie in die Küche, schnappte sich ihr Handy und alarmierte einen Rettungswagen. Vielleicht war es übertrieben, aber die schreiende Señora hatte sie in Panik versetzt.

Teresa kehrte in das Zimmer der Señora zurück und fand sie inmitten einer Lache auf dem Fußboden liegend. Blut bildete eine Pfütze um ihr Gesäß. Teresa fiel auf die Knie, packte die Frau an beiden Schultern, rüttelte sie unsanft und fahndete in ihrem Gesicht nach Erklärungen.

»Was haben Sie getan?«

Statt einer Antwort krümmte sich die Señora, röchelte und hielt sich die Hände vor die Augen. Teresas Gehirnzellen arbeiteten auf Hochtouren. Die Señora musste sich selbst verletzt haben. Sie sondierte den unmittelbaren Radius, forschte nach einem Messer, einer Rasierklinge oder Schere und war froh, dass sie einen Notruf abgesetzt hatte.

Die Augen der Señora begannen zu flackern. Heidelbeerblaue

Lippen. Kaum Atmung. Teresa schleifte sie ins Badezimmer und hievte sie in die Wanne. Ihr Körper krachte auf die Keramik. Jetzt kreischte die Señora plötzlich wie eine Wahnsinnige und rammte sich die eigene Faust in den Mund. Teresa ließ kaltes Wasser über die Verätzungen laufen und begann beruhigend auf sie einzureden. Den Babybauch nahm sie in dem Moment wahr, als sich die Señora beide Hände in den Unterleib drückte. Schlagartig offenbarte sich ihr, was sie bis dahin geflissentlich übersehen hatte. Ihr blinder Fleck. Kurzzeitig verließ Teresa jede Energie. Fernando und seine Neue drängten sich ins Bild. Das glückliche Paar.

Primäre Sterilität. Die Unfruchtbarkeit war Teresas Trauma.

Tischgespräche aus der Kindheit schwappten in ihr Bewusstsein. Diskussionsfetzen, Monologe aus der Calle de Goya. Der Bariton ihres Vaters und die tonlose Stimme der Mutter. Sie arbeitete als Geburtshelferin, er war Onkologe. Immerzu sprachen sie beim Abendessen über semimaligne Tumore, Zytostatika, Mutterkuchen, ungewollte Säuglinge und stritten über Schwangerschaftsabbrüche. Für ihn Sünde. Für sie Meilenstein auf dem Weg zur Selbstbestimmung der Frau. Wie oft hatte sich Teresa die Ohren zugehalten, wenn die Debatten zu hitzig wurden. Andauernd hatte sie sich bei den Mahlzeiten geekelt, und auch jetzt schoss ihr Galle in die Speiseröhre.

»Holen Sie das Ding aus mir raus!«, kommandierte die Señora und zwang ihre Angestellte damit in die Gegenwart.

Teresa zog ihr den Slip aus, wuchtete ihre Beine auf den Badewannenrand und nahm erneut die verformten Waden wahr, besonders den linken Fuß, den die Señora unnatürlich nach innen knickte. Es blieb keine Zeit, sich darüber Gedanken zu machen. Die Señora pumpte die Wangen auf und hielt die Luft an. Teresa erkannte die Intervalle der Wehen und ahnte, dass sich der Muttermund bereits geöffnet hatte. Vermutlich drückte der Schädel des Fötus tief ins Becken.

Die Señora weinte, hechelte und presste.

Teresa krempelte die Ärmel hoch, ließ lauwarmes Wasser in die Wanne laufen und griff einen Stapel Frottiertücher. Mechanisch spulte sie Handlungsabläufe ab und kramte Halbwissen hervor. Die Schreie der Señora hallten gegen die trendigen Schieferkacheln. Schrill, tief und animalisch. Sie umfasste Teresas rechtes Handgelenk und bohrte ihre Fingernägel tief in ihre Haut, während in Teresas Kopf ihre Mutter die Bewegungsabläufe lenkte.

Serotonin verringert Schmerzempfinden. Überwiegt bei der Gebärenden Angst, verspannt sie sich, und es wird mehr Adrenalin ausgeschüttet. Dadurch wird die Wehentätigkeit gehemmt und das Schmerzempfinden erhöht … Also redete Teresa beruhigend auf die Señora ein.

Die Señora wurde von der nächsten Wehenwelle überrollt und gab dem Pressdrang geräuschvoll nach. Im Handumdrehen quetschte sie den Kopf eines Säuglings hervor, wobei Teresas Hand schmerzhaft zusammengedrückt wurde. Ihre Mutter schaffte es, zu Teresa durchzudringen: Das Baby muss sich mit der nächsten Wehe drehen. Das ist ein kritischer Moment, bei jeder Geburt!

Teresa machte sich bereit, notfalls einzugreifen. Aber der Wurm kam durch die Blutwasserbrühe problemlos ins Leben hereingetaucht. Beherzt fischte Teresa ihn vom Wannenboden. Rotblonder Flaum bedeckte seine Kopfhaut. Über seinem runzeligen Gesichtchen klebte die Fruchtblase. Glückshaube. Ein gutes Omen. Im Mittelalter wurden diese Hüllen getrocknet und als Talisman mit den Gewändern des Neugeborenen vernäht, hörte Teresa ihre Mutter sagen. Die zähe Eihaut schimmerte weißlich und lag wie ein nasser Papyrusbogen über dem Antlitz des Knaben. Teresa schnatterte Erklärungen und entfernte die Haube mühelos. Ein Glückskind, dachte sie.

Oder täuschte sie sich? Die Señora jedenfalls starrte den Prachtburschen entsetzt an, als Teresa ihn ihr reichte.

Es klingelte Sturm, und Sekunden später enterten Sanitäter das Badezimmer. Ellis hatte sie ins Haus gelassen und war

ihnen die Treppe hinauf ins Badezimmer gefolgt. Die Señora wandelte sich im Angesicht der Retter innerhalb von Sekunden zur glücklichsten Mutter der Welt. Von Abwehr und Entsetzen keine Spur.

Teresa spülte das Blut aus der Wanne und beobachtete Ellis beiläufig. Die Kleine hockte im Schneidersitz unter dem Waschbecken und verfolgte mit großen Augen das Geschehen. Teresa bedeckte die Nachgeburt mit Handtüchern.

»Mein Herz«, zwitscherte die Señora und liebkoste den Jungen. »Willkommen in unserer Familie.«

Die Sanitäter wirkten gerührt. Als einer auf den abgeknickten Fuß der Señora zu sprechen kam, kreischte sie los. So erfuhr Teresa von ihren Glasknochen. *Osteogenesis imperfecta*, eine Krankheit mit vielen Symptomen. Mit Skoliose zum Beispiel, gekrümmten Knochen und Wirbeln. Teresas Tante hatte an dieser Krankheit gelitten. Typ III mit allen Schikanen. Kleinwuchs. Hang zu körperlicher Missbildung, die mit Atemproblemen einhergehen kann. Keine dreißig Jahre hatte die Tante gelebt.

Der Fuß der Señora war gebrochen. Wahrscheinlich durch die unsanfte Beförderung in die Wanne. Prellungen hatte sie außerdem erlitten. Teresa hätte sie behutsamer anfassen müssen und entschuldigte sich. Die Señora klagte und schimpfte, und es klang, als habe Teresa von ihrer Krankheit gewusst. Die Sanitäter schüttelten die Köpfe, auch über die verätzten Stellen auf den Beinen der Señora, die sie vorsichtig mit einer Salbe verarzteten.

Als Teresa die Hand nach Ellis ausstreckte, um das Mädchen vom Geschehen fortzuziehen, flippte die Señora aus.

»Sie soll auf ihr Zimmer verschwinden!«, zischte sie. »Für heute hat sie wohl genug Schaden angerichtet.«

Teresa wusste nicht, wovon sie sprach.

Ellis nahm Reißaus, als die Männer ihre Mutter samt Baby auf eine Trage schnallten und abtransportierten. Die Señora gab letzte Anweisungen, bevor der Rettungswagen davonraste.

»Unterrichten Sie meinen Mann von diesem … der …«

»… Geburt«, half Teresa weiter.

»Meinetwegen … Und lassen Sie Ellis nicht aus den Augen. Das Kind ist der Teufel persönlich!«

***

Das ist Unsinn. Dorothy klingt wichtigtuerisch. *Der Teufel haust in einer Hölle, und wenn er gerade nichts Garstiges tut, schläft er im Schein des Fegefeuers auf dem Schoß seiner Großmutter! Er hat Pferdefüße und drei goldene Haare.*

Die Luft in der Truhe macht Ellis zu schaffen. Sie lechzt nach Keksen, greift sich eine Packung, reißt sie auf und verdrückt den Inhalt. Hagelzucker knirscht zwischen ihren Zähnen.

Ellis verabscheut den Teufel, da hält sie es wie Karlfried. Dass Mami sie mit dieser Kreatur in einen Topf wirft, ist gemein. Sie tastet nach der Goldmünze in ihrer Hosentasche und beruhigt sich.

»Den Obolus gibst du dem Fährmann«, hat Karlfried gesagt und ihr die Münze geschenkt. »Er rudert diejenigen ins Reich der Toten, die eine Münze bei sich tragen. Nur sie entkommen dem Teufel.«

»Zahlen Kinder die Hälfte?«

»Rabatt gibt es am Totenfluss nicht«, hat der Nachbar gelacht. »Aber keine Angst, du wirst bestimmt steinalt.«

»Für ein hohes Lebensalter gibt es keine Garantie«, hat Ellis gekontert und wie Karlfried geklungen, den sie damit zitiert. »Das ist anders als bei Elektrogeräten. Außerdem können Kinder ebenfalls sterben, das wissen wir beide.«

Es war unnötig, den Namen des Mädchens laut auszusprechen, das neulich vor ein Auto gelaufen war. Ellis hat Karlfried angesehen, dass ihm Josefine in dem Moment wieder einfiel. Schnell hat sie das Goldstück in ihrer Hosentasche versenkt, es zu der vergilbten Postkarte geschoben, die der Nachbar ihr vor Ewigkeiten geschenkt hatte und die sie seither bei sich trägt.

Darauf ist ein halb nackter Muskelprotz mit Ohrenhaaren, Krallenfüßen und weit aufgerissenen Augen abgebildet. Er steht in einem Kahn, schaut grimmig und schwingt eine Lanze. Ellis erschaudert jedes Mal, wenn sie das Bild betrachtet.

Karlfried erkennt den Teufel, egal, in welcher Gestalt er daherkommt. Du kannst unmöglich Satan sein, sonst würde dein alter Freund einen Bogen um dich machen.

Dorothy schafft es, jeden Zweifel zu zerstreuen, und Ellis spürt, wie ein Teil der Niedergeschlagenheit von ihr abfällt. Ermutigt will sie den nächsten Keksbeutel öffnen, da schüttelt ihre Freundin sie unsanft.

Vati ruft nach dir.

Ellis verschluckt sich und hustet höllisch.

Mami hat heute ein Herz bekommen, der blutige Klumpen lag auf ihrem Bauch. Vati freut sich bestimmt darüber.

Umständlich klettert Ellis aus der Truhe und nähert sich betont langsam dem Arbeitszimmer ihres Vaters. Schon aus einiger Entfernung hört sie ihn hinter der Tür toben. Dorothy hatte wohl nicht ganz recht. Ein Herz hat Mami außerdem nicht zur Welt gebracht, sondern ein echtes Baby. Von Dorothy lässt sich Ellis nicht für dumm verkaufen.

Gedämpft ruft sie nach ihrer Freundin, aber Madame zieht es vor, durch Abwesenheit zu glänzen. Ausgerechnet jetzt, wo Ellis Beistand benötigt. Pipi rinnt innen an den Schenkeln ihrer Beine hinab. Notgedrungen setzt sie ihren Weg allein fort. Langsam wie eine Schnecke. Zentimeter. Millimeter. Manometer. Sie stoppt wenige Schritte vor Vatis Arbeitszimmer. Dahinter wütet jetzt ein Tornado. Er wird alles mit sich reißen, sobald sie die Tür öffnet. Ellis hört ihn aufbrausen. Ihre Zähne schlagen aufeinander, und sie rührt sich nicht von der Stelle.

Solche Hausstürme können sie am Schlafittchen packen und schneller drehen als ein Kettenkarussell. Auch Vatis schweren Globus wirbelt so ein Lüftchen ganz mühelos umher. Oder die Stehlampe. Aktenordner. Selbst dickste Bücher. Solche Winde können den Schreibtisch anheben und rotieren lassen wie den Propeller eines Hubschraubers. Ellis fürchtet derartige Stürme. Mehrfach hat sie ihnen in die Augen gesehen, geschockt von deren Wut und dem ohrenbetäubenden Lärm. Mehrfach hat sie laut gegen ähnliches Gegröle um Hilfe geschrien und Angst gehabt, dass der Sturm sie aufsaugt wie ein gefräßiger Staubsauger. Oder fortträgt, viel weiter als nach Kansas.

In der Vergangenheit hat Dorothy sie vor dem Schlimmsten bewahrt. Einmal ist sie in Gestalt einer Harpyie erschienen. Karlfried hatte ihnen von Geschöpfen erzählt, die mit Karacho auftreten und unverwundbar sind. Er hatte ein Bild der Frauengestalt mit Greifschwingen, Federkleid und messerscharfen Krallen gezeichnet. In dem heftigen Wirbelsturm, der tags drauf im Haus losgebrochen ist, tauchte Dorothy als Vogelmenschwesen auf, hat die Flügel gespreizt und Ellis in Sicherheit gebracht.

Ja, Dorothy taucht auf, wenn eine Lage brenzlig wird. Ellis hat allen Grund zur Zuversicht.

Vati reißt die Tür auf. Er ist es wirklich und nicht der Tornado. Er schleift sie ins Arbeitszimmer und schubst sie in einen der Sessel. Ellis wünscht sich fort. Nach Timbuktu oder ins Taka-Tuka-Land. Vati umkreist sie wild gestikulierend und mit großen Schritten.

»Mami und das Baby könnten tot sein! Hörst du!«

Ellis hört. Aber sie versteht kein Wort. Sie hat Mami nur von Rost befreien wollen.

Außerdem bringt Charon selten Säuglinge über den Totenfluss. Das hat Karlfried ganz unmissverständlich klargestellt. Genau das möchte Ellis ihrem Vater sagen. Sie wartet auf die richtige Gelegenheit.

Er beugt sich zu ihr herunter, seine geröteten Augen taxieren sie, als wäre sie feindliches Gebiet. »Was hast du dir bloß dabei gedacht?«

Er sinkt auf die Knie und spricht leise, fast flehend. »Warum hast du Säure in Mamis Glas gekippt? Und lüg mich bitte nicht an. Hugo hat dich mit einem blauen Kanister zu Karlfrieds Schuppen schleichen sehen.«

Dieser verflixte Gärtner.

Libelle, Libelle, flattre nicht ins Helle! Bedenke die Gefahren. Ich kann dich nicht bewahren.

Dorothy?

Ellis vernimmt den Singsang ihrer Freundin deutlich. Sie dreht den Kopf. Hektisch und in alle Richtungen. Aber Dorothy zeigt sich nicht. Da ist nur Vati, der langsam die Geduld verliert, Ellis am Kinn packt, Daumen und Zeigefinger in ihren Kiefer bohrt, bis es schmerzt.

»Ich warte auf eine Antwort, meinetwegen auch die ganze Nacht!«

Ellis gelingen fünf Worte, obwohl sie wegen Vatis Klammergriff kaum sprechen kann. »Ich. Habe. Mami. Nichts. Getan.«

Ganz unerwartet lässt Vati los. »Ach so, dann ist ja alles in bester Ordnung.«

Seine Nasenflügel vibrieren, das passiert meist kurz bevor er ausflippt und Mami mit schlimmen Worten beschimpft. *Blödes Weibsstück!* Ellis' Kiefer pocht. Sie duckt sich vorsichtshalber, denn erfahrungsgemäß ist gar nichts in bester Ordnung.

»Wenn du Mami nichts getan hast, wer war es dann?«, fragt Vati mit mühsam gedämpfter Stimme und hochrotem Gesicht.

Ellis sitzt still. Ein Königreich für einen Schokocookie.

»Hörst du mir zu?«, schimpft Vati. »Diesmal bist du entschieden zu weit gegangen, mein Fräulein!«

Mein Fräulein. Wenn Vati sie so nennt, ist Holland in Not, so hat Karlfried es ihr erklärt. Und das bedeutet, dass sie sich auf direktem Weg in eine Bredouille befindet. Bredouillen gilt es zu vermeiden, rät Karlfried. Und Holland sollte besser nicht in Not geraten.

»Was geht nur in deinem Kopf vor?«, fragt Vati. »Manchmal glaube ich, dass du irre bist, völlig verrückt!«

Nein, verrückt ist Ellis nicht. An der Stelle könnte sie Vati beruhigen. Mit Verrückten kennt sie sich aus. Mami hält Oma

Auguste für verrückt, weil die ihre Hausschuhe ins Gemüsefach des Kühlschranks stopft und behauptet, dass sie gestohlen wurden. Und wenn sie jemand vom Gegenteil überzeugen will, brüllt die alte Dame das ganze Haus zusammen. Als plemplem abgestempelt wird ebenfalls Cousin Franjo, der Stimmen hört, die ihm befehlen, nackt durchs Feld zu laufen. Ellis läuft weder nackt über Wiesen, noch hat sie jemals ihre Hausschuhe in den Kühlschrank gesteckt. Vati weiß das haargenau. Wie ungerecht er sein kann. Da ist er keinen Deut besser als Mami. Immer geben sie ihr die Schuld, meckern, erteilen Fernsehverbot, und manchmal gibt es einen gehörigen Klaps auf den Popo.

Vati trommelt mit den Fingern auf die Schreibtischplatte.

Ellis will ja sagen, wie alles gelaufen ist, erzählen, warum Dorothy Mami Säure verabreicht hat. Aber ihr Mund ist voller Paniermehl und staubtrocken.

Vatis Nasenflügel beben heftiger. »Ich zähle jetzt bis drei, und wenn du mir dann nicht sagst, was hier los war, prügele ich die Wahrheit aus dir heraus.«

Ellis weint.

»Eins.«

Wo Dorothy nur bleibt?

»Zwei.«

Dorothy!

»Drei.«

Das Wunder geschieht nicht. Dorothy bleibt in ihrem Versteck. Ellis' Enttäuschung reicht bis zum Himmel. Ihre allerbeste Freundin lässt sie im Stich. Bauernopfer. Im Schach wird das absichtliche Aufgeben einer Figur so bezeichnet. Daraus soll sich ein strategischer oder taktischer Vorteil ergeben, Spielgeschwindigkeit und die Beherrschung des Zentrums, sagt Karlfried.

»Dorothy hat die Säure ins Glas geschüttet!«, ruft Ellis, und gleichzeitig besetzt ein schriller Pfeifton ihr Gehirn.

Vati verwandelt sich vor ihren Augen in den Fährmann, einen Muskelprotz mit buschigen Augenbrauen, Krallenfüßen und blutunterlaufenen Glupschaugen. Anstelle einer Lanze hält er einen Gürtel in der Hand und drischt auf sie ein.

»Wie oft haben wir dir schon gesagt, dass Dorothy dein Hirngespinst ist! Hör endlich auf, deine Schuld auf eine erfundene Freundin zu schieben!«

Ellis versucht zu entkommen. Sie flüchtet unter Vatis Schreibtisch, aber seine behaarten Hände bekommen sie zu fassen. »Mit deiner Feigheit hat es nun ein für alle Mal ein Ende!«

Ellis hat Todesangst. Vati sieht haargenau so aus wie Charon. Er quetscht ihr Gesicht mit beiden Pranken. Seine Nase berührt ihre Stirn. Er stinkt nach Bier. Mami sammelt Flaschen im Leergutkorb. Ellis trinkt heimlich die kleinen Pfützen, obwohl die Erwachsenen es ihr verboten haben. Charon presst ihre Wangenknochen so fest zusammen, dass sie leise knacken. Mit Sicherheit kann er ihr Gesicht zermalmen. Ellis strampelt mit den Beinen, faustet gegen die Schultern des Fährmanns, der sich unbeeindruckt zeigt.

»Ich frage dich jetzt zum letzten Mal: Wer hat die Säure ins Glas getan?«

Ellis versucht sich zu konzentrieren. Das ist schwierig. Sie zittert wie Espenlaub, und die Pipihose klebt an den Oberschenkeln. Dennoch nimmt sie ihren Mut zusammen, wiederholt den Namen ihrer Gefährtin und betont jede Silbe.

»Do-ro-thy!«

Charon stößt markerschütternde Laute aus.

Ellis lässt ihren Körper zurück und bringt sich in Sicherheit. Sie flüchtet nach Kansas, rennt über vertrocknete Wiesen, springt über Gatter und versteckt sich auf Onkel Henrys und Tante Emmys Farm. Nach einer Verschnaufpause flieht sie weiter in das Land Oz und sucht nach Dorothy und Blechmann. Ihre Schritte werden schlapp, der Gang wacklig. Zudem trüben Spinnen die Idylle. Die Viecher weben Netze aus glitzernden Fäden, die von einem prachtvollen Regenbogen herabhängen und den Boden berühren. In diesen feinen Spinnenfäden verfängt sich Charons fernes und doch so nahes Gebrüll. Und bleibt kleben. *Lügnerin. Hässliches Mondgesicht. Dummes Kind.*

***

Teresa wollte kündigen. Nicht wegen der Badezimmergeburt. Sondern weil sie am Vortag in der Villa von den Dämonen ihrer eigenen Kindheit eingeholt worden war. Erinnerungen rauschten in ihr Bewusstsein und förderten Bilder zutage, die sie längst ausgeknipst hatte. Sie wehrte sich, wollte nicht wieder das schüchterne Mädchen mit Spitzenkleid und Haarschleife sein, das auf Zehenspitzen durchs Haus schleicht und Angst hat, etwas falsch zu machen. Die Vergangenheit sollte weiter in den Tiefen ihrer Seele schlummern, in die Teresa sie verbannt hatte. Vor allem ihr Vater, dieser verbitterte Onkologe, dessen Selbsteinschätzung sich stets auf der Ebene eines Genies bewegt hatte. Zu Großem war er geboren. Wissenschaftler, Nobelpreisträger, Professor oder wenigstens zur Klinikleitung. Zeitlebens hatte er nicht akzeptiert, dass die Spuren seiner Träume nicht zu seinen Füßen passten. Enttäuscht war er durchs Haus gepoltert, wenn er aus dem Hospital kam, und zum Patriarchen mutiert. Mit Strenge regierte er sein winziges Königreich. Weil ihm sonst nichts bleibt, hatte Teresas Mutter geraunt, wenn er nicht in der Nähe war.

Sie war Deutsche und hatte Teresas Vater auf einer Urlaubsreise in Madrid kennengelernt. Die Ehe war glücklos verlaufen, einzig Teresa hatten beide als einen Lichtblick angesehen. *Abortus completus.* Zwei Föten hatte das Paar vor der Geburt der Tochter schon auf dem Friedhof begraben. Eine Unsitte. Aber Teresas Mutter hatte auf der Beisetzung der toten Babys bestanden und sich damit einen Lieblingsort verschafft. Mit Freude hielt sie sich auf dem Cementerio de la Almudena auf, bepflanzte die Gräber ihrer Babys mit Blumen, zündete Kerzen an und säuberte die Inschriften. *»Que descanse en paz, el ángel pequeño«* – »Ruhe in Frieden, kleiner Engel«. Die gleichen Worte auf beiden Grabsteinen.

Teresa hatte die toten Geschwister mit sich herumgeschleppt und hilflos mit angesehen, wie sie ihre Mamita in Beschlag nahmen, die in Depressionen versank, noch bevor ihre Tochter eingeschult wurde. Die Schwermut erklärte sich nicht allein durch die beerdigten Föten. Teresas Mamita war unglücklich in Spanien. Sie vermisste ihren Bruder, sehnte sich nach ihrer Arbeit, nach Deutschland, den Bergen, Wäldern und dem Schnee. Teresa hatte die Heimat ihrer Mutter in Bayern kurz nach ihrer eigenen Hochzeit besucht und konnte verstehen, warum ihre Mamita die Bauernhäuser mit den Blumenkästen an den Balkonen so liebte. Und diese wunderbaren Almen mit den Kühen, deren Glocken im Sommer bis ins Tal schepperten. Teresa hatte sich gefragt, warum ihre Mutter so selten in den Ort ihrer Kindheit reiste. Spät erfuhr sie, dass ihr Papá es schlicht nicht gestattete.

Der Gemütszustand ihrer Mamita verschlechterte sich. Als sie vierunddreißig Jahre alt wurde, war es, als feierte sie in einem Sprung ihren sechzigsten Geburtstag. Beim Abendessen sprach Papá nur noch belangloses Zeug mit ihr. Als ebenbürtige Gesprächspartnerin kam sie für ihn längst nicht mehr in Frage. Als Retourkutsche lehnte sie es ab, sich in die spanische Familie zu integrieren, und saß bei Feiern trotzig am Rand. Nur um ihren Mann zu brüskieren, unterhielt sie sich mit Teresa in ihrer Muttersprache. Ständig gab es Streit deswegen. Deutsch sprach Teresa besser als Spanisch, jedenfalls behauptete das der südländische Teil der Familie.

Die Atmosphäre im Haus von Ellis' Eltern erinnerte Teresa an die eigene Kindheit. Sie fühlte sich unwohl, und zu kündigen schien die einzige Option.

Ellis' Vater ließ sie vor dem Arbeitszimmer warten, und Teresa dachte an Fernando. Das Treffen am Vorabend hatte in einem Fiasko geendet. Von wegen Versöhnung. Er wollte Geld und verlangte einen Anteil aus einer Kapitalanlage. Von dem verführerischen Negligé, ihrem Parfüm und den grell geschminkten Lippen hatte sich ihr Ex unbeeindruckt gezeigt.

Eiskalt und abgebrüht war er aufgetreten. Teresa hatte die Nacht durchgeweint und konnte die Tränen auch jetzt nicht zurückhalten.

Sie verließ ihren Posten vor dem Arbeitszimmer und suchte nach Ellis, um sich zu verabschieden. Das Mädchen kauerte mit angezogenen Beinen in der Bettkiste. Umringt von Essensresten, fleckigen Kissen und Kekstüten. Allem Anschein nach hatte sie die Nacht dort verbracht. An den Armen entdeckte Teresa grüne und feigenblaue Flecken. Die Lippen waren geschwollen, die Locken strähnig. Das Mädchen stank nach Urin und Kot. Blut bildete eine Kruste unter der Nase. Eiter verklebte das rechte Auge. Ihr Shirt stand vor Dreck. In Brusthöhe war eine Bärenfamilie aufgestickt. Vater und Mutter bringen Babybär zu Bett. Teresa fragte sich, ob solche Rituale überhaupt zum Leben der Kleinen gehörten.

Als sie die Arme nach dem Mädchen ausstreckte, zuckte Ellis zurück und hielt sich die Hände vors Gesicht. Sie war ein richtiger Brocken, gegen ihren Willen wollte Teresa sie nicht ins Badezimmer befördern. Sie redete beruhigend auf die Kleine ein, wartete, bis sie schließlich von selbst in ihre Arme sank, und trug sie ins Bad. Sie seifte Ellis ein und strich ihr mit der Bürste durch die Haare. Wieder und wieder. Dabei summte sie sämtliche Kinderlieder, die ihr einfielen. Als Teresa Anstalten machte, Ellis aus der Wanne zu heben, protestierte das Mädchen. Teresa sollte weitersingen. Erst als Ellis vor Kälte zitterte und Müdigkeit sie überfiel, konnte Teresa sie trocknen, eincremen, die Wunden hinter Pflastern verstecken und sie ins Bett bringen.

Ellis fragte nach heißem Kakao. Teresa brachte ihr eine Tasse und gab Extra-Sahne drauf. Das brachte die Augen des Kindes zum Strahlen. An diesem Tag entdeckte Teresa das zerbrechliche Wesen, das sich hinter einer Schicht aus Schmutz, Trotz, Feindseligkeit, Krümeln am Mund und rosigem Speck versteckte.

Déjà-vu. Teresas Kindheitsdias klickten. Ellis war kein Kind, dem Herzen zuflogen. Das Mädchen verschanzte sich offenbar hinter Laptop, Keksen und Büchern, das erfasste Teresa mit einem einzigen Blick durchs Kinderzimmer. Das Tor zu seinem Inneren schien das Kind verbissen zu bewachen. Dabei war es ganz leicht, eingelassen zu werden. Lächerlich leicht. Zuneigung und Interesse. Mit Sicherheit würde Ellis dafür ihren Wachturm mit wehenden Fahnen verlassen.

da nach

Sie hasst Autofahren. Gedanken an mehrspurige Kreisverkehre oder Schnellstraßen versetzen sie in Panik. Einparken ist für sie der reinste Horror. Deshalb stellt sie das Auto häufig weit vom Zielort entfernt ab. Wenn ihr eine Fahrt bevorsteht, leidet sie schon Tage vorher unter Durchfall. Wann immer möglich, nutzt sie öffentliche Verkehrsmittel und googelt stundenlang Verbindungen, Anschlüsse, Busnummern. Aber in einigen Fällen führt kein Weg am Pkw vorbei. Es gibt erstaunlich viele Orte, die von Bus- und Bahnlinien abgeschnitten oder so umständlich zu erreichen sind, dass es zum Mietwagen keine Alternative gibt.

Für die bevorstehende Fahrt hat sie ein Fahrzeug reserviert. Natürlich konnte sie vor Aufregung kaum schlafen. Stattdessen hat sie die im Routenplan vorgeschlagene Streckenführung auswendig gelernt. Beim Frühstück hat sie keinen Bissen herunterbekommen.

Schweißgebadet schiebt sie jetzt den Fahrersitz auf ihre Größe zurecht und schaut in den Innenspiegel. Ihre Pupillen sind geweitet. Außenspiegel. Sie will losfahren und würgt den Wagen ab. Neustart. Spiegelblicke. Eine Spur erster Erleichterung stellt sich ein, als das Fahrzeug losrollt. An der zweiten Ampel bremst sie zu hart und vergisst, die Kupplung durchzutreten. Ihr Oberkörper schnellt ruckartig nach vorn. Der Sicherheitsgurt blockiert und fängt sie auf. Von da an tuckert sie mit vierzig über die Bundesstraße. Ihre Augen springen permanent zwischen Tacho, Spiegeln und Fahrbahn hin und her. Sie ist hochgradig angespannt, vor allem, als sie den Blinker setzt, um auf den Autobahnzubringer einzuscheren. Geschafft.

Es ist Sonntagmorgen, und es herrscht gähnende Leere. Ihr Kalkül geht auf. Sie weiß, dass es Menschen gibt, die bei der

Fahrt Musik hören oder entspannt Kaffee trinken. So etwas ist für sie unvorstellbar. Die Hände halten den Lenker fest umklammert, vor Anspannung beißt sie sich die Unterlippe blutig und bemerkt die Morgensonne, die zu ihrer Erleichterung in ihrem Rücken steht.

Ein signalroter Flitzer rauscht heran. Sie sieht ihn im Innenspiegel kommen. Der Fahrer blendet auf. Vermutlich, weil sie konstant auf der mittleren Spur fährt. Das macht andere Verkehrsteilnehmer aggressiv, hat ihr der Fahrlehrer eingeschärft. Dabei möchte sie nur das Gefahrenpotenzial minimieren, das von ihr ausgeht. Wenn sie auf der mittleren Spur bleibt, vermeidet sie Überholmanöver, und die Fehlerquote sinkt.

Der Raser hupt, überholt und schneidet sie, als er wieder einschert. Vor Schreck verreißt sie das Lenkrad, ihr Wagen bricht kurz nach rechts aus. Sie lenkt dagegen. Ihre Armmuskeln schmerzen von der Strapaze, und ihr Herzschlag beruhigt sich erst, als sie kurze Zeit später ohne Komplikationen an einem Lastwagen vorbeizieht. Von da an fährt sie konstant neunzig, passiert ohne weitere Zwischenfälle die Grenze zu Belgien und verlässt die Autobahn kurz vor dem Ort Marvie. Annähernd vier Stunden hat sie für zweihundertachtzig Kilometer benötigt.

Dank Navi findet sie die Vereinshalle sofort. Es ist ein flacher Betonbau, der, glücklicherweise, über ausreichende Parkflächen verfügt. Kaum vorstellbar, dass sich in dieses verschlafene Nest Aussteller und Kunden aus Deutschland, Frankreich und der Schweiz verirren. Aber laut Internet gehört dieser Markt in der Käuferszene zu den besten. Einige Händler hieven Kisten aus Kofferräumen und Lieferfahrzeugen. Es sind überwiegend Frauen, die entladen, Worte wechseln und für einen Moment lachend zusammenstehen. Halbwüchsige Kinder helfen mit mürrischen Gesichtern.

Die Sonne schickt ihre Strahlen nun frontal durch die Windschutzscheibe und zwingt sie, den Schutz herunterzuklappen. Sie schiebt den Fahrersitz weiter zurück und wickelt mitgebrachte Butterbrote aus. Kauend beobachtet sie, wie sich der

Parkplatz füllt, und registriert, wie sich ihre Muskeln entspannen.

Eine Vielzahl der Autos hat deutsche Kennzeichen, aber leider bleibt die Gesamtmenge überschaubar. Schuld ist das Wetter. Eine Warmfront hat sich vom Süden herangeschoben und dominiert weite Teile Europas. Dieses Hoch kommt ihr ungelegen. Regen hätte mehr Anbieter und Besucher in die Halle gespült, die Reihen zwischen den Ständen wären gut gefüllt, und sie könnte darin leichter untergehen. Es ist ein wichtiger Teil ihres Plans, dass sie unauffällig bleibt. Kurz überlegt sie, die Sache abzublasen. Aber ohne die Einkäufe kann sie ihr Projekt nicht fortsetzen. Als das Tor geöffnet wird, ist sie die Erste in der Halle.

Scheinbar ziellos schlendert sie um die geringe Anzahl Tapeziertische und verschafft sich einen Überblick. Die Waren sind nach Themen sortiert. Sie bemüht sich, eins mit der Umgebung zu werden. Wie ein Oktopus, der sich dem Aussehen des Riffs anpasst. Aber da sie diese Fähigkeit nicht wirklich besitzt, bewegt sie sich verstohlen, schüchtern und abwartend vorwärts. Schließlich zieht sie ihre Liste hervor, schaut konsequent nach den Dingen, die sie benötigt, und nähert sich einem Stand mit Küchenartikeln.

Sie fragt nach einem Brotmesser mit gezahnter Klinge. Der Händler präsentiert verschiedene Modelle, versucht ihr außerdem alles Mögliche aufzuschwatzen und lacht über seine eigenen Witze. Sie lächelt geduldig. Als ihm die Scherze ausgehen, entscheidet sie sich für ein Messer mit schwarzem Schaft, kauft gleich drei, denn solche Dinge gehören zur Grundausstattung. Um nicht den Eindruck zu erwecken, dass sie nur auf Messer fixiert ist, ersteht sie außerdem zwei Kuchenheber und vier Suppenkellen, die sie nicht braucht.

Die nächste Händlerin vertreibt sich die Zeit mit Stricken und hofft anscheinend nur nebenbei auf Kundschaft. Die Frau kommt ihr preislich entgegen, als sie sich für eine komplette Wohnzimmermöbel-Garnitur, drei putzige Holzbetten, zwei

Sitzkissen und acht Küchenstühle interessiert. Zum Schluss kauft sie noch ein paar Accessoires. Blumenvasen, Bierkrüge, einen dreibeinigen Schemel und Lampen.

Sie schlendert Richtung Ausgang und bemerkt einen Stand, der etwas abseits aufgebaut ist. Die Verkäuferin trägt ein Baby in einem Wickeltuch vor dem Bauch. Neugierig geht sie näher und sieht, dass auf diesem Tapeziertisch Hasen, Ziervögel, Katzen und Hunde angeboten werden. Wirklich außergewöhnliche Gegenstände, die Puppenmutterherzen höherschlagen lassen. Es gibt sogar kleine Drahtkäfige und sämtliches Zubehör, von der Streu bis zum Futternapf. Schmunzelnd kauft sie einen Wellensittich und einen struppigen Goldhamster samt Wohnlabyrinth. Wieder zahlt sie bar, vermeidet Blickkontakt, lässt sich in kein persönliches Gespräch verwickeln, auch wenn es illusorisch ist, genauso unbemerkt zu gehen, wie sie gekommen ist. Sie hinterlässt permanent einen Eindruck, das ist ihr bewusst.

Auf der Rückfahrt sorgen ein Stau und ein Unfall für brenzlige Situationen. Es ist Abend, als sie endlich den Mietwagen parkt. Mit heißen Wangen macht sie sich zu Fuß auf den Heimweg. Ihre Einkäufe passen in zwei Kartons, die unhandlich sind und mit jedem Schritt schwerer werden. Sie lächelt tapfer – der Stolz auf ihre Tagesleistung wiegt entschieden mehr.

Direkt neben dem Eingang zu ihrer Wohnung liegt ein Hundehaufen. Sie kennt den Dackel, der sein Geschäft vorzugsweise vor ihrer Tür erledigt. Neulich hätte sie fast sein Herrchen zur Rede gestellt, es nach reiflicher Überlegung aber gelassen. Sie kann Nutzen aus dem ignoranten Verhalten des Tierhalters ziehen.

Sie geht hinein und stellt die Kisten ab. Routiniert greift sie sich einen Plastikbeutel und sammelt den Hundekot ein. Die Tüte verschließt sie mit einem Clip und legt sie in den Kühlschrank. Neben die Dosenwurst und einen abgepackten Vorderschinken.

da vor

Teresa hatte beschlossen zu bleiben. Ellis' Vater war so wenig präsent, die Señora kaum zugänglich und sicher nur darauf bedacht, den kleinen Eduard so schnell wie möglich abzustillen. Obwohl der Fußknochen schlecht heilte, wollte sie zurück auf den Posten, den sie im Traditionsunternehmen der Familie innehatte.

In den ersten Wochen hatte Teresa sich noch zurückgehalten. Nun fiel es ihr zunehmend schwer, ein gutes Haar an der Hausherrin zu lassen. Fürs Geschäft hatte die Frau allerdings wirklich ein Händchen. Ellis' Vater fuhr ebenfalls täglich in die Backwaren-Firma, besetzte dort aber offenbar nur eine Alibifunktion. Es war eindeutig das Verdienst der Señora, dass die Firma expandierte, während viele andere Unternehmen den Bach runtergingen. Einzig ihre gesundheitlichen Probleme machten ihr regelmäßig einen Strich durch die Rechnung.

Inzwischen war Teresa schon viele Monate für die Familie tätig, und in der Zeit brach sich die Señora viermal das Handgelenk, zweimal einen Ellenbogen und dreimal die Beine. Teresa spürte die Wut der Señora. Auf das Leben, ihre Einschränkung. Resultierte daraus ihr Zorn? Vielleicht hatte sie selbst eine schwierige Kindheit durchlebt. Aus der Ablehnung Ellis gegenüber machte sie gewiss keinen Hehl, und auch für ihren Sohn interessierte sie sich herzlich wenig.

Was auch immer der Grund für ihr Verhalten sein mochte, Teresa blieb und bereute den Entschluss einhundert Mal am Tag. Vor allem wegen Eduard. Der Rotschopf schrie. Ununterbrochen. Schon deswegen fiel es schwer, ihn zu lieben. Unermüdlich brüllte er gegen die in kühlem Mittelblau gestrichene Zimmerwand mit der Eisbärbordüre an. Nichts, gar nichts brachte ihn zum Schweigen. Weder Zuwendung. Noch Ignoranz. Kein Herumtragen, keine Beschäftigung, keine Ansprache, ob zärtlich oder auch gereizt. Vergeblich hoffte Teresa darauf, einen Blick auf sein entspanntes, liebenswertes Gesicht werfen zu können. Sie vermutete es hinter seiner zornigen Ministirn, sehnte es sprichwörtlich herbei.

Die Stille, die das Haus bei ihrer Ankunft dominiert hatte, stellte sich nach der Geburt des Kleinen nie wieder ein, und die Kühle verdreifachte sich. Eduard fror. Er zitterte. Egal, in wie viele Decken er eingewickelt wurde. Und sobald jemand in seine Nähe trat, quäkte er, bis sein Kopf blaurot anlief. Auf Fotos sah er aus wie ein aufgebrachter Gnom. Augenscheinlich brauchte er viel und bekam zu wenig. Sein Gebrüll hielt alle auf Abstand. Zwei Kindermädchen kündigten, bevor er laufen konnte. Und der Bogen, den die Señora, aber auch ihr Mann um sein Zimmer machten, wurde größer und größer.

Teresa versuchte die Eltern auf die Auswirkungen fehlender Zuwendung aufmerksam zu machen und konfrontierte die Señora mit ihrem Halbwissen über Entwicklungsstörungen. Anfangs vertrat sie ihre Standpunkte enthusiastisch. Nach der Flucht diverser Babysitter war sie zur Kinderfrau avanciert, bewohnte das Apartment im Souterrain mit Pantryküche sowie Gartenblick und fühlte sich unentbehrlich. Ellis' Eltern zahlten gut. Ein Glücksfall für beide Seiten.

Obwohl Teresas Wohnung nicht gerade geräumig war, liebte sie die wenigen Quadratmeter und genoss nach Feierabend den Swimmingpool der Familie. An den freien Tagen stolzierte sie über die breite Ausfahrt zum Tor hinaus und lächelte überheblich, wenn ihr jemand begegnete. Und auch wenn sie es nicht zugab, gewöhnte sie sich an die Marotten der Señora. Teresa würde ihre Überzeugungen nicht über Bord werfen, aber es machte ihr Leben wesentlich leichter, wenn sie die Faust in der Tasche ballte und Kritik am Erziehungsstil der Hausherrin herunterschluckte. Nach der Pleite mit Fernando meinte es das Schicksal endlich wieder gut mit ihr. Den bescheidenen Luxus, der ihr so überraschend in den Schoß gefallen war, verdiente sie absolut.

Es gab Momente, da schämte sie sich für ihren Egoismus. Denn die Leittragenden waren die Kinder. Niemand außer Ellis hielt es in Eduards Gegenwart aus. Sie konnte Stunden auf dem Teppich vor der Wiege liegen, lesen, malen und ihm Lieder entgegenkrähen. Und wenn ihr sein Geschrei zu bunt wurde, schnallte sie die kleine Trommel um, postierte sich vor Eduards Bettchen, hämmerte mit Hingabe auf die Plastikbespannung und trällerte den immer gleichen Kinderreim. *Kleiner Schelm bist du …*

Der Trubel rief natürlich die Señora auf den Plan. Es war wirklich Ironie des Schicksals, dass sich eine Frau, die kaum Geräusche ertrug und auch sonst stark gebeutelt war, ausgerechnet mit einem Schreibaby herumschlagen musste. Teresa vermutete, dass sie an Acousticophobie litt. Lärm brachte die Señora fast um den Verstand. Ihre Wut ließ sie dann an Ellis aus, sperrte das Mädchen in ihr Zimmer ein und ließ zu, dass sie sich durch Kekse und Gebäck fraß. Sie versteckte sogar die Bücher ihrer Tochter und nahm ihr den geliebten Laptop weg, vor dem die Kleine zu viel Zeit verbrachte. Es schien der Mutter zu gefallen, wenn Ellis sich entrüstete. Dabei war der Technikkram die Leidenschaft des Mädchens. Sie beherrschte den Rechner aus dem Effeff und klickte sich spielend durch komplizierte Programme. Ihre Finger flogen förmlich über die Tasten.

Teresa schritt immer seltener ein und stellte sich eher mechanisch vor Ellis, um ihr Gewissen zu beruhigen, wenn die Señora zu weit ging. »Sie sind Putzfrau und keine Psychologin«, sagte die Señora dann und scheuchte Teresa in die Ecke. Dann schwieg sie, um ihre lächerlichen Privilegien nicht zu verlieren, und geisterte durchs Haus. Kindheitsdias. Klick. Klick.

Doch sie behielt Ellis im Auge, die an ihr hing wie eine Klette. Stets verlangte sie mehr. Mehr Aufmerksamkeit. Mehr Sorge. Mehr Streicheleinheiten. Dazwischen feuerte sie Fragen ab wie

Kanonenschüsse. »Magst du lieber mich oder Eduard? Bin ich hübsch? Warum ist Mami gemein zu mir?«

Teresa hatte sich immer eine Tochter gewünscht. Aber mit Ellis war es nicht leicht. Sie war unheimlich begeisterungsfähig, andererseits schlecht in der Schule, bockig und verschlossen. Eine Kleine mit eigenem Kopf, manchmal draufgängerisch und dann wieder zerbrechlich wie feinstes Teeservice. Freundinnen hatte sie nicht. Ellis wurde nie zu einem Kindergeburtstag eingeladen. In der Schule machte sie Theater, prügelte sich und beschimpfte die Lehrer. Ständig wurden ihre Eltern zu Gesprächen einbestellt, aber niemand kümmerte sich nachhaltig.

Teresa fühlte mit Ellis, und trotz oder gerade wegen ihrer widersprüchlichen Art lernte sie das Mädchen lieben. Jeden Tag ein bisschen mehr.

Über die schwere Erdnussallergie ihrer Tochter hatten Ellis' Eltern Teresa ziemlich zügig informiert, das war wirklich ein großes Thema, und Gott sei Dank hielten sie damit in keiner Weise hinter dem Berg. Teresa war jetzt seit einem halben Jahr im Haus, und zumindest was die Allergie betraf, schien die Familie an einem Strang zu ziehen.

An diesem stürmischen Herbsttag war Teresa gerade im Waschkeller beschäftigt, als Ellis die Stufen hinabgetorkelt kam. Mit Wölbungen im Gesicht und Lippenwülsten prall wie Bockwürste. Die Augenlider waren quasi zugeschwollen. Die Hände sahen aus, als hätte Ellis sie mit frischer Brennnessel eingerieben. Das Sprechen fiel ihr schwer, sie japste nach Luft und sank zu Boden.

Teresa wusste, was zu tun war, sie rannte um Ellis' Leben, injizierte ihr Adrenalin und forderte einen Rettungswagen an. Auf dem Weg ins Krankenhaus flehte sie die heilige Muttergottes um Beistand an.

Ellis hatte von einem Fertigkuchen genascht, den das Familienunternehmen neu im Sortiment hatte. Die Testpackung enthielt Erdnüsse. Die Señora hatte die geöffnete Tüte auf dem Küchentisch liegen lassen. Der Mutter konnte man deswegen genau genommen einen Vorwurf machen.

Ellis' schrecklichen anaphylaktischen Schock mitzuerleben öffnete Teresas Herz endgültig, und die Angst um das Mädchen saß ihr nun ständig im Nacken.

Auch um ihr seelisches Wohl sorgte sich Teresa von da an. Ellis hätte rausgehen und mit Gleichaltrigen spielen sollen. Stattdessen verkroch sie sich in ihrem Zimmer. Teresa schenkte ihr ihre überschaubare Büchersammlung, Karlfried versorgte sie mit dem Rest. Ellis las alles, was ihr in die Finger geriet. Sogar Sachbücher oder die Tageszeitung. Und sie stellte Fragen. Was ist Zölibat? Wieso werden Brücken marode? Hatte Jesus Geschwister? Fragen über Fragen, als müsste sich Ellis in ihrer Verlorenheit möglichst vieler Dinge versichern. Und obwohl Teresa sie besser einzuschätzen lernte, blieb ein großer Teil ihrer Persönlichkeit für sie unberechenbar.

Wenige Wochen später fiel Teresa beim Putzen ein kleiner goldener Schlüssel in die Hände. Ihr war bewusst, dass sie nicht einfach in Ellis' Tagebuch lesen durfte, aber sie konnte nicht widerstehen. Dabei hatte schon so mancher Blick hinter die Kulissen sie eher verstört als ihr Beruhigung gebracht.

Im Buch waren Begriffe und Redewendungen aufgelistet. Worte wie »unermesslich«, »kolossal«, »Dummerchen« und »Wer rastet, der rostet« hatte Ellis unterstrichen. Andere Einträge beunruhigten Teresa besonders: Teufel. Säurekanister. Harpyien. Fährmann. Totenreich.

Andere Kinder fingen Insekten, die sie in Marmeladengläser zwängten. Ellis sammelte Wörter und kritzelte sie in ein rot kariertes Büchlein. Teresa wusste nicht, was sie von dieser speziellen Wortsammlung halten sollte. Sie würde wachsam bleiben.

Musste sie sich Sorgen machen wegen der Begeisterung, die das kleine Mädchen ihrem Bruder gegenüber an den Tag legte? Dabei betonte ihr Vater doch so sehr, dass ihm Ellis seit Eduards

Geburt und der Predigt, die er ihr wegen der Säureattacke gehalten hat, wie ausgewechselt erschien.

Teresa ließ auch die Señora nicht aus den Augen. Mutter und Tochter. Zwei tickende Zeitbomben. Für so etwas hatte sie feine Antennen.

Der Winter kam und ging, der Frühling erwachte. Teresa stolzierte durch den blühenden Garten und errötete wie ein Backfisch, wenn Hugo, der Gärtner, sie aufforderte, vor seiner Kamera zu posieren, und lachte eine Spur zu schallend über dessen lausige Witze. Sie ging sogar mit ihm aus, obwohl er nicht wirklich ihrem Typ entsprach. Körperlich hielt sie Hugo erfolgreich auf Abstand. Doch die gemeinsamen Aktivitäten mit ihm genoss sie in vollen Zügen. Tanzen, Kino und gelegentliche Abendessen bereicherten ihr spärliches Privatleben. Teresa nahm sich vor, der Einsamkeit die Stirn zu bieten. Den Rest glaubte sie im Griff zu haben.

***

Eduard läuft auf wackeligen Beinen durchs Haus. Und in den Garten, wenn niemand aufpasst. Seine wachsende Mobilität wird argwöhnisch beäugt. Denn wenn der Krakeeler einmal dem Gitterbettchen entkommen ist, stöbert er jeden auf. Ellis wird er zunehmend lästig. Dorothy unterstützt sie mit ihren Kommentaren.

Er hängt an dir wie ein Mühlstein. Bald wird Teresa ihn mehr lieben als dich. Von Karlfried ganz zu schweigen.

Ellis träumt schlimme Sachen von Eduard und vertraut sich Dorothy an. »Ich habe meinen Bruder auf eine einsame Insel gerudert und dort zurückgelassen. Mutterseelenallein.«

Träume sind Schäume.

An diesem Tag erwacht Ellis, bevor die Morgendämmerung hereinbricht, und fühlt sich seltsam aufgewühlt. Sie erzählt Dorothy von den Bildern, die sie diesmal aus ihrem Traum mitgebracht hat, und schämt sich, dass sie so wenig für Eduard empfindet.

Ihre Freundin reagiert gelassen. *Wenn Krähen deinem Bruder die Augäpfel herauspicken, ist es nur normal, dass du dich in Sicherheit bringst. Sonst vergreifen sich die Biester noch an dir.*

Ellis kuschelt sich unter der Steppdecke an Dorothy. Morgenkühle drängt ins Zimmer. Vögel begrüßen den Tag. Ihr Gezwitscher schwillt zu einem Konzert an. Es ist Ellis' Geburtstag. In ihrem Bauch brummen Hummeln. Diesen Tag sehnt sie seit Wochen herbei. Sackhüpfen, Topfschlagen, Ballons und am Nachmittag eine Teeparty mit ihren Freundinnen.

Glückwunsch, liebste Freundin. Dorothy ist die Erste, die gratuliert. Sonnenstrahlen streifen Ellis' Kasperletheater und die Goldfische im Aquarium. Sie ist voller Vorfreude, hält es im Bett nicht mehr aus und streift ihr funkelnagelneues Kleid über. In der Tasse, die Mami am Abend hinaufgebracht hat, schwimmt ein Rest Kakao. Ellis kippt die Pfütze herunter und stößt laut auf.

Schweinchen, sagt Dorothy lachend.

Eduard ist auch schon wach und brüllt dem Morgen ins Gesicht. Lauter als sonst schickt er sein Geschrei aus dem Kinderzimmer über den Flur. Ellis versucht sich abzulenken, blättert in einer gebundenen Märchenausgabe der Gebrüder Grimm und vertieft sich in die Geschichte vom Hans im Glück.

»Ich könnte losziehen und Eduard gegen etwas Nützliches tauschen«, sagt sie.

Dorothy ist sofort aufgeregt. *Wie wäre es mit einem Hula-Hoop-Reifen. Oder Rollerblades. Nein, ich habe eine bessere Idee: Wir tauschen ihn gegen eine Lkw-Ladung rosa Mausespeck.*

Die Freundinnen lachen. Eduard schafft es, sich in ihr Bewusstsein zurückzuplärren. Er wird keine Ruhe geben. Ellis durchquert den Flur. Sie spürt die kühlen Holzdielen unter ihren nackten Sohlen.

Dorothy hüpft singend hinter ihr her. *Kleiner Schelm bist du, und weißt du, was ich tu, ich steck dich in den Hafersack und binde oben zu …*

Sie findet Ellis' Hand.

… und wenn du dann noch schreist: Ach bitte, lass mich raus! Dann binde ich noch fester zu und setz mich obendrauf.

Gemeinsam hopsen sie vor Eduards Zimmer, wollen mit Schwung hinein und prallen gegen eine verschlossene Tür. Der Schlüssel steckt. Außen. Also dreht Dorothy ihn beherzt um. Linksherum. Rechtsherum. Die Tür lässt sich nicht öffnen.

Das ist ausgeschlossen. Unlogisch.

Ellis pflichtet Dorothy bei und versucht zu ignorieren, dass sich Eduards Wutanfall steigert. Sie denkt an die fünfte Schach-Lektion. Fesselung. Dieser Zug ist aus zwei Gründen von Nachteil. Zum einen wird die Eigenwirkung der festgesetzten Figur stark eingeschränkt, und zweitens wird sie, weil sie nicht weggezogen werden kann, selbst zum Angriffsziel und könnte letztlich verloren gehen.

Eduard heult so laut auf wie die Sirenen, die manchmal samstagmittags zu hören sind.

Er sollte besser die Klappe halten. Ein für alle Mal.

Dorothy bringt die Sache auf den Punkt. Mucksmäuschenstille erscheint Ellis wie der Himmel auf Erden.

Vielleicht sehnst du dich nach Ruhe, weil du vor lauter Schreierei in diesem Haus gar nicht mehr zu hören bist.

Das stimmt.

Außerdem hast du heute Geburtstag.

Dieser Tag gehört Ellis, und sie will ihn sich nicht von ihrem Bruder kaputt machen lassen. Sie rüttelt heftiger an der Türklinke und ist perplex. Die Tür springt jetzt merkwürdigerweise wie von Geisterhand auf.

Dorothy schiebt sie über die Schwelle. Transparente Vorhänge fangen die Morgensonne kaum ab. Eduard steht breitbeinig auf der Matratze. Die Hände umfassen die Sprossen des Gitterbettchens. Er brüllt wie am Spieß.

Ellis' Wut tritt in den Hintergrund. Sie läuft ihrem Bruder entgegen, tätschelt seine Wangen, redet auf ihn ein und streicht ihm Haarsträhnen aus der Stirn. Er plumpst auf die Zudecke und hämmert mit den Füßchen gegen die Holzstangen des Bettes. Ellis zieht die Spieluhr auf. »Der Mond ist aufgegangen«, doch es beruhigt das Kerlchen nicht. Sein Geschrei verebbt erst, als Ellis ihm einen Keks reicht.

Endlich Ruhe. Was für eine Wohltat. Eduard mümmelt Schokotaler. Dorothy schiebt die Gardinen zur Seite, und Ellis öffnet eines der Fenster weit, lehnt sich hinaus und spürt die Kühle des Morgens auf den Wangen. Auf der Fensterbank entdeckt sie »Pippi Langstrumpf« und verzieht sich mit Dorothy und dem Buch in Eduards Kleiderschrank.

In dem Augenblick schreit er wieder los. Ellis flüchtet sich an Bord der Hoppetosse und nimmt die Holzplanken unter ihren Zehen wahr. Sie hilft den Matrosen beim Aufladen von Leergutkisten; die Flaschen sollen bei einem Schiffbruch als Flaschenpost dienen, falls die Besatzung auf einer unbewohnten Insel strandet. Dorothy zupft Ellis am Ärmel. Die Freundin hat die Tür des Schranks einen Spalt geöffnet.

Eduard dreht durch.

Sein Geschrei übertönt die Trommeln der Bewohner des Eilands, auf dem Efraim Langstrumpf König ist.

Dorothy lässt nicht locker. *Eduard hört einfach nicht auf!*

Ellis hebt den Kopf, obwohl sie sich von ihrem Abenteuer mit Pippi kaum losreißen kann. Durch den Türspalt des Schranks sieht sie ihren Bruder. Mit dem krebsroten Köpfchen ähnelt er einem giftigen Zwerg. Ellis möchte bei Pippi bleiben und Kurs auf die Südsee nehmen.

Der Giftzwerg hält seine Klappe nicht. Dorothy wird richtig ungehalten und brüllt, um Eduard zu übertönen. *Kleiner Schelm bist du, und weißt du, was ich tu. Ich steck dich in den Hafersack und bind ihn oben zu. Und wenn du dann noch schreist, ach bitte, lass mich raus! Dann binde ich noch fester zu und setz mich obendrauf.*

Ellis erkennt den Ernst der Lage. Schweren Herzens springt sie von Bord der Hoppetosse.

***

Teresa zupfte ihr Sommerkleid in Form.

Hugos Wohnung lag nur einen Steinwurf von der Villa entfernt. Also huschte sie quer über die Straße und schob die unscheinbare Eisenpforte auf, die verräterisch quietschte. Ein Umstand, der ihr bisher nie aufgefallen war. Sie mied die asphaltierte Auffahrt und pirschte sich mit klopfendem Herzen von einer Eibe zur nächsten.

Der Morgen erfüllte alle Voraussetzungen für einen wunderbaren Tag. Sommersonnwende. Ellis' neunter Geburtstag. Noch nie hatten die Eltern dem Wunsch des Kindes nach einer Party entsprochen. Um ein Haar wäre auch der heutige Tag nach Schema F abgelaufen. Doch Teresa hatte es geschafft, die Señora zu überreden. Ellis sollte ihre erste richtige Feier bekommen.

Erstaunt hatte Teresa zur Kenntnis genommen, dass die Kleine Namen von Klassenkameradinnen auf Einladungskarten geschrieben hatte, und zwar ohne mit der Wimper zu zucken. Felizitas. Marie. Elsa. Nie zuvor hatte Ellis diese Mädchen erwähnt, geschweige denn, dass Teresa jemals eines der Kinder zu Gesicht bekommen hatte. Sie war gerührt und begeistert zugleich, packte die Gelegenheit beim Schopf und riss die Tür zur Erfüllung von Ellis' Kleinmädchenträumen weit auf.

Schon am Abend zuvor hatte Teresa Girlanden in den Garten gehängt und Fackeln in die weichen Böden der Beete gesteckt, die später am Abend entzündet werden sollten. Medizinballgroße pinke Luftballons mit »Happy Birthday«-Aufschrift schwebten im Eingangsbereich der Villa an der Decke. Eine in Rosa gehaltene Tafel wollte sie in der Küche decken, in der sich die gesamte Feier abspielen sollte. Keine Rennerei im Haus. Allein darauf hatten Ellis' Eltern bestanden. Doch Teresa blieb skeptisch. Die Señora war unberechenbar und in der Lage, das Fest mit einer Handbewegung doch noch platzen zu lassen.

Jetzt schlich Teresa über die Wiese Richtung Haus und hielt ihre Sandalen in der Hand, um sie nicht dem taufeuchten Gras auszusetzen. In Begleitung ihres schlechten Gewissens stahl sie sich vorwärts. Hugo und sie hatten die Nacht miteinander verbracht und Teresa damit gegen eine zentrale Regel der Señora verstoßen. Es war ihr verboten, ungefragt über Nacht fortzubleiben. Denn für Ellis und Eduard, der so gut wie nie durchschlief und die Nachtruhe aushebelte, sollte sie das Babyphone bewachen. Unzählige Male hatte sich Teresa, bis auf diesen einen Ausrutscher, den Statuten gefügt.

Am Vorabend hatte Hugo ihr endlich seine vier Wände gezeigt. Auch das Schlafzimmer. Der Gärtner begann zu flachsen und zog Teresa dann, wie zufällig, zwischen die Laken. Sie zierte sich nicht länger, wollte, dass er ihr die Schenkel mit seinen rauen Händen auseinanderdrückte und sich keuchend an ihr rieb. Sie bebte, konnte ihn riechen, schmecken, spürte ihn in sich und konnte nicht aufhören zu lächeln. Keinesfalls hatte sie bei Hugo übernachten wollen. Die ganze Aktion war aus dem Ruder gelaufen, und doch war es himmlisch gewesen. Lediglich der Zeitpunkt war suboptimal.

Teresa ging mit ihrem spontanen Entschluss ein echtes Risiko ein, ausgerechnet einen Tag vor Ellis' Geburtstag, und das, obwohl die Señora sie bereits einmal abgemahnt hatte: »Im Beisein der Kinder wird nicht geraucht!« Für den Fall eines zweiten Verstoßes hatte die Hausherrin mit härteren Folgen gedroht. Gehaltskürzung, Urlaubssperre oder sogar Rauswurf.

Teresa spürte ein starkes Verlangen und hatte die Einsamkeit satt, die ihr andauernd ein Spottgesicht im Spiegel zeigte. Hatte sie sich in Hugo verliebt? Dabei engagierte er sich nicht einmal besonders. Er war dabei gewesen, das Interesse zu verlieren. Also war sie ihm entgegengekommen, tatsächlich hatte sie sich danach gesehnt, von ihm berührt zu werden. Und Hugo enttäuschte sie nicht.

Heute Morgen hatte er sich allerdings vor Teresa aus dem Bett gestohlen und war aus seiner Wohnung verschwunden. Insgeheim hatte Teresa gehofft, dass er ihr Kaffee ans Bett bringen und in aller Früh noch einmal zeigen würde, wie verrückt er nach ihr war. Aber Hugo zog es vor, am Seerosenteich auf der Lauer zu liegen.

Schon in der gemeinsamen Nacht hatte er von der Schönheit der Teichnymphen regelrecht geschwärmt. Angeblich öffneten und schlossen sich die meisten Blüten nur wenige Tage. Den ständigen Wechsel von Vergehen und Erblühen wollte er unbedingt mit der Kamera einfangen. Ebenso den Überraschungseffekt, den manche Sorten einem Farbpigment verdankten. Mit kindlichem Eifer hatte er Teresa berichtet, dass sich die Aurora-Blüte zunächst gelblich bis apricot zeigte, dann zu Orangerot wechselte und verging, wenn sie burgunderrot erstrahlte. Unbedingt wollte er das Farbenspiel im Morgentau ablichten. Teresa hatte etwas wie Eifersucht auf die bescheuerte Blüte gespürt und Hugos Ausführungen eher gelangweilt gelauscht. Blumen interessierten sie höchstens als Dekoration in einer Vase. Es fiel ihr schwer, nachzuvollziehen, was spannend daran sein konnte, Grünzeug zu fotografieren, und mit dieser Meinung hielt sie nicht hinter dem Berg.

Hugo hatte widersprochen. »Das Objekt allein macht noch kein gutes Foto aus«, behauptete er. »Pflanzen richtig einzufangen ist eine Gabe. Sie können sich nicht in Szene setzen, weder lächeln noch verstellen. Licht, Symmetrie, Bildkomposition. Alles muss stimmen.« Er betrachtete seine Naturaufnahmen tatsächlich als Kunst.

So war Teresa also allein aufgewacht, gekränkt und nun ziemlich erpicht darauf, ungesehen in die Villa zu gelangen. Als sie sich dem Gebäude näherte, fühlte sie sich wie ein Teenager, der nach dem Lustprinzip gehandelt hatte und sich reumütig dem Elternhaus entgegenstahl. Ihr war bewusst, was auf dem Spiel stand, wenn die Señora sie ertappte.

Adieu, Rosengarten. Adieu, Bassin mit Sonnenterrasse, und

adieu, Hugo. Wobei sie sich einredete, dass sie letzteren Verlust noch am wenigsten verkraften würde. Einsamkeit macht aus Menschen Marionetten, und so hatten die Dinge ihren Lauf genommen. Teresa wollte ein Teil von Hugos Welt sein, und ebenso wollte sie vom Leben in der Luxusvilla profitieren, koste es, was es wolle.

Als sie mit ihrer gekränkten Eitelkeit und den Gewissensbissen um die Wette huschte, bemerkte sie Hugo.

Ihr Geliebter lag auf den Steinplatten, die um den Seerosenteich herumführten, und fotografierte seine blöde *Nymphaea Aurora*. Teresa linste an einer Kastanie vorbei, um ihn zu beobachten. Zur selben Zeit zogen Greifvögel über die Villa. Ihr Geschrei lenkte auch Hugos Aufmerksamkeit vom Teich in den Himmel, den die Morgensonne wunderbar rot färbte. Als Teresa Hugo einen letzten Blick zuwarf, lichtete er gerade die Raubvögel ab.

Sie sah Ellis, als sie noch ein gutes Stück vom Haus entfernt war. Zweite Etage. Linke Seite. Das Eckzimmer. Eduards Reich. Ellis' Lockenkopf erschien für den Bruchteil einer Sekunde im Fensterrahmen. Das Haar des Geburtstagsmädchens leuchtete mehr rot als braun in der Morgensonne. Der flüchtige Augenblick, nicht mehr als ein Wimpernschlag, beruhigte Teresa. Ihr Schützling erfreute sich also bester Gesundheit. Keine Selbstverständlichkeit bei Ellis' Allergie, die wie ein Damoklesschwert über dem Kind und der Familie schwebte. Mit Komplikationen rechnete Teresa seit dem Vorfall im Herbst jederzeit.

Sie nahm einen Umweg zum Haus, mied die Terrassenseite, sprang über die Kräuterbeete und lief über die Wiese den Stufen ihres Apartments entgegen. Bevor sie die Tür öffnete, hob sie den Kopf und blickte noch einmal geradewegs hinauf zu den Fenstern, die zu Eduards Zimmer gehörten. Auch hier, an dieser Seite, standen beide Flügel weit offen. Wie eigenartig, dachte sie, der Junge wird frieren. Es war relativ frisch an diesem Morgen.

In dem Moment sah sie die Señora. Teresa erkannte sie eindeutig. Die Señora schaute aus einem der Kinderzimmerfenster in Richtung Seerosenteich. Vielleicht entdeckte sie Hugo. Auf jeden Fall trug sie dieses marineblaue Kleid mit den puderweißen Mustern, die an gesetzte Segel erinnerten. Teresa purzelte das Herz vor die Füße. Hatte die Señora sie bemerkt?

Die Angst vor Konsequenzen explodierte. Gleichzeitig kamen die Fragen. Gab es einen Notfall? Schwierigkeiten mit Eduard, um die sich die Señora persönlich kümmern musste, weil das Kindermädchen durch Abwesenheit glänzte? Oder war die Hausherrin so früh auf den Beinen, weil ihre Tochter Geburtstag hatte?

Der Anblick der Señora hatte Teresa in Alarmbereitschaft versetzt. Sie schob die Apartmenttür auf und sprang unter die Dusche. Um für Ellis' Ehrentag startklar zu sein, benötigte sie kaum mehr als acht Minuten.

da nach

Vor ihrem Gesicht schwirren Obstfliegen. Sie haben sich rasend schnell vermehrt und wimmeln auf Früchten, die sie extra hat verfaulen lassen, um die Insekten anzulocken. Auch die Zitronenhälften, die sie im Zimmer verteilt hat, sind befallen, und in der Auffangschale des Insektenvernichters lagen am Morgen Dutzende Fliegenkadaver.

Das Gerät funktioniert erstklassig. Die beiden UV-Leuchtstoffröhren sind von einem rostfreien Aluminium-Gittergehäuse eingefasst und locken die Tierchen zuverlässig in die Falle. Akribisch hat sie die kleinen Kadaver eingesammelt und in ein Einmachglas gefüllt. Damit ist ihr Bedarf an toten Obstfliegen gedeckt. Die gärenden Früchte kann sie demnächst entsorgen. Es war ein genialer Einfall, auch wenn sie sich vor den Fliegen ekelt. Die Plagegeister eignen sich hervorragend für ihre Projekte.

Seit Stunden sitzt sie vor Bertis Home. Die unschönen Zahnbürstenspritzer auf der Tapete, dem Teppich und Bertis Strampelanzug, die längst getrocknet sind, durchbrechen wie gewünscht die Idylle. Sie rückt den Mundschutz zurecht und zieht mit einem Akkubohrer die Schrauben nach, die Bertis Reich mit dem Arbeitszimmer verbinden. Danach ist alles bombenfest. Sie betrachtet ihr Werk und freut sich an Kleinigkeiten. Dem Chesterfield-Sofa, den Vorhängen und diesen fabelhaften Buchattrappen. Am Ende legt sie feierlich eines der erworbenen Puppen-Brotmesser unter den Schaukelstuhl. Gähnend gibt sie sich einen Ruck und beginnt, die Abfälle einzusammeln. Tapetenschnipsel, Kabelreste und anderer Abfall landen in einem taubenblauen Müllsack, der mit einem großen schwarzen G versehen ist. Fünf Säcke mit gleicher Kennzeichnung liegen gefaltet im Regal. Wenn ihr Projekt abgeschlossen ist, werden sie ausnahmslos mit Abfällen gefüllt sein.

Sie wirft den Tischstaubsauger an, lässt die Reste ihrer Arbeit verschwinden und leert auch den Beutel im Müllsack. Zurück am Schreibtisch, dehnt sie sitzend Beine und Arme. Bewegungen bereiten ihr Schwierigkeiten. Knie, Gelenke und Wirbelsäule – Tage, an denen sie ohne Schmerzmittel auskommt, haben Seltenheitswert.

Sie atmet durch und nimmt mit Hilfe einer Pinzette tote Obstfliegen aus dem Einmachglas, verteilt sie auf der Lache unter Bertis Puppenkörper und legt sie in die Wiege. Auch die Klinge des Messers bekommt vier Fliegen ab. Insgesamt platziert sie dreiundzwanzig tote Insekten, bis sich der gewünschte Effekt einstellt. Die Obstfliegen sind *das* i-Tüpfelchen in Bertis Zuhause. Zufrieden stellt sie das Einmachglas zur Seite.

Mit gezieltem Griff öffnet sie ein Holzkästchen und entnimmt ein perlmuttweißes Kärtchen, das in der Mitte gefalzt ist. Mit Füllfederhalter schreibt sie zwei Worte. »Bertis Home«. Ihre bogenförmigen Wölbungen beim »m« sind eine vollkommene Arkade, geschlossen und ausgeprägt. Sie hat sich mit Schrifttypen beschäftigt. Graphologen schließen vom Schrifttyp auf den Charakter, behaupten, dass die Handschrift ein Schlüssel zur Seele des Menschen ist. Arkadenschreiber gelten als introvertiert und zugeknöpft. Das bezweifelt sie stark. Sie ist wohl die berühmte Ausnahme von der Regel, kontaktfreudig und zugänglich.

Das Kärtchen stellt sie in Bertis Kinderzimmer direkt neben das Bett. Erst danach zieht sie die Einweghandschuhe aus und klettert umständlich aus dem Hygieneanzug. Die Innenbeschichtung ist mit einem Schweißfilm überzogen. Achtlos wirft sie die Montur zu Boden. Ihr Shirt klebt am Oberkörper. Sie richtet den Blick noch einmal auf das Kärtchen. Bertis Home. Die Schrift ist gut lesbar, aber der Karton nur eine Zwischenlösung. Sie hat ovale Messingschilder bestellt. Einen halben Tag wird sie opfern müssen, um zum siebzig Kilometer entfernten Baumarkt zu gelangen. Ärgerlich, aber nicht zu ändern. Natürlich muss sie die Täfelchen abholen, gravieren und an die Wände der Holzboxen schrauben.

Zwei Homes hat sie erst fertiggestellt. Alfies und Bertis. Zwei Kinderzimmer mit angrenzendem Arbeitszimmer. Sie kommt wirklich nur schleppend voran. Weil sie sich in Nebensächlichkeiten verliert, hinkt sie ihrem Zeitplan hinterher. Zukünftig wird sie Nachtschichten einlegen. Aber für heute muss sie Schluss machen.

Notgedrungen erhebt sie sich vom Schreibtisch, verlässt die Kammer und verriegelt die Tür. Katzenwäsche, etwas Make-up und fleckenlose Klamotten, zu mehr kann sie sich nicht aufraffen. Schmutzwäsche türmt sich in einer Ecke. Sie geht zu selten in den Waschsalon.

Genau genommen möchte sie auch jetzt nicht vor die Tür. Aber sie ist beim Asiaten verabredet, und versetzen kann sie ihren Freund nicht. Er reagiert schnell empfindlich. Es ist äußerst wichtig, dass er bei Laune bleibt. Bevor sie losgeht, löffelt sie gekauften Kartoffelsalat aus einem kleinen Plastikeimer. Sie schlingt ihn komplett herunter und schämt sich. Dafür dass sie nicht warten kann bis zum Restaurant. Sie nimmt den Bus in die Stadt und schafft es während der Fahrt, sich positiv zu instruieren. Ihr Gesamtwerk nimmt Formen an. Peu à peu.

da
vor

Eduard hätte an dreihundertvierundfünfzig Tagen aus dem Fenster seines Kinderzimmers stürzen können. Er fällt am 21. Juni. Ausgerechnet. Dorothy kommentiert das Geschehen gewohnt sachlich.

Nun herrscht Ruhe. Für alle Zeit.

Ellis bohrt nach. »Wie meinst du das?«

Eduard hat sich totgeschrien.

Ellis weiß nicht, wie sie die Treppe hinunter auf die Terrasse gelangt sind, und schiebt ihre Hand in Dorothys. Gemeinsam inspizieren sie das Bruderbündel. Eduards niedliches Gesicht ist demoliert. Knochensplitter haben die Wangenknochen durchstoßen. Der Rest des Körpers kommt Ellis unversehrt vor. Vorsichtig drückt sie ihren linken Zeigefinger abwechselnd in seine beiden Handrücken, schiebt die Ärmel seines Schlafanzugs nach oben und begutachtet Beine wie Füße. Sie sind rosig und speckig. Wie immer.

Vorsichtshalber rüttelt sie Eduard an den Schultern. Keine Reaktion, kein Geschrei.

»Ich kann mein Erste-Hilfe-Set holen«, schlägt Ellis vor. »Vielleicht braucht er eine Notfallspritze.«

Quatsch. Eduard hat den Löffel abgegeben. Diese Kuh lässt sich nicht mehr vom Eis ziehen.

Ellis schielt zu Dorothy. »Du hast nicht immer recht.«

Doch.

»Teresa ist keine bösartige Hexe, obwohl du es behauptet hast.«

Dorothy schmollt. Einwände kann sie nicht leiden, und sie verliert ungern einen Kampf.

Eduard hat ausgebrüllt. Er reist geradewegs zum Fährmann.

Du musst das Goldstück aus deinem Zimmer holen und es ihm auf die Zunge legen.

Ellis denkt nicht daran, Karlfrieds Münze herauszurücken, und stellt sich taub.

Aber du musst ihm den Taler in den Mund schieben, sonst wird er dich ewig als Dämon heimsuchen.

»So ein Blödsinn!«

Willst du es darauf ankommen lassen?

»Ich frage Karlfried.«

Ellis möchte los, doch Dorothy hält sie am Arm.

Jede Sekunde zählt! Im Jenseits kannst du nicht anschreiben lassen.

Anschreiben. Die Hugo-Libelle hat diesen Begriff kürzlich benutzt. Dorothy plappert alles nach, was die Erwachsenen sagen, und imitiert selbst den Gärtner.

Was machen wir denn jetzt mit Eduard?

Zähneknirschend gesteht sich Ellis ein, dass sie keinesfalls verantwortlich dafür sein möchte, dass ihr Bruder zwischen den Welten umherirrt, ohne Ruhe zu finden. Es muss eine Möglichkeit geben, ihm zu helfen, ohne Karlfrieds wertvollen Taler zu verschwenden. Ellis durchforstet ihre Gehirnzellen, als Dorothy ein Stichwort gibt.

Mamis Uhrensammlung.

»Die darf ich nicht berühren!«

Für mich gilt das Verbot nicht! Außerdem müssen wir etwas unternehmen. Heute ist dein Geburtstag. Gleich kommen die Gäste. Eduard wird dir die Show stehlen, wenn wir uns nichts einfallen lassen.

Dorothy klingt kategorisch, und Ellis ist neidisch auf die gute Idee mit den Uhren. Zu Mamis Sammlerstücken gehört ein Exemplar mit eingearbeiteter Lade, in der sich glänzende Münzen befinden. Eins dieser Goldstücke muss für den Fährmann geopfert werden.

Los, komm.

Dorothy läuft vor. Ellis zögert. Sie nähert sich dem Salon

nur widerwillig. Mamis Zeitmesser flüstern miteinander. Ticktack. Tack. Tick. Und sie verpetzen Ellis. Wie Hugo. Die Uhren stecken mit dem Gärtner unter einer Decke.

Wir müssen uns beeilen.

Dorothy zieht Ellis an ihrem neuen Kleid hinter sich her. Keine Minute später betreten sie zusammen Mamis Allerheiligstes und umkreisen den Tisch. Zu ihrer Erleichterung schweigen die Uhren. Kein Tick. Kein Tack. Ellis kennt die besonderen Münzen nur vom Hörensagen. Mami hat sie ihr nie gezeigt. Deshalb weiß Ellis nicht, welche die richtige Lade ist. Dorothy fingert an Schatullen und Gehäusen herum, gemeinsam betatschen sie Glaskuppeln und Chronometer. Sie heben fast jedes Sammlerstück an.

Das Missgeschick passiert Dorothy. Ein Modell gleitet ihr aus den Händen. Die gewölbte Glasfassung zersplittert in tausend Einzelteile. Mit großen Augen erfassen die Freundinnen den Schlamassel.

Dorothy versucht zu beschwichtigen. *Halb so wild, Mami will doch auch, dass du für Eduard den Fährmann bezahlst.*

Ellis schwankt zwischen Bestürzung und Eifer. Sekunden später findet sie, trotz Herzrasens, tatsächlich die richtige Lade. Sie enthält Münzen, goldig und blank. Fast gleichzeitig erwachen die Uhren zum Leben und beginnen leise zu ticken. Ellis schnappt sich ein Goldstück und flüchtet zusammen mit Dorothy Hals über Kopf aus dem Salon, bevor das Ticktack zu einem Chor anschwillt.

Eduards vormals süße Schnute ist eine einzige undefinierbare Masse. Und sosehr sich Ellis auch bemüht, sie schafft es nicht, ihrem Bruder die Münze auf die Zunge zu legen. Überrascht von ihrer Unbeholfenheit, wirft sie ihrer Freundin den Taler vor die Füße und streift die blutigen Finger an ihrem Kleid ab.

Natürlich kann sich Dorothy einen bissigen Kommentar nicht verkneifen. *Klar, wenn es heikel wird, muss ich übernehmen.* Mit ausdrucksloser Miene schiebt sie den Obolus für den Fährmann in Eduards Mundhöhle.

Und jetzt bestatten wir Eduard neben Pluschi.

Ellis zieht die Augenbrauen zusammen. Ihr Zwergkaninchen ist schon vor einer Ewigkeit gestorben und liegt unter der Weide in der Nähe des Seerosenteichs. Hugo hat dort ein Loch ausgehoben.

Eduard verdirbt dir den Geburtstag, wenn wir ihn nicht neben Pluschi beerdigen.

Ellis nähert sich erneut ihrem Bruder, berührt ihn halbherzig und zuckt zurück. Weil sie so eine komische Atemnot bekommt, als wäre Eduard eine Erdnuss.

»Ich kann ihn nicht anfassen.«

Dann verfrachte ihn wenigstens in die Regentonne.

Das Holzfass steht nur ein paar Schritte entfernt. Ellis will sich zusammenreißen. Der schönste Tag ihres Lebens steht auf dem Spiel. Wenn die Erwachsenen Eduard sehen, werden sie sich um ihn kümmern, weil er blutet und kaputt ist.

Willst du wieder mal in die Röhre gucken?

»Nein.«

Dann los! Angsthase!

Ellis rührt sich nicht. Sie fürchtet sich vor Eduard. Mindestens so sehr wie vor den Erdnussfeinden. Wieder ergreift Dorothy die Initiative. Sie schleift Eduard zur leeren Regentonne und hebt ihn über den Rand des Fasses. Dabei rutscht er ihr aus den Händen. Dumpf schlägt der kleine Körper auf die Steinfliesen und liegt totenstill, mit genau den gleichen verdrehten Beinchen, wie sie Ellis' Puppenkinder manchmal haben.

Dorothy hat es auf einmal eilig. *Nichts wie weg!*

Ellis rennt hinter ihr ins Haus, schnaufend wie der Mops von Cousin Franjo, den sie hört, bevor sie ihn sieht, weil er kaum Luft bekommt. In der Diele greift eine kaum zu ertragende Lautlosigkeit nach Ellis und bringt sie zum Schwitzen. Eduards Geschrei wäre ihr jetzt tausendmal lieber.

Dorothy erscheint die Ruhe ebenfalls gespenstisch. *Eduard liegt mäuschenstill neben der Tonne.*

»Wie lange wird er schweigen?«, fragt Ellis.

Für immer. Das bedeutet lebenslänglich und unaufhörlich. Bis in die ewigen Jagdgründe. Dummerchen.

Ellis bekommt richtig Angst.

Ihre Freundin klingt zuversichtlich. *Alle werden sich über das Schweigen im Haus freuen, ganz besonders Mami.*

Ellis lächelt gequält.

Marmeladentoast und ein Shake wären jetzt klasse, oder?

Alles, bloß das nicht. Zum ersten Mal seit Jahren ekelt sich Ellis bei dem Gedanken an Essen. Sie sieht Eduard draußen auf den Steinplatten liegen. Das arme kleine Bündel Bruder. Er ruft nach ihr. Aus seinem geplatzten Schmollmund. Er drängt sich Ellis auf, schickt seine Entrüstung über die Terrasse, durchs Esszimmer in den Eingangsbereich. Eduard lässt die Freundinnen wissen, dass er sich mit der Endgültigkeit seines Zustands nicht abfinden will.

Ellis flüchtet in die Küche, sinkt wie in Zeitlupe auf die Bodenkacheln und drückt ihre Handflächen fest auf die Ohren, bis sie schmerzen. Dorothy beginnt das Trommellied zu summen. Brummt tief wie eine Fliege, die in einem umgedrehten Glas gefangen ist, verzweifelt den Ausgang sucht und dabei den Hohlraum wie einen Resonanzkörper unaufhörlich zum Vibrieren bringt. Flankiert von Eduards Rufen, schieben sich Versfetzen des Kinderliedes zwischen Ellis' Fingern hindurch in die Gehörgänge.

... weißt du, was ich tu, ich steck dich in den Hafersack ... und wenn du dann noch schreist ... dann binde ich noch fester zu ... setz mich obendrauf!

Der Küchenboden hat schwarz-weiße quadratische Fliesen.

Ein dumpfes Gefühl hält Ellis im Würgegriff und paart sich mit Hoffnungslosigkeit. Sie zittert am ganzen Leib. So muss es sich anfühlen, wenn eine riesige Erdnussarmee im Anmarsch ist.

»Wir können Eduard nicht einfach so liegen lassen«, sagt sie.

Dorothy stoppt die Singerei und säuselt in Ellis' Ohr. *In Karlfrieds Schuppen, da, wo er die Kartoffeln lagert, liegen*

Jutesäcke. Wir könnten rüberlaufen, einen holen und Eduard hineinstopfen.

Weiß. Schwarz. Schach. Lektion vier. Wenn zwei oder mehrere Figuren den Gegner gleichzeitig bedrohen, nennt man das Familienschach.

Los! Komm!

Gabelangriff und Attacke. Vielleicht ist Dorothys Idee gut. Ellis möchte ihre Freundin nicht vor den Kopf stoßen. Außerdem soll Eduard endlich sein verflixtes Mundwerk halten. Sie versucht aufzustehen. Schwabbelgeleebeine. Ellis kommt nicht hoch. Jede Energie ist ihrem Körper entwichen, hat sich verflüchtigt wie Gas, das sich unsichtbar und doch beständig aus dem winzigen Loch eines Ballons davonstiehlt.

Dorothy krakeelt. Sie fühlt sich ausgehebelt, erträgt es kaum, wenn ihre Vorschläge nicht umgesetzt werden. Wie zur Strafe schmettert sie das Schelm-Lied rücksichtslos von vorn, wohl wissend, dass sie Ellis damit an den Rand des Erträglichen bringt.

… dann binde ich noch fester zu. Fester, fester, fester zu … und setz mich obendrauf. Kleiner Schelm bist du …

»Halt endlich die Klappe!« Ellis spuckt die Worte zusammen mit viel Speichel hervor. Jetzt, wo Eduard endlich schweigt, ist sie total wütend auf Dorothy und weiß nicht, warum.

»Ich hasse dich!«

Wirklich?

»Ja! Verschwinde!«

In echt?

»Lass mich ein für alle Mal in Ruhe!«

Dorothy kämpft mit den Tränen, das erkennt Ellis.

Wenn ich jetzt gehe, komme ich niemals zurück!

»Mir doch egal!«

Ellis hat Dorothy so satt. Ihr Herz rattert wie ein Schnellzug. Besserwisserin. Wichtigtuerin. Großmaul. Lügnerin. Ja, ohne Dorothy geht es ihr gut. Bestimmt. Vielleicht. Möglicherweise. Oder nicht? Ellis vergisst zu atmen, sie hyperventiliert, hechelt, drückt den Rücken nah an die Wand, gewahrt die Kühle, als sie ihre Wirbelsäule gegen die Tapete presst. Es dauert, bis sie wieder ruhiger atmet und ihre Gefährtin vermisst.

»Do-ro-thy?«

Ellis' Augen durchforschen jeden Winkel der Küche. Sie lauscht auf eine Antwort und betet eine Reaktion ihrer Freundin herbei. Sie beruhigt sich mit dem Gedanken, dass Dorothy nur eins ihrer Spiele spielt. Verstecken oder Katz und Maus. Dorothy möchte gefunden werden. Und Ellis weiß, wo sie suchen muss.

In Kansas.

Sie braucht sich nur auf den Weg zu begeben, wenn sie sich entschuldigen will, und Dorothy zu erklären, dass der Teufel sie geritten hat. Oder Charon, der Mistkerl. Nie und nimmer will sie Dorothy ziehen lassen. Nie und nimmer. Flink rennt sie durch die Felder dem Farmhaus entgegen und wirft sich gegen die Tür, rüttelt an der Klinke, ruft nach Tante Emmy und Onkel Henry.

Niemand lässt sich blicken. Ellis' Geburtstagskleid klebt schweißnass an ihrer Haut. Entkräftet lässt sie sich auf den Verandaboden fallen. Ohne Dorothy kann sie nicht nach Hause gehen. Ohne Dorothy macht das ganze Leben doch überhaupt keinen Spaß.

Bleiern und schwer liegt die Stille über Kansas. Furcht schleicht sich an wie eine Hyäne. Der stinkende Atem der Bestie verpestet die Luft. Er vernebelt Kansas, steigt Ellis in die Nase, berührt ihre Zehen, Knie, Oberschenkel, die Brust und versteift die Glieder. Ellis' Körper steckt fest. Eingepfercht und festgehalten von riesigen Spangen. Solchen Metalldingern, die Karlfrieds Frau um Fleischrouladen klemmt, bevor sie im Schnellkochtopf landen. Ellis ist vom Hals abwärts gelähmt. Einzig ihren Kopf kann sie bewegen und schlägt ihn unaufhörlich gegen Tante Emmys Haustür.

Schach und matt.

***

Teresa hatte das Gefühl, auf eine Bühne geschubst worden zu sein, hinein in ein Theaterstück, in dem sie unter keinen Umständen mitspielen wollte. Wo Scheinwerfer blenden, das Publikum etwas erwartet für sein Geld und mit Kritik nicht geizt, wenn Szenen verpatzt werden.

Sie hatte bei Schulaufführungen früher regelmäßig ihre Einsätze vermasselt. Und obwohl die Lehrerin sie bestärkte, lähmte sie die Angst vor erneutem Versagen. Improvisationen entsprachen ihr überhaupt nicht. Ruhig bleiben, denken und reagieren. Mittlerweile war sie dazu durchaus in der Lage. Dann wieder überforderten sie Situationen völlig. Überraschungen schätzte Teresa im Allgemeinen nicht und hasste es, wenn sie zum Handeln genötigt wurde.

Pflichtbewusst hatte sie einen Blick in Eduards Zimmer geworfen, war an der Tür geblieben, weder hineingegangen noch an die Fenster getreten, um hinunterzusehen. Warum auch, es gab keinen Grund. Eduard lag nicht in seinem Bettchen. Sie wähnte ihn bei Ellis oder bei der Señora, sie hörte ihn nicht schreien, und so eilte sie die Treppen hinab in die Küche, um das Geburtstagsfrühstück zuzubereiten. Ellis hatte sich einen Shake und Muffins gewünscht. Gedanklich war Teresa den Tag durchgegangen und blindlings in das Bühnenstück getapst, in dem sie keine Rolle übernehmen wollte.

Ellis trug dieses Kleid mit den niedlichen Puffärmeln, kniete mit dem Rücken zur Wand auf dem Boden und schlug den Kopf rhythmisch gegen die Mauer. Anzeichen für eine allergische Reaktion sah Teresa weder an Haut noch an Händen oder Augen.

Teresa realisierte die ungewohnte Ruhe, die sich regelrecht durchs Haus walzte. Nebenbei erfasste sie Details. Das Blut an Ellis' Fingern. Das beschmierte Kleid. Diesen abgedrehten Gesichtsausdruck und Ellis' weit aufgerissene Augen. Etwas Schreckliches war geschehen, da hatte sie nicht den geringsten Zweifel. Sie wünschte sich ans andere Ende der Welt. Sie wollte weder Mitwisserin sein noch ins Vertrauen gezogen werden. Sie drückte ihre Lippen aufeinander, als wollte sie sichergehen, dass ihrem Mund nichts entfloh. Kein Trost, keine Frage oder irgendetwas, das sie zum Handeln zwang. Gegen ihren Willen begriff sie. Befürchtete. Zog Schlüsse. All dies geschah in Sekundenschnelle.

Teresa beschloss, Ellis einfach nicht zu sehen. Sie benahm sich wie ein Kleinkind – wenn ich dich nicht sehe, siehst du mich auch nicht. Dieses infantile Gehabe fand ein jähes Ende, als die Señora die Bühne betrat.

Im Gegensatz zu Teresa beherrschte sie die Szene sofort. Sie hatte eine klare Vorstellung von Rolle, Text und Spielweise. Dominant und mit Macht riss sie Ellis aus ihrer stumpfen Bewegung und schleifte sie an den Locken aus der Küche. Teresa stand starr, diese zupackende Art kannte sie nicht. Sonst schlich die Hausherrin umher und hob kaum Dinge an, die schwerer als ein Salzstreuer waren.

Schließlich folgte sie den beiden. Flatternd, was ihre Beine und ihr Herz betraf. Es hatte einen Moment in Teresas Leben gegeben, in dem sie den nahen Tod riechen konnte. Er ereignete sich, als sie mit Anfang zwanzig nach Madrid zurückkehrte, um ihrem Vater zu beichten, dass Fernando und sie ohne seinen Segen geheiratet hatten und fortan in Deutschland leben würden. Wie auf Knopfdruck war Papá einem Herzinfarkt erlegen. Über Jahre hatte Teresa die Schuldgefühle mit sich herumgeschleppt. So lange, bis ihre Mamita gestand, dass der Vater schon drei Herzinfarkte gehabt hatte, bevor seine Tochter mit dem Geständnis herausgerückt war.

Dieser spezielle Todesgeruch drängte sich Teresa nun ebenso in der Villa auf, als die Señora Ellis zu ihrem persönlichen Fallbeil schleifte. Die Kleine protestierte nicht.

Teresa hielt die Luft an, als sie in den Uhrensalon kam und die Glassplitter auf dem Boden sah. Die Señora zog Ellis um den Tisch und stieß das Kind mit der Nase in die Scherben. Sie bombardierte Ellis mit Fragen, aber die Lippen des Mädchens blieben verschlossen. Ein Schuldeingeständnis, auch aus Teresas Sicht.

Schneller, als Teresa gucken konnte, schlug die Señora Ellis' Kopf mit Wucht gegen ein Tischbein. Das ging zu weit, und obwohl die Situation sie überforderte, mischte sich Teresa ein. Sie brüllte die Señora an, versuchte, sie von dem Mädchen wegzuziehen, aber die Hausherrin ließ sich nicht zur Raison bringen. Für sie war Teresa kein ernst zu nehmender Gegner. Als sie Ellis einen Glassplitter in den Oberarm stieß, wurde Teresa klar, dass sie Hugo holen musste.

Sie rannte in die Küche zurück, um von dort schneller zum Seerosenteich zu gelangen. Sie hoffte, Hugo dort vorzufinden, trat ins Freie und wurde von der Sonne geblendet. Flüchtig realisierte sie das Odeur der Rosenbeete. Teresa fühlte sich, als rauschte sie ungebremst in die nächste Kulisse. Das Bühnenbild auf der Terrasse konnte sie nicht auf Anhieb erfassen. Licht und Farben passten nicht. Sonne und Rosenduft standen in einem eklatanten Widerspruch zum Szenenbild.

Was hatte Eduard neben der Regentonne zu suchen? Warum lag ihr Schützling auf den Steinfliesen? So seltsam. Still und regungslos. Als Teresa eine fürchterliche Ahnung überkam, schlugen ihre Knie auf dem harten Boden auf. Wie in Zeitlupe robbte sie vorwärts. Schreiend zerrte sie an Eduards Hemdchen, suchte seinen Puls, legte ein Ohr an sein Herz. Totenstille.

Teresa nahm die Blutspur wahr, die quer über die Steinplatten zur Regentonne führte. Eduard, dem Leben entrissen. Unbemerkt gefallen. Von hier aus verteilte der Tod sein widerwärtiges Aroma und schob es den Lebenden in die Nase.

Teresa brüllte um Hilfe, und dabei drängte sich Ellis' Lockenkopf zwischen sie und Eduard. Zweifellos hatte Teresa sie am Zimmerfenster des Jungen stehen sehen. Vor einer knappen halben Stunde. Augenblicklich hatte sie das Gefühl, von einem Holzpfahl am Kopf getroffen worden zu sein.

Sie schluckte ihre Schreie herunter und begann, einzelne Bruchstücke zu einem Ganzen zusammenzusetzen. Rot kariertes Büchlein. Beunruhigende Einträge. Ellis' strapazierte Seele, die vielen Schrammen und Ungerechtigkeiten. Der ständige Liebesentzug. Wie viel kann ein Kind ertragen?

Schwarzgrüne Fliegen umschwirrten bereits Eduards Köpfchen. Der Anblick raubte Teresa alles, und trotzdem konnte sie sich nicht abwenden. Hier fand die wahre Tragödie statt. Hier und nicht im Salon. Ellis' Vergehen dort war eine Lappalie. Diesen verdammten Uhren stand keine Aufmerksamkeit zu.

Teresa bereute all ihre Ungeduld, die sie Eduard gegenüber an den Tag gelegt hatte. Sein kurzes Leben hatte aus Schreien bestanden. Vielleicht hatte er geahnt, dass ihm wenig Zeit blieb, um viel zu bekommen. Sie machte sich Vorwürfe. Wie oft hatte sie ihn brüllen lassen! Wie oft hatte sie den Kleinen verflucht, ihn ausgeblendet! Teresas Vater verschaffte sich Gehör und schlug in die gleiche Kerbe: Da siehst du, was du angerichtet hast.

Aus unerfindlichen Gründen verfing sich Teresa nicht in den Schuldzuweisungen ihres Papás. Ihr Verstand spulte nötige Maßnahmen ab. Für Eduard kam jede Hilfe zu spät. Sie musste zu Ellis, bevor die Señora jedes Maß verlor. Zwei tote Kinder verkraftete kein Sommer.

Teresa kam auf die Füße und füllte das Haus mit Schreien. Sie brüllte Eduards Namen. Die Señora trat ihr mit hängenden Schultern entgegen. Ihre Mundwinkel zuckten, und die Augen erfassten Teresas blutige Hände. Offenbar versuchte sie, Teresas Gestammel Sinn zu verleihen, reimte sich etwas zusammen und stürzte in Richtung Terrasse. Teresa ließ sie ins offene Messer laufen. Ohne Vorwarnung. Ihre Sorge galt Ellis. Sie fand das Mädchen unter dem Tisch, inmitten der Scherben, mit einem ausgeschlagenen Zahn und zusammengerollt wie ein Embryo. Ungehalten und verletzt.

Draußen brüllte die Señora die Welt herbei. Scharf und schrill. Zwei Schlachtfelder. Eineinhalb tote und drei verzweifelte Seelen. Teresa blieb bei Ellis, umzingelte sie mit ihrem Körper, summte eine Melodie und strich ihr über den Rücken.

So wurden sie und Ellis gefunden. Von Polizei, Sanitätern,

Kommissaren, Hugo, der Señora und ihrem Mann. Das Kind hatte die Arme um Teresas Hals geschlungen und sich fest an sie geklammert. Kein Haar passte zwischen sie beide. Weil sanfter Zuspruch nichts bewirkte, wurde Ellis eine Spritze verpasst. Erst dann gelang es, das Mädchen von Teresa zu lösen.

Die Ermittler stellten Fragen. Die Erwachsenen versuchten zu antworten. Teresa blieb in vielen Punkten bei der Wahrheit und gestand auch das Verhältnis mit Hugo. Zu nichtig erschien ihr dieser Verstoß in Anbetracht der Umstände. Auf Nachfrage gab sie an, dass sie Ellis oben an Eduards Fenster gesehen hatte. Hugos Fotosession ließ Teresa unerwähnt. Nach den anderen Personen im Haus wurde sie nicht gefragt.

Als sie wieder halbwegs bei Verstand war, konnte sie sich beim besten Willen nicht erklären, wie die Kleine ihrem Bruder etwas angetan haben könnte. Nie hatte sie eine boshafte Rivalität von Ellis' Seite bemerkt. Abgesehen von der üblichen Konkurrenz zwischen Geschwistern. Ja, die Einträge im Tagebuch waren merkwürdig. Aber Ellis war nun einmal kein Nullachtfünfzehn-Kind. Teresa war sicher, dass die Polizei zum gleichen Ergebnis kommen würde. Es war Aufgabe der Kripo, solche Dinge zu klären.

Die Kommissare sprachen Ellis' Wunden an. Die blauen Flecken. Ihren fehlenden Schneidezahn und das geschwollene Augenlid. Die Señora hatte Erklärungen parat und argumentierte überzeugend. Trotzdem warfen die Antworten bei den Ermittlern weitere Fragen auf. Kann eine Neunjährige so etwas tun? Vorsätzlich? Aus Eifersucht? Aus Versehen?

Unterstützt von ihrem Mann, führte die Señora die Säureattacke ins Feld. In dieser Sache konnte Teresa Ellis nicht in Schutz nehmen, nichts anführen, was für das Kind sprach. Nach dem Eingeständnis ihrer Affäre mit Hugo schlug sie sich hierbei auf die Seite derer, die das Sagen im Haus hatten.

Die Münze in Eduards Mund verschlimmerte die Situation für Ellis. Sie erhärtete den Verdacht, dass das Mädchen etwas mit dem Tod ihres Bruders zu tun hatte. Jeder im Haus wusste, dass Ellis an den Obolus für die Fähre ins Totenreich geglaubt hatte. Ihr eigenes Goldstück hatte sie stolz herumgezeigt, nachdem der Nachbar es ihr geschenkt hatte.

Karlfried wurde gehört. Erleichtert registrierte Teresa, dass er eine Lanze für seinen Augenstern brach. Aber vermutlich schwächte das Gerede über den Fährmann, den Satan und Harpyien seine Position. Die Ermittler rümpften die Nase. Niemand schien Karlfrieds Ausführungen wirklich folgen zu wollen. Teresa beschloss, den Mund zu halten.

Die Señora und ihr Mann erwähnten Ellis' Mangel an Empathie und die fehlenden sozialen Bindungen. Der Hausarzt nickte ihre Behauptungen ab und stellte zusätzlich ernste psychische Probleme in den Raum. Teresa hielt sich weiterhin bedeckt, auch wenn sie die Ansichten des Arztes nicht teilte. Sündenbock, dachte sie. Schwarzes Schaf. Jede Familie hält sich eins.

»Das Kind ist ganz und gar nicht dumm.« Dieses kleine Plädoyer zu Ellis' Gunsten hielt Teresa dann doch.

»Das macht Ellis unter Umständen noch gefährlicher«, gab der Hausarzt zu bedenken und half dem Mädchen damit kein bisschen.

Teresa realisierte, dass ihr Widerspruch zu schwach ausfiel. Ein Dementi der Eltern blieb aus.

Als der Gärtner ins Fadenkreuz geriet, stellte sich Teresa demonstrativ vor Hugo und hoffte auf Pluspunkte. Genauso verhielt sie sich in Bezug auf die Señora. Ihre Angst vor Einsamkeit und Jobverlust bestimmte endgültig ihr Handeln. Wie Maschinengewehrsalven ratterten die Worte aus ihr heraus. Sie schwatzte, faselte und log. »Nein, Herr Kommissar, sonst habe ich an diesem Morgen niemanden gesehen.«

Weitere Nachfragen blieben merkwürdig halbherzig.

Ellis wurde am nächsten Tag weggebracht. Stillschweigend hatte Teresa einen Pakt mit der Señora geschlossen. Ihr war bewusst, wie tief sie fiel, aber sie durfte bleiben, führte den Haushalt und behielt ihre Privilegien.

***

Ellis hockt im Schneidersitz auf gestärkten Spannlaken, schließt die Augen und versucht, sich Mamis Duft ins Gedächtnis zu rufen. Die Erinnerung will sich nicht einstellen.

Auf der grünen Raufasertapete gegenüber haben Kinderhände mit Fingerfarben akkurate Blumen und Tiere hinterlassen. Wie einfallslos. Ellis kann sich weder für die lächerlich simplen Tulpen noch die Schmetterlinge oder Marienkäfer erwärmen. Der Lattenrost quietscht, wenn sie versucht, eine bequemere Position zu finden. Sie sitzt und starrt. Dabei lässt sie die Ohrmuschel nicht aus den Augen, die sich unter der Blumentapete deutlich wölbt. Das Ding fesselt ihre Aufmerksamkeit. Es hat überdimensionale Ausmaße. Elefantenkopfgröße. Und das ist noch untertrieben. Mit den Augen scannt Ellis die enormen Auffaltungen und Vertiefungen in der Wand, die in Spiralform verlaufen. Ein Ohrläppchen kann sie nicht ausmachen. Das ist sonderbar und gleichermaßen interessant.

Karlfried hat mit ihr über funktionslose Merkmale gesprochen. Dabei handelt es sich um Rückbildungen im Zuge der Evolution, hat er gesagt. In einigen Fällen bereiteten sie mehr Kummer als Nutzen.

Kompliziert hat das geklungen, aber am Ende verstand Ellis. Im Grunde ging es um Abfälle, Überbleibsel von Merkmalen, die ihre Nützlichkeit mit der Fortentwicklung des Menschen verloren haben. Weisheitszähne zum Bespiel oder der Blinddarm. Laut Karlfried gehören menschliche Ohrläppchen nicht zu dieser Gattung. Sie sind schlicht überflüssig, unbeweglich. Anders als bei Fledermäusen, Hasen und sonstigen Tieren.

Ellis bohrt in der Nase und streckt sich. Auch ein Kopf fehlt dieser merkwürdigen Wandohrmuschel, deshalb hält sie Ausschau nach Beinen und Fühlern. Bei Mücken, Heuschrecken und Fliegen sitzen die Ohren schließlich auch direkt an den Gliedmaßen. Ellis findet nichts dergleichen und fragt sich, warum sie dieses Gebilde in der Wand erst jetzt bemerkt hat. In den ersten Tagen ist es ihr überhaupt nicht aufgefallen.

Im Nachhinein bedauerlich. Denn dieses Ohrding verpetzt Geflüstertes brühwarm. Alles, wirklich jedes Wort, das Ellis von sich gibt, wenn sie allein im Zimmer ist, gibt das Dingsda weiter. Da macht es gemeinsame Sache mit Hugo und Mamis Uhren, denn die sind auch ganz groß im Verpetzen. Zur Probe hat Ellis heute die Wörter Hafersack, Igelhaischwanz und Karottenblut in den Raum posaunt. Prompt wurde sie von Männern und Frauen in gestärkten weißen Kitteln, die auf Ellis wie eine kleine Spargelarmee wirken, nach der Bedeutung genau dieser Begriffe gefragt. Ein klarer Beweis für die Schnatterhaftigkeit des Megaohrs.

Ihrer Freundin Dorothy wäre dieser Fehler nicht unterlaufen. Sie hätte das Monstrum auf der Stelle enttarnt. Aber Dorothy entpuppt sich als äußerst nachtragend. Sie ist und bleibt von der Bildfläche verschwunden. Ellis ruft nach ihr. Jeden Tag und auch in der Nacht. Leise, ohne die Lippen zu bewegen.

Einen Entschuldigungsbrief hat Ellis längst an Dorothy geschrieben, gleich nach ihrer Ankunft in der Kinderklinik. Sie hat ihn in den Kummerkasten geworfen, der auf dem Gang neben den Toiletten hängt. Ellis gefällt die Vorstellung, dass im Flur ein Kummerkasten hängt, den sie mit all ihrem Kummer füttern darf. Überall auf der Welt sollten solche Kisten hängen. Kummer gibt es schließlich haufenweise, so viel hat Ellis längst verstanden.

Sie verfasst fleißig Briefe. An Teresa. Mami. Vati und Dorothy. Zwei schickt sie Karlfried, der sie mit Sicherheit vermisst und mit Gott hadert, weil der Eduard in den Himmel geholt hat. Ellis macht sich richtige Sorgen um den Nachbarn, seufzt, denkt an Törtchen, Kekse, Schokoglasur und Vanilleeis. Zu blöd, dass sie hier erfolglos um solche Leckereien bittet. Kakao bekommt sie abends auch nicht. Stattdessen gibt es gesundes

Zeug wie Möhren mit Püree und zu jeder Mahlzeit Tee, der bitter schmeckt. Tabletten nimmt sie auch. Pillen mit rosa Zuckerguss. Wenn sie die schluckt, werden Beine, Arme und sogar die Gedanken müde.

Dorothy hätte Süßkram aufgetrieben. Bonbons oder wenigstens Mini-Konfekt. Ellis gesteht sich ein, dass sie ohne ihre Freundin ganz schön in der Tinte sitzt. Auch ihre Feinde sind nirgends zu bekommen. Ellis hat um ein paar Nüsse gebeten. Die wollte sie essen, damit ihre Eltern Angst bekommen. Sie würden sie »armer Liebling« nennen. Totgehen könnte sie, wenn die Familie nicht aufpasst. Genau wie Eduard. Aber daraus wird nichts. Weil diese verflixten Erdnüsse hier einfach nicht aufzutreiben sind.

Ellis grübelt darüber nach, warum sich die Fenster und Türen ihres Zimmers manchmal in Luft auflösen. Zeitweise ist es ihr tatsächlich unmöglich, den Raum zu verlassen. Ungeachtet dessen gelangen Eindringlinge auf ihre grasgrüne Fingerfarben-Blumenwiese. Mitglieder der Spargelarmee schneien herein, pflanzen sich auf die Stühle und reden und reden. Ihre Kittel weisen nicht die geringsten Falten auf. Manche besitzen alte Gesichter, obwohl sie junge Hände haben und Piercings. Dann gibt es welche in gestreiften Hemden, die Krawatten tragen wie Vati. Aber zu welcher Kategorie sie auch gehören, scheinen sie, anders als ihre Eltern, nie böse zu werden. Egal, ob Ellis schweigt, tobt oder ihnen verbotene Ausdrücke an den Kopf wirft. Im Gegenzug stellen sie Fragen. Jede Menge. Aber wenn Ellis etwas wissen will, weichen sie aus. Das nervt gehörig.

Jetzt hat sie ihren Mund abgeschlossen und den Schlüssel versteckt. Zwischen Matratze und Lattenrost. Nur für einen einzigen Schlipsträger holt sie den Mundschlüssel wieder hervor. Seine Zähne leuchten wie Alabaster. In so einem Weißton hatte Hugo vor ein paar Wochen die Doppelgarage gestrichen.

Dieser Doktor ist ein runzeliger Mann. Seine Falten ziehen sich in feinen Linien durchs Gesicht und erinnern Ellis an die Hautbemalung des Stammesführers der Maori. Karlfried hat ihr eine Postkarte mit dem Foto von Tukukino geschenkt, als sie noch klein war. Verblüffend, diese Ähnlichkeit. Zu gern hätte Ellis dem schlipstragenden Tukukino die Fotografie des Maori-Anführers gezeigt. Aber sie liegt in ihrer Geheimniskrämereikiste unter dem Bett. Zu Hause und unerreichbar.

Wenn dieser Arzt-Tukukino in ihr Zimmer kommt, schließt Ellis schnell ihren Mund auf. Er stellt Fragen, in der Regel aber nur wenige, und dann hört er wirklich richtig zu. Ganz ruhig wird sie, wenn Tukukino seine Hände auf ihre Finger legt. Sie fühlen sich an wie knorpellose Ohne-Haar-Kaninchen. Weich und warm.

»Mochtest du deinen Bruder?«, fragt er heute.

Eduard roch nach Bananen. Mamis Geruch will Ellis nicht einfallen.

»Ellis?«

»Eduards Kopf ist Matsche.«

»Und bevor sein Kopf Matsche wurde? Hattest du ihn lieb?«

»Mit seinem Geschrei ging er allen auf den Wecker.«

»Wem?«

»Na, allen eben!«

»Wer ist alle?«

»Mami. Vati. Teresa. Karlfried und Hugo.«

»Dorothy auch?«

»Klar.«

»Und dir?«

»Nein.«

»Sein Gebrüll hat dich gar nicht gestört?«

»Dorothy wollte ihn manchmal in den Hafersack stecken. Ich nicht!«

»Ach, Dorothy.«

»Ja, sie hat solche Ideen.«

»Wer hat deinem Bruder die Münze auf die Zunge gelegt?«

»Das war Dorothy.«

»Warum hat sie das getan?«

Ellis erklärt Tukukino die Sache mit dem Obolus ausführlich, allerdings wird sie den Verdacht nicht los, dass er das Ritual bereits kennt. Neulich hatte sie schon einmal das Gefühl. Da ist es um Karlfrieds Charon-Postkarte gegangen. Ellis hatte ihm keinesfalls verraten, dass sie dieses Bild besaß, und doch wusste Tukukino von seiner Existenz.

»Ist Dorothy jetzt bei dir?«

Ellis zieht die Schultern hoch und denkt an Kansas.

»Wo ist sie?«

Onkel Henry und Tante Emmy wohnen auf einer Farm und ziehen Küken groß.

Tukukino rückt seine Krawatte zurecht. »Ellis …?«

Sie kneift die Lippen fest aufeinander. Manchmal wird sie einfach bockig und kann nicht sagen, warum.

»Bist du sauer?«

Blechmann hat kein Herz. Und Mami auch nicht. Mit ihr sollte sich mal jemand unterhalten. Ellis schweigt gefühlte fünfzehn Stunden. Das sind neunhundert Minuten. Die Uhr konnte Ellis lesen, bevor sie in die Schule kam.

»Wir sehen uns morgen«, sagt Tukukino, wahrscheinlich merkt er, dass Ellis aus ihrer Bockigkeit nicht rausfindet. »Ich wünsche dir eine gute Nacht.«

Ein Schleier aus Blei liegt nun über Kansas und hebt sich nicht. Auf Tukukinos Stirn formieren sich Zickzacklinien, bevor er aufsteht und das Zimmer verlässt.

Ellis wartet noch einen Augenblick und springt erst vom Stuhl, als sie denkt, dass die Luft rein ist. Sie eilt in die kleine Puppenecke, deckt den Tisch mit Plastikgeschirr für zwei Personen und verteilt eingebildeten Kuchen auf Teller.

Zibet und Sandelholz. Süß und gleichzeitig ledrig-herb. Ja, so heißt Mamis Duft. Ellis strahlt über das ganze Gesicht und stellt einen dritten Teller auf den Tisch. Für Mami. Falls sie vorbeischaut.

»Wasch dir die Hände!«, sagt Ellis, dreht den Kopf und schenkt ihrem Bruder ein Lächeln. Sein Rotschopf lugt unter der Bettdecke hervor. Er sieht verkniffen drein.

»Mach schon, Eduard, sonst esse ich den ganzen Zitronenkuchen allein!«

Ellis beißt sich auf die Zunge und schielt zum Riesenohr. Mist. Warum kann sie ihre Klappe nicht halten! Sie ist eine unverbesserliche Schnatterliese. Dorothy hat sie deswegen des Öfteren getadelt und ihr scherzhaft vorgeschlagen, die Lippen mit Nähgarn zusammenzuziehen. Bisher hat sich Ellis gegen den Vorschlag gewehrt. Jetzt findet sie die Idee fabelhaft und nimmt sich fest vor, Tukukino nach Nadel und Faden zu fragen.

Teil 2

davor

Mutter und ich frühstücken neuerdings getrennt. Sie mag mein Gesicht morgens nicht mehr sehen, und ich kann es ihr nicht verübeln. Ich habe meinen Bruder getötet, hier, in diesem Haus, aus dem sie und ich nie ausgezogen sind. Manchmal, wenn Sonnenstrahlen durch die Zimmer tanzen und ich zur Ruhe komme, höre ich ihn schreien. Sein Geruch klebt an den Flimmerhärchen meiner Nase. Egal, wie oft ich sie mit Menthol spüle.

Mit den Jahren verblassen die Erinnerungen, die ich mir von Eduard bewahren wollte. Vater hat die meisten Baby-Alben mitgenommen, als er uns verließ. Meine Kindheitsfotos hat Mutter in eines der Herbstfeuer geworfen, die der Gärtner jedes Jahr auf unserem Grundstück entfacht hat. Damit gingen meine ersten Lebensjahre in Flammen auf, und nebenbei fraß das Feuer auch die letzten Porträts von Eduard. Geblieben sind mir nur die Bilder im Kopf und meine Gefühle. Ich habe Eduard geliebt, da bin ich sicher. Jedenfalls rede ich es mir ein. Ich kann mir nicht erklären, wie es zu der Tat kommen konnte. Mutter sagt, dass ich vorsätzlich gehandelt habe, und diese Behauptung ist nicht auf ihrem Mist gewachsen. Die Indizien sprechen eine deutliche Sprache.

Als ich volljährig wurde, hat Mutter mich gedrängt, Akteneinsicht bei der Staatsanwaltschaft zu beantragen. Sie hielt eine Konfrontation mit dem Sachverhalt für sinnvoll. Die in der Akte festgehaltenen Fakten sind *ein* Grund für meine schlaflosen Nächte. In Eduards Mund steckte eine Münze. An meinem Kleid und meinen Händen klebte sein Blut. Unser Kindermädchen hat mich kurz vor der Tat am Fenster stehen sehen, und die Ermittler haben ein Pippi-Langstrumpf-Buch neben meinem toten Bruder gefunden.

Die Protokolle haben mich so sehr erschüttert, dass ich mich außerstande fühlte, die umfassenden Polizeiakten zu lesen. Berichte des Jugendamtes konnte ich nur überfliegen. Sämtliche Sitzungen mit der Sozialarbeiterin, die mich als Kind zur Familiensituation befragte, hatte ich restlos aus meinem Bewusstsein gestrichen. Letzten Endes ist der Tathergang für mich unerheblich. Ebenso wie der Umstand, dass keine Anklage erhoben wurde, natürlich, ich war schließlich ein Kind.

Unumstritten ist, dass ich Eduards Tod zu verantworten habe. Auch wenn es nicht so deutlich in den Akten steht, habe ich die Schuldzuweisung zwischen den Zeilen registriert. Mir bleibt nichts anderes übrig, als mit der Bürde zu leben, auch wenn mir die Umstände schleierhaft erscheinen. Soweit ich mich erinnere, fühlte ich mich meinem Bruder nah, empfand Zuneigung für ihn, kraulte sein Köpfchen und zog ihm die Spieluhr auf. *Der Mond ist aufgegangen.* Unzählige Male. Oder nicht? Mutter erwähnt Eduard täglich und ruft mir damit ins Gedächtnis, wozu ich fähig bin.

Nach seinem Tod hat sie den Efeu von der Außenfassade entfernen lassen. Anfangs ist es mir schwergefallen, mich an den Freischnitt zu gewöhnen. Unser Haus wirkte beschädigt, das Gemäuer auf seltsame Weise nackt. Die Fenster seines Kinderzimmers wurden zugemauert. Farblich haben sich die Steine mit den Jahren in die Frontseite gefügt. Zeit ist ein Helfershelfer. Ein Fremder würde die verschlossenen Flächen kaum wahrnehmen. Wenn da nicht die Rahmen und die Fenstersimse wären, die der Maurer in der Hauswand belassen hat.

Für mich sind die verbauten Ziegel versteinerte rechteckige Gesichter mit ausgeblichenen Lamellenohren. In dem farblich nicht ganz passenden Putz erkenne ich Augen und Nasen. Mit den Fenstersimsen assoziiere ich Clownslippen, wulstig und breit. Sie lachen mich aus. Ich ignoriere die Mauergesichter, schleiche dem Haus meist mit gesenktem Blick entgegen und halte mir die Ohren zu.

Mutter nennt mich Brudermörderin. Vorzugsweise wenn

sie mir abends Kakao ans Klappbett stellt. Sie bezeichnet sich scherzhaft als meine Bewährungshelferin. Witzig ist das nicht. Wenn es nach Mutter geht, sitze ich lebenslang, mit anschließender Sicherungsverwahrung, auch wenn sie mir vehement widerspricht und behauptet, dass ich frei bin. Ich trage keine Fußfesseln, und es gibt kein verschlossenes Tor, das ich überwinden muss, da stimme ich Mutter zu. Mich halten unsichtbare Haken. Das ist irgendein psychologischer Mist. Ich will, nein, ich muss büßen. Außerdem ist Mutter im Alltag auf meine Unterstützung angewiesen. Sie braucht mich. Wie ich sie, denke ich. Sie hilft mir. Damit ich nicht vergesse, woran ich mich kaum erinnern kann.

Sie lehnt es inzwischen ab, mit mir zu frühstücken. Es grenzt an ein Wunder, dass sie dieses Ritual so viele Jahre durchgezogen hat, nach dem, was ich ihr angetan habe. Glutenfreie Brötchen backe ich ihr weiterhin. Sie mag sie frisch. In aller Herrgottsfrühe heize ich den Backofen vor und stelle einen Hefeteig aus Buchweizenmehl her. Ich ergänze ihn mit geschroteten Leinsamen, bevor ich die Semmeln forme und sie für zwanzig Minuten in den Ofen schiebe. Eine Fertigbackmischung würde mich entlasten. Für Mutter kommt das gar nicht in die Tüte. Sie ist der Meinung, dass solche Produkte nach Chemie schmecken, und ich pflichte ihr bei. Während die Brötchen backen, presse ich Orangen aus, schneide Obst, vermenge es mit Müsli und fülle alles in eine Tupperdose. Mutters Mittagessen. Ich koche Kaffee, brate Spiegeleier und hole das Backwerk aus der Röhre.

Während Mutter frühstückt, soll ich neuerdings das Feld räumen und ins Souterrain verschwinden. Ich rede mir den Kellerraum schön. In einer Gefängniszelle hätte ich mit Sicherheit weniger Luxus. Hier unten verfüge ich über ein eigenes Bad. Früher haben Hausangestellte das Apartment mit der angrenzenden Terrasse bewohnt. Objektiv gesehen habe ich das große Los gezogen. Immerhin gibt es Fenster und einen direkten Zugang auf das Grundstück. Sogar eine Pantryküche ist vorhanden, aber die darf ich nicht nutzen. Mutter möchte, dass ich unsere Abendessen weiterhin zubereite und wir sie gemeinsam einnehmen. Oben.

Ich verschwinde kurz im Uhrensalon und schalte die Beleuchtung der Exponate aus. Mutter hat simple Schaltkreise in manche Sammlerstücke eingebaut. Die Arbeit mit Batterieclips, Glühbirnenhalterungen und Schaltern beruhigt sie. Ich knipse die Lichter abends ein und morgens wieder aus. Danach krieche ich unter meine Bettdecke und komme erst in die Küche zurück, wenn Mutter das Haus längst verlassen hat. Eine halbe Stunde bin ich damit beschäftigt, Ordnung herzustellen. Mutters Krankheit schränkt ihre Bewegungsfähigkeit stark ein. Handgriffe, die mir leichtfallen, lösen bei ihr Schmerzen aus.

Von den Brötchen ist heute nur eins übrig. Mutter schmiert sich mehrere für den Tag, trotz Müsli und Tupperdosen. Als Firmenchefin könnte sie es sich leisten, in einem der umliegenden Restaurants essen zu gehen, aber sie hasst es, unnötig Geld auszugeben, und bezeichnet ihr Verhalten als bodenständig. Ich nenne es Geiz. Mutter rechnet mit spitzem Stift. Dabei hockt sie auf einem Vermögen, das Dagobert Duck vor Neid erblassen ließe.

Obwohl ich allein bin, setze ich mich mit dem Rücken zum Fenster, nachdem ich Wasser aufgesetzt habe. Ich verweigere mir den Blick in Mutters Garten, in dem mehrere Rasensprenger die Beete befeuchten. Das Frühjahr ist bisher erstaunlich regenarm.

Ich esse weich gekochte Eier, schiebe acht Biskuitröllchen hinterher, trinke kalte Milch und starre auf den Fotokalender. Schon als Eduard noch lebte, hing ein solcher Kalender immer an derselben Stelle. Dieses Exemplar ist ein Familien-Organizer mit Spalten für vier Personen. Platz für Aktivitäten, Geburtstagseinträge und bedeutsame Termine. Früher zierten Kinderfotos die Felder. Eduard und ich in Schneehosen. Unter dem Weihnachtsbaum. Ich mit Badeanzug im Swimmingpool.

Heileweltposen. Nach Eduards Tod klebt Mutter keine Bilder mehr ein. Ich wurde seither nie wieder fotografiert. Ab meinem neunten Geburtstag ist mein Leben fotografisch undokumentiert. Einen Kalender kauft Mutter nach wie vor jeden Dezember. Die Monat für Monat sahneweißen Flächen sollen mich konfrontieren.

Der Deckel des Kochtopfes wackelt unter dem Druck des sprudelnden Wassers und hüpft auf der Topfkante. Kondenswasser perlt von den Küchenkacheln. Ich habe vergessen, die Dunstabzugshaube einzuschalten, und fühle mich augenblicklich wie eine Schwerverbrecherin. Feuchte Kacheln sind Mutter ein Graus. Sie ist nicht gewillt, sie zu akzeptieren. Weder in der Küche noch im Badezimmer. Mutter besteht auf der Einhaltung unzähliger Regeln und rastet schon bei kleinen Verstößen aus.

Diese grässliche Angst robbt heran. Sie legt sich wie die Arme einer Schlingpflanze um meine Fußgelenke, klettert an den Waden aufwärts und schnürt mir die Brust ein. Ich kenne das Gefühl zur Genüge. Gleich werde ich mich minutenlang nicht bewegen können, dann arbeitet mein Hirn im Zeitlupentempo. Die Tabletten, die ich eigenmächtig abgesetzt habe, helfen, pushen und fördern meine Konzentrationsfähigkeit. Fatalerweise beleben sie leider auch meine Furcht. Es gibt viele Nächte, in denen mich Alpträume bedrängen. Die Panik findet mich. Mit und ohne Medikamente. Schlingpflanzen wickeln mich ein. Ich ergebe mich und falle in Starrheit. Die Erfahrung hat mich gelehrt, dass ich mit Akzeptanz gut fahre. Keine Belagerung bleibt ewig.

Noch fünf Minuten. Zwischen Ballettröckchen vibriert die Luft. Ich wickele Innenbänder um Füße und Knöchel, binde Schleifen und befestige Tutus an Trikots. Wie hübsch die Mädchen aussehen. Adrett und zart. Es erfüllt mich mit Freude, dass Eltern mir ihre Kleinen anvertrauen. Das konnte ich nicht erwarten, als ich die Ballettschule eröffnet habe. Jeder hier weiß, was ich meinem Bruder angetan habe.

Die Dunstwolke, die über der Garderobe schwebt, lässt sich definieren. Schminke, Haarspray, süßliches Parfüm und Schweiß. Einige Mädchen dehnen sich an der Stange, andere gehen Positionen durch. Die Choreographie sitzt. Daran muss ich glauben, um nicht zusammenzubrechen. Schnell ein paar Selfies. Die Kinder drücken ihre Pausbacken an meine Wangen. Ich sage »Cheese«, lächle breit und schieße ebenfalls Bilder für meine Facebook-Seite.

Noch vier Minuten. Äußerlich gelassen bewege ich mich durch die Umkleidekabine, streichle Köpfe, wische Rotznasen in Taschentücher, muntere auf, möchte mir letzte Ermahnungen verkneifen und schaffe es nicht. Meine Assistentin reicht mir Tee und pudert mir die Stirn. Ich schiele zu der kleinen Zuckerfee, knöpfe sie mir, gegen meinen Vorsatz, eindringlich vor. Unschuldiger Knopfaugenaufschlag. Kinder können mich um den Finger wickeln.

Zwei Minuten vor dem Auftritt riskiere ich einen Blick aus der Kulisse. Im Zuschauerraum fügen sich Menschen zu einer gesichtslosen Menge. Für einen Moment schließe ich die Augen. Ausverkauft. Das Wort klingt für mich wie ein Tusch. *Ich* bin Erfolg gewohnt. Fans reisen quer durchs Land, um mich tanzen zu sehen. Davon profitieren meine Schützlinge. Es fühlt sich gut an, so gönnerhaft zu sein.

Noch eine Minute bis zum Beginn von »Schwanensee«. Kindgerechte Inszenierung. Getanzt werden Auszüge aus einigen Akten. Den Siegfried mimt ein Mädchen. Es ist schwer, Jungen aufzutreiben. Vertreter der Presse haben mich interviewt. Die Berichterstattung wird uns hoffentlich niedliche Billy Elliots in die Tanzakademie schwemmen.

Noch dreißig Sekunden.

Ballerinas, deren Haare zu straffen Minidutts gebändigt wurden, wuseln auf die Bühne, nachdem sie sich dreimal über die Schultern gespuckt haben.

Toi. Toi. Toi.

Der samtschwere Vorhang hebt sich. Tschaikowski vom

Band. Mondlicht spiegelt sich im See, der aus einer riesigen Plastikplane besteht. Prinz Siegfried streift mit seiner Armbrust am Ufer entlang, beobachtet Schwäne, als ihn eine merkwürdige Melancholie einhüllt. Aus der Gruppe löst sich ein Schwan. Siegfried erfährt, dass das anmutige Tier eine Prinzessin ist, durch einen Zauber verdammt, ein Leben im Federkleid zu fristen. Der Prinz erliegt ihrer Grazie und gelobt ewige Liebe. Ein Schwur mit Folgen.

Ich klebe am seitlichen Bühnenrand. Meine Assistentin drückt meine Hand. Ihre Finger sind eiskalt. Die Arme ist aufgeregter als ich. Beim Kulissenwechsel leiten, lenken und kommandieren wir gemeinsam die Abläufe. Mir gelingen sogar Aufmunterungen. Ballett weitet mein Herz.

Beim nächsten Akt erklingt das berühmte Glockenspiel, zu dem die Zuckerfee ihr Solo tanzt. Sie ist die Zweitbesetzung. Die eigentliche Ballerina kämpft gegen Windpocken. Ich schaue genau und notiere diverse Ansatzpunkte für Nachbesserungen. Kein Patzer entgeht mir. Kritisch beäuge ich das Geschehen bis zum Schluss. Ich fiebere bei jeder Position mit und vergesse an manchen Stellen fast zu atmen. Es läuft einfach nicht rund mit diesem Kind.

Am Ende gibt es höflichen Applaus. Begeisterung klingt anders. Ich höre den Unterschied, bin Fachfrau für Nuancen und immer noch sehr enttäuscht von der Leistung der Ersatzzuckerfee, als mich Prinz und Schwanenprinzessin ins Rampenlicht zerren.

Ich ziere mich pflichtbewusst und bitte die Assistentin auf die Bühne. Sie schwebt herbei, küsst mich auf die Wangen und lächelt. Ich verbeuge mich graziös bis zu den Fußfesseln. Klatsche dem Publikum andeutungsweise entgegen, schüttele bescheiden den Kopf und deute auf meine süßen Tänzerinnen.

Ein Teil des Publikums bewegt sich bereits in Richtung Ausgang. Die Kleinen sind ungeduldig und fegen von der Bühne. Ich bleibe, stehe kerzengerade mit erhobenem Haupt im Scheinwerferlicht. Grundposition. Mit beiden Füßen fest auf den Brettern, das Gewicht gleichmäßig verteilt. Ich höre den Applaus, der jetzt noch einmal aufbrandet und mich ins Palais Garnier trägt. Ich bin zwölf Jahre alt, gehöre zum Ballett-Nachwuchs des Ballet de l'Opéra de Paris und habe gerade das Defilee eröffnet. Das Publikum tobt, trampelt mit den Füßen und klingt wie eine Horde wilder Pferde, die über eine Holzbrücke galoppiert. Ich berausche mich an den Jubelrufen. Die mir gelten. Mir allein. Lohn für Schweiß und viele Tränen. Ich verbeuge mich vor der versierten Masse, knickse und inhaliere den Balsam für meine geschundenen Füße, die schmerzenden Knochen und meine Seele.

Ich bin entrückt und merke nicht, dass sich Bühne und Zuschauerraum geleert haben. Meine Assistentin hat damit begonnen, die Schwäne abzuschminken. Nacheinander fallen sie stolzen Müttern in die Arme und werden von ihnen zu den Autos geleitet, in denen die Väter warten. Wenn möglich, drücke ich mich vor diesem Teil des Abends. Familienidyllen gehe ich aus dem Weg, verneige mich stattdessen weiter, bis der Techniker das Licht im Saal einschaltet und mir meine Assistentin eine Abschiedsfloskel zuruft. Erst jetzt registriere ich die leer gefegten Ränge und die Stille. Mein Kiefer krampft, und die Herzschläge schwingen sich auf zu einem unrhythmischen Wirbel. Das erschwert mir den Abgang.

Ich verdanke es meiner Körperbeherrschung, dass ich mich von der Bühne bewegen kann, ohne zu stolpern. Im Augenwinkel nehme ich eine Gestalt wahr, oben in der letzten Reihe. Einsam und verlassen sitzt dort die einzige Person, die mir wirklich etwas bedeutet. Er ist tatsächlich gekommen.

Ich scrolle durch meine Facebook-Chronik. Like Beiträge. Versende Geburtstagsgrüße, poste Fotos meiner Ballerinas und präsentiere Marvin erstmalig der Öffentlichkeit. Leider haben wir uns nach der »Schwanensee«-Aufführung nicht mehr gesehen. Als ich aus der Garderobe kam, war er verschwunden. Ich lasse mir die Enttäuschung darüber nicht anmerken. Marvin hat Verpflichtungen. Er ist einer dieser gestressten Menschen, die keine Ruhe suchen und sie deshalb nicht finden. Immerhin ist er zur Aufführung in die Akademie gekommen. Im Gegensatz zu Mutter, die noch nie eine Vorstellung besucht hat. Auf Marvin kann ich mich eben verlassen. Das ist alles, was zählt. Er hat sich heute noch nicht gemeldet.

Draußen türmen sich Cumulonimbus-Wolken auf. Für den Abend sind Gewitter mit wolkenbruchartigen Regenfällen vorhergesagt.

Misstrauen und Zweifel flankieren mich. Sie sind meine persönlichen Bodyguards. In Liebesangelegenheiten bin ich leicht zu verunsichern. Um mir eine Freude zu machen, poste ich das Selfie, auf dem Marvin und ich gemeinsam im Licht der Straßenlaternen auf der Pont de l'Archevêché in Paris stehen. Ich ändere meinen Beziehungsstatus von »Single« in »Verlobt«. Das ist geflunkert.

Träume sind Schäume. Na und?

Ich steige die Treppe zum Erdgeschoss hinauf. Mutter hat zum Essen gerufen und bittet mich erfahrungsgemäß nicht zweimal. Sie hat alle Rollläden heruntergelassen. Fünf Einhundertachtzig-Watt-Glühbirnen baumeln von der Decke über dem Massivholztisch und erzeugen kaltes Licht, das mein Profil hart an die Wand wirft. Geschirr klappert. Mutter arbeitet in der Küche. Ich durchschaue ihre Taktik. Sang- und klanglos geht bei ihr nicht. Sang- und klanglos erreicht sie ihr Publikum nicht. Sie ist bedürftig. In vielen Dingen. Ihre Glasknochenkrankheit ist eine echte Last. Heute werde ich versuchen, sie aufzuheitern.

Vier Billys sind am Mittag in der Akademie aufgetaucht, und damit war die Berichterstattung der Presse über mein Kinderensemble erfolgreich. Die Story des schmächtigen Billy Elliot, der sich gegen den Willen des Vaters fürs Tanzen begeistert und den Boxunterricht schwänzt, gehört zu meinen Lieblingsfilmen. Ich habe lange darauf gewartet, dass mir so ein Rohdiamant in die Arme läuft. Und tatsächlich, zwei Jungen erfüllen die Kriterien. *Pliés. Pirouettes en dedans. En opposition.* Alles tadellos. Ein Billy hat mich besonders überzeugt. Der Rotschopf tanzte barfuß und war eins mit der Stange. Lehrbuchmäßig. Schulterklopfen, auch von den Mädchen. Sie werden den Prinzen in ihre Mitte lassen. Seine Fotos werden meine Facebook-Chronik aufpeppen.

Auch meine Assistentin war aus dem Häuschen und wurde nicht müde zu betonen, wie gern sie mit mir zusammenarbeitet und dass ich die beste Chefin bin, die sie je hatte. Egal, wie die Nörgeleien der Eltern ausarten, egal, ob das Publikum unsere Arbeit zu schätzen weiß. Ich mag sie unheimlich gern, sie ist ein echter Goldschatz. Ich brenne darauf, Mutter von Billy zu erzählen. Hoffentlich ergibt sich eine Gelegenheit.

Mutter hat ausnahmsweise gekocht. Sie tischt Hackfleisch mit Reis und Kichererbsenpüree auf. Ich rümpfe die Nase. Kichererbsen habe ich noch nie gegessen.

»Das Püree hat Arnaud gemacht«, sagt Mutter und gibt auffällig viel auf meinen Teller. »Er holt seinen Wagen aus der Inspektion und isst nicht mit uns.«

Das entspannt mich. Mutter und ihr Freund bilden ständig eine Einheit gegen mich. Seine Abwesenheit verdoppelt aber keinesfalls die Chance auf ein ungezwungenes Abendessen. Ich stürze mich auf das Fleisch und den Reis. Arnauds Kichererbsen lasse ich links liegen.

Mutter stochert im Hackfleisch, gibt sich einsilbig und verbreitet schlechte Laune. Karlfried behauptet, dass sie immer so war. Ich widerspreche ihm. Mutter hat sich verändert. Früher brachten sie Geräusche um den Verstand. Mittlerweile hat sich ihre Acousticophobie relativiert. Humor hat sie auch. Es gibt durchaus Situationen, in denen Mutter und ich gemeinsam lachen.

»Für Samstag habe ich fünfzig Gäste geladen«, sagt Mutter. »Die Catering-Leute kommen um sechzehn Uhr.«

Einmal im Jahr lädt sie Anwälte und Führungskräfte ihrer Firma zu einem privaten Empfang. Mutter bildet sich einiges darauf ein, die Erbin eines Backwaren-Imperiums zu sein. Sie spielt dann Gastgeberin und verkündet, wer sich den Sonderbonus verdient hat. Mutter hält den größten Teil der Firmenaktien und kümmert sich ums Geschäft, trotz gesundheitlicher Einschränkungen. Eine Reinigungskraft für die Villa beschäftigt sie seit Jahren nicht mehr. Fremde im Privathaushalt sind ihr inzwischen ein Gräuel. Zu feierlichen Anlässen engagiert sie Catering-Firmen und Servicepersonal. Für die Putzarbeiten im Vorfeld bin ich zuständig. Böden schrubben. Fenster streifenfrei putzen. Silber polieren. Reine Schikane. Meine Buße hat viele Gesichter.

»Es ist unumgänglich, dass du an dem Tag in aller Frühe beginnst«, sagt Mutter. »Und komm mir ja nicht mit faulen Ausreden. Ich werde dir weder Übelkeit noch Migräne, Blinddarmschmerzen oder Ähnliches durchgehen lassen.«

Ich hasse Mutters Firmenpartys, irgendwie habe ich alles, was damit zusammenhängt, in schlechter Erinnerung. Und trotzdem gelingt mir ein Lächeln. Es bringt nichts, wenn ich eine Diskussion anzettele. Bei Auseinandersetzungen ziehe ich den Kürzeren. Mein Blick bleibt an Mutters geometrischem Pagenkopf hängen. Jeden Morgen sprayt und föhnt sie ihre Frisur so lange, bis sie makellos sitzt, angegossen wie ein Stahlhelm.

Ich platze beinahe vor Mitteilungsbedürfnis, möchte endlich mit Billy auftrumpfen. Der Junge ist ein Geschenk des Himmels. Ich lege mir die Worte im Geist zurecht und suche nach einem guten Einstieg. Mutter schätzt es nicht, wenn ich konfus erzähle, und von meiner Arbeit möchte sie am liebsten nichts hören. Sie wäre selbst gern Ballerina geworden. Ich gebe mir einen Ruck.

»Ich hatte einen grandiosen Tag in der Akademie –«

»Hast du meine Röcke aus der Reinigung abgeholt?«, fällt sie mir ins Wort und zieht die rechte Braue nach oben, ein untrügliches Zeichen für ihren Unmut.

Ich habe den Reinigungsauftrag an meine Assistentin delegiert und Mutters Kleidungsstücke dummerweise in der Garderobe hängen lassen. Für Vergesslichkeit hat sie kein Verständnis, da ist es klüger, den Mund zu halten. Ich begebe mich in Habachtstellung und trete den Rückzug an. Billy muss warten. Spielsteine aufgeben. Im Schach kann es ein kluger Zug sein, wenn man eine Figur zugunsten anderer opfert.

»Du wirst das Haus auf Hochglanz putzen und selbstständig arbeiten«, fängt sie wieder an. »Ich möchte nichts mit den Vorbereitungen zu tun haben. Und entferne die Streifen auf den Fenstern im Wohnzimmer. Wie oft muss ich dir eigentlich noch zeigen, wie richtig geputzt wird?«

Ich niese mich in einen Anfall.

»Arnaud zieht ein«, sagt Mutter tonlos, als ich mich beruhigt habe.

Ich lege die Gabel neben den Teller. Meine Handflächen suchen die Oberschenkel. Mit den Fingernägeln kratze ich über den Stoff der Leggings. Regen prasselt gegen die heruntergelassenen Rollläden. Donner rollt entfernt. Ich nehme Mutter in den Blick und frage mich, was sie dazu befähigt, so ruhig zu bleiben. Das Thema Arnaud birgt tonnenweise Sprengstoff.

»Wird sein Sohn auch bei uns wohnen?«, frage ich, obwohl ich die Antwort nicht hören will, nehme die Gabel in die rechte Hand und bohre mir die Zinken in den linken Handrücken. Die vier Schmerzpunkte empfinde ich als angenehm. Mutter verzieht den Mund. Ihre Unterlippe zuckt. Herztrommelfeuer. Ich presse Unter- und Oberkiefer aufeinander und drücke die Gabelspitzen noch fester in meine Haut. Mutter und ich belauern uns gegenseitig. Wo Schweigen ist, brodelt der Grund, sagt Karlfried.

»Ich möchte, dass du Platz machst«, fährt sie fort, »dein Zimmer räumst, für meine Uhren. Wenn Arnaud einzieht, brauchen wir den Salon.«

Das kann nicht wahr sein.

»Wo soll ich denn –«

»Lass das meine Sorge sein.«

Ich kenne Mutters Tonfälle und höre, dass sie um Beherrschung ringt. Mutter hat sich weiß Gott nicht immer im Griff. Ich bin gewappnet, was sie angeht, und dennoch kann sie mich eiskalt erwischen.

Mein Blick fällt zu Boden. Der Teppich ist durchgeschnitten. Genau in der Mitte. Zwei Tischbeine stehen auf Holz und die anderen auf weichem Bodenbelag. Die Kanten der Schnittstelle sind ausgefranst, eine unsaubere Arbeit, als hätte jemand mit einer Heckenschere gewerkelt. Mir fällt auf, dass drei der sechs Stühle am Tisch verschwunden sind. Über dem rechten Fenster im Esszimmer fehlt die Gardinenstange. Auch die Uhr, die im Fünfzehn-Minuten-Takt immer mit tiefem Gong schlägt, hängt nicht neben dem Büfett. Sie hat einen Umriss zurückgelassen, eine vage Silhouette. Wie einen Gruß, ein letztes Winken.

Ich betrachte die Druckstellen auf meiner Haut, die ich mit den Gabelzinken verursache, und spüre ebenso Schmerz in den Schläfen. Also befinden sich Körper und Geist am selben Ort. Beruhigend ist diese Feststellung nicht. Ich will Mutter auf den durchgeschnittenen Teppich hinweisen.

»Du räumst dein Zimmer, sobald die Firmenparty vorbei ist«, befiehlt sie, ohne mich anzusehen, faltet die Hände wie zum Gebet und stützt die Ellenbogen auf die Tischplatte.

Ich werde meine Höhle verlieren. Meinen Rückzugsort. Ein Pfeifton belagert meine Ohren. Zwei Gabelzinken haben die Haut meines Handrückens durchstoßen. Ich lecke das Blut unauffällig ab, nehme dann endlich einen Löffel und schiebe mir das Kichererbsenpüree in den Mund. Sofort empfinde ich ein Kribbeln. Die Zunge schwillt an. Langsam, nicht so rasch wie bei Erdnüssen. Mutter scheint nichts zu bemerken. Sie gibt mir Anweisungen und erklärt, wie mein Auszug abzulaufen hat. Meine Zunge ist wie aufgeblasen und schwer.

Donner kracht in unmittelbarer Nähe. Die Druckwelle lässt die Jalousien zittern.

Ich entdecke Eduard. Mein Bruder schwebt wie ein Gasluftballon über dem Tisch. Das Gesichtchen ist zerschmettert.

Die Füße sind rosig. Eine seltsame Ruhe macht sich breit. Ich bekomme zu wenig Luft. Eduard riecht nach Bananenbrei und Babypuder. Mausetoter Eduard.

So etwas hört nie auf.

da nach

Sie fühlt sich wie ein Berg, eine massige Erhebung, die aus unerforschten Gebieten besteht. Das gilt vor allem für die Gegend unterhalb des Bauchnabels. Forscher bezeichnen Landschaften, die noch kein Mensch betreten hat, als weiße Flecken. Dazu gehören Teile der Antarktis, Gebiete der Regenwälder am Amazonas oder auch Meerestiefen. Diesen Begriff kann sie auf sich anwenden, nicht nur untenherum. Er betrifft ebenso ihren Rücken, Po und die Rückseite ihrer Schenkel.

Spiegel hat sie aus ihrer Umgebung verbannt. Sie duldet nur eine kleine Schminkhilfe in der Nähe, die den Durchmesser einer Espressotasse hat. Damit lässt sich kaum ein Blick auf unzugängliche Ebenen werfen. Ihr Freund möchte sie gern anfassen. Bei den wenigen Körperkontakten, zu denen es bisher kam, hat sie leichte Ausschläge davongetragen, Symptome, die sie sonst nur von Kontakten mit Styropor kennt. Erfreulicherweise bedrängt ihr Freund sie nicht. Er ahnt nicht, dass sie sich wie Brachland vorkommt, eine Fremde ist im eigenen Terrain, dessen Hügel, Täler, Falten und Risse ständig in Bewegung sind. Eine Masse, die sich hebt, senkt und übereinanderschiebt wie tektonische Platten.

Überhaupt ist ihr Freund ahnungslos. Für sie selbst ist die Sache mit ihm purer Eigennutz. Jeder Blick, jedes Wort und jede Handlung, die mit ihm im Zusammenhang steht, ist Berechnung. Manchmal schämt sie sich deswegen. In der Regel ignoriert sie aufkommende Gewissensbisse aber, genau wie ihren Körper, den sie größtenteils sich selbst überlässt. Teils notgedrungen. Teils bewusst. Sie fühlt sich einfach besser, seit sie entschieden hat, ihn nicht regieren zu wollen. Schadensbegrenzung ist das Einzige, wozu sie sich aufraffen kann. Sie cremt wunde Stellen und pflegt die Haut. An diesem Morgen doktert sie herum, probiert eine neue Kortisonsalbe aus und hofft, dass sie den Juckreiz in den Kniekehlen damit loswird.

Bevor sie aus der Tür geht, isst sie Cornflakes und eine Schale Vanillepudding. Parallel sammelt sie alle Fliegenfallen ein. Die verflixten Viecher vermehren sich rapide. Sie muss dem ein Ende machen, steckt die Fallen in einen Beutel und verlässt endgültig die Wohnung.

Die Siedlung liegt unter einem Grauschleier. Regenwasser strömt in Gullys. In der Nacht muss es wie aus Kübeln geschüttet haben. Der einzige Mensch, den sie sieht, ist ein Mädchen. Sie übt Rolle vorwärts an einer rostigen Kletterstange. Es ist Samstag, ungemütlich und nicht einmal acht Uhr. Hätte sie eine Tochter, würde sie um die Uhrzeit mit ihr unter der Bettdecke kuscheln.

Das Kind trägt sonnengelbe Gummistiefel, auf denen Krümelmonster abgebildet sind, die sich Kekse in den Mund stopfen. Sie zwingt sich, den Blick abzuwenden. Die Kleine hat die Roll-Übung unterbrochen, steht still und mustert sie unverhohlen. Darüber ist sie sich im Klaren, und auch als sie den Fratz im Rücken hat, empfindet sie die Blicke des Mädchens wie Feuerstrahlen im Kreuz. Es juckt sie nicht weiter. Angeglotzt wird sie, solange sie denken kann.

da vor

Das Nachbarhaus ist ein typischer Fünfziger-Jahre-Bau. Schmucklos steht es im Zentrum des Gartens, der von einem Jägerzaun begrenzt wird. Karlfried wartet im Schaukelstuhl. Er sitzt im Wintergarten. Der Anbau erstreckt sich über die gesamte Westseite. Dreifachverglaste Fenster schlucken den Lärm der Autos. Tagsüber rasen sie im Minutentakt am Grundstück vorbei. Auf die Verkehrsberuhigung der Siedlung warten die Anwohner seit Jahren.

Der Wintergarten ist Karlfrieds Lieblingsplatz. Bohlen ächzen, sobald ich die Stufen hinaufkomme. Zur Begrüßung lege ich meine Hände auf seine knochigen Finger, die auf einer Wolldecke ruhen. Über Nacht ist es deutlich abgekühlt. Mir fallen die Schmutzränder unter Karlfrieds Nägeln auf und die Überbleibsel einer schlampigen Rasur an den Wangen. Seine Frau umsorgt ihn, soweit sie dazu in der Lage ist. Durch ihre Alterssichtigkeit stößt sie an Grenzen. Mit und ohne Brille.

Donnerstags versuche ich, den Karlfried von einst in seinem jetzigen Erscheinungsbild zu finden. Er schrumpft. Von Woche zu Woche. Runzeln und Gabelungen durchziehen sein Gesicht und erinnern mich an verwelkte Wirsingblätter. Der Bart ist jetzt schlohweiß, die Lippen rissig. Vergangen ist die Zeit, in der er sich die altmodische Jeans über den Bierbauch zog und einen Kittel über Hemden streifte, wenn er im Schuppen arbeitete. Früher ist er mir alterslos vorgekommen, trotz ergrautem Oberlippenbart und aus der Mode gekommener Hornbrille.

Als junger Mann ist Karlfried mit seiner Frau um den Globus getrottet. Borneo, Papua-Neuguinea, Afrika. Alle möglichen Krankheiten hätte er sich holen können. Aber ihn hat eine heimische Zecke erwischt. Monatelang hat er Beschwerden ausgehalten, die irrtümlich als grippaler Infekt diagnostiziert wurden. Störungen des Tastsinns, Herzrasen und Sehprobleme tat Karlfried als Kinkerlitzchen ab. Erst eine schwammige Artikulierung und Lähmungserscheinungen im Gesicht rüttelten seine Frau wach. Der Notarzt verfrachtete Karlfried ins Krankenhaus. Gehirn-Rückenmark-Flüssigkeits-Untersuchung. Der Liquor wies eine Entzündung auf. Verschleppte Borreliose. Immerhin reagierte sein Körper auf die Antibiotika. Es gelang den Ärzten, seinen Allgemeinzustand zu stabilisieren. Einmal in der Woche versuche ich, ihn aufzuheitern, bevor ich in die Akademie gehe.

»Heute siehst du wirklich gut aus«, lüge ich ihm ins Gesicht.

Er durchschaut mich. »Rede keinen Unsinn! Ich stehe eindeutig an der Schwelle zur Anderswelt.«

Karlfried gefallen die Kelten, die weder einen Gut-Böse-Dualismus noch ein Totengericht kannten. Sie bezeichneten das Jenseits als Anderswelt. Ein Ort, der auf Inseln, Hügeln oder dem Grund des Meeres zu finden war, angenehme Plätze ohne Schuld, Strafe, Ächtung und Qualen. Nach keltischer Vorstellung gibt es Schwellenzeiten, in denen Begegnungen zwischen dem Diesseits und Jenseits möglich sind. Ich persönlich bezeichne die Toten, die sich mit Lebenden treffen, als Zaunreiter. Eigentlich denke ich bei Schwellenbegegnung an das Übergangsstadium vom Entwicklungsland zur Industrienation. Karlfrieds Interesse an den Kelten teile ich allerdings in Bezug auf das fehlende Totengericht. Als Brudermörderin klammere ich mich an jede Hoffnung.

Ich ziehe einen Rattanstuhl heran und blicke auf die Tannenreihe, die den Vorgarten zur Straße hin säumt. Ein Jägerzaun markiert die Grenzen des Grundstücks zu allen Seiten. Unser Anwesen begrenzt eine Hecke, die Mutter nur einmal im Jahr schneiden lässt. Die spinatgrüne Tür, durch die ich schon als Kind in Karlfrieds Welt gelangte, ist so gut wie zugewachsen.

Bei meinen Donnerstagsbesuchen blättere ich für Karlfried Zeitungen durch. Ich hätte es leichter gefunden, die Onlineversionen von meinem Laptop abzulesen, anstatt mich mit unhandlichen Printausgaben herumzuärgern. Aber er mag das Knistern und den Duft der Tageszeitung.

Karlfrieds Frau poltert in den Wintergarten. Sie wandelt sich im Alter von hager zu rund. In der Relation scheint sie das Gewicht, das Karlfried verliert, zuzulegen. Früher hat sie sich fit gehalten und übertrieben auf Ernährung geachtet. Bis zur Pensionierung arbeitete sie als Chefsekretärin einer großen Bank. Als Kind habe ich mich immer vor ihr gefürchtet.

Sie nickt mir flüchtig zu, stellt einen Sandkuchen und die Kaffeekanne ab. Weißen Zucker hat sie aus ihrem Haus verbannt. Das Dreckszeug ist in ihren Augen giftig und verantwortlich für Alzheimer, Krebs und sämtliche Kriege. Aus irgendeinem Grund habe ich ihre Aversion immer als Kampfansage gegen meine Eltern verstanden und auch als einen Seitenhieb gegen mich. Karlfried und ich mögen Kaffee am liebsten süß und haben eine heimliche Lösung für dieses Problem gefunden.

Mir gegenüber gibt sich Karlfrieds Frau zugeknöpft. Das darfst du nicht persönlich nehmen, sagt er. Meine Donnerstagsbesuche verschaffen seiner Frau Freiräume, die sie zum Einkaufen, für einen Besuch beim Frisör oder für Bankgeschäfte nutzt. Sie schnuppert immer noch gern den Geruch der Finanzwelt, meint Karlfried.

»Bis später«, sagt sie und schiebt ihre Brille auf die Nasenwurzel. Durch die Alterssichtigkeit wirken ihre Augen klein wie Apfelkerne. Sie drückt Karlfried einen Kuss auf die Stirn und verschwindet.

Ich drehe mich sitzend zur Seite, hole einen losen Backstein aus dem Mauerwerk und ziehe kleine Zuckertütchen hervor, die ich in Fast-Food-Ketten mitgehen lasse. Es gibt drei weitere Verstecke auf diesem Grundstück. Karlfried und ich denken gar nicht daran, unser Dasein ungesüßt zu fristen, und ich versorge uns mit Nachschub. Wir lächeln verschwörerisch, als der Inhalt der Tütchen in unsere Tassen rieselt.

Ich bediene mich am Kuchen, lese Karlfried einen Bericht

über einen Weltraumrobotor vor, der dummerweise im Schatten eines etwa vierzig Meter hohen Materieklumpens auf einem Kometen gelandet ist. Weshalb ihn seine Solarzellen nicht mit genügend Energie speisen konnten, verstehe ich nicht. Ich muss mich mehrmals räuspern. Lautes, anhaltendes Sprechen empfinde ich als Tortur. Ich kämpfe gegen meine Kurzatmigkeit. Als ich den Bericht endlich zu Ende gelesen habe, schaue ich über den Zeitungsrand.

»Geht es dir wieder gut?«, fragt Karlfried. »Deine Augen sind gerötet.«

Mein letzter anaphylaktischer Schock hat sich also bis zu ihm herumgesprochen.

»Ich war nur kurz im Krankenhaus«, entgegne ich. »Die Symptome sind so gut wie verschwunden, nur meine Augenlider jucken immer noch.«

»Meine Frau sagt, dass Kichererbsen schuld waren. Menschen, die eine Erdnussallergie haben, leiden häufig unter Kreuzallergien, das müsste dir eigentlich bekannt sein. Hülsenfrüchte zählen definitiv dazu, das weiß nun wirklich jedes Kind!«

Dass ich keine Hülsenfrüchte vertrage, ist für mich neu. Zu meiner Überraschung verteidige ich Mutter und sogar Arnaud.

»Davon abgesehen bist du drei Wochen nicht hier aufgetaucht«, mault Karlfried.

Der Unterton entgeht mir nicht. Aber den Vorwurf kann ich nicht nachvollziehen. Ich glaube, Karlfried leidet unter beginnender Demenz, und fürchte mich davor, dass Wortfindungsstörungen und Vergesslichkeit bald zu seinem Wesen gehören. Wenn ich netdoktor.de glauben darf, geht die Erkrankung oft mit Wutanfällen einher. Das würde ich ihm und mir gern ersparen. Einen zornigen Karlfried könnte ich schlecht ertragen.

»Um unseren Computer wolltest du dich kümmern«, sagt er. »Wir können ihn seit Ewigkeiten nicht benutzen.«

Ich kratze über den Stoff meiner Leggings. Eine blöde Angewohnheit. Alle meine Hosen sind an den Oberschenkeln verschlissen.

Karlfried zieht die Wolldecke bis zur Brust. »Wenn du keine Zeit hast, deine Versprechen einzuhalten, frage ich meinen Sohn.«

Der Satz kränkt mich. Ich bin ein zuverlässiger Mensch, besonders wenn es um Karlfried geht. Von seinem Computerproblem höre ich heute zum ersten Mal. Sonst hätte ich mich längst gekümmert. So etwas ist für mich ein Kinderspiel. Der Sandkuchen knirscht zwischen meinen Zähnen.

»Ich will dir keine Vorhaltungen machen«, fängt er wieder an. »Aber ich sorge mich wirklich um dich, seitdem du deinen Job verloren hast.« Er zieht den Kopf ein, als erwarte er einen Angriff.

Ich weiß nicht, wovon er spricht. Karlfrieds Sohn ist ohne Job. Aus irgendeinem Grund enden seine Arbeitsverhältnisse meist in der Probezeit. Seine Tochter ist der Liebe wegen nach Kanada ausgewandert, als ich zwölf Jahre alt war. Ich kann mich kaum an sie erinnern. Ich glaube, sie ist geschieden und arbeitet als Übersetzerin in einem Verlag in Ottawa. Gegenseitige Besuche haben Seltenheitswert. Aber wie in Gottes Namen kommt er auf die Idee, dass ich keinen Job mehr habe? Kürzlich ist mir schon aufgefallen, dass Karlfried beginnt, Dinge durcheinanderzuwerfen. Er stellt Zusammenhänge zwischen Gegebenheiten her, die jede für sich existieren, aber auf verschiedenen Bahnen kreisen.

Ich falte die Zeitung, erzähle von der Aufführung des Kinderensembles, den Problemen mit meiner Zuckerfee und schwärme von Billy. Leider hat Karlfried genauso wenig für die Tanzerei übrig wie Mutter. Ihr Desinteresse leuchtet mir ein, aus ihr spricht der Neid. Karlfrieds Aversion ist mir dagegen unbegreiflich. Von Anfang an war ihm das Thema irgendwie lästig.

Ich schaue ihn an. Er sitzt versunken, und ich frage mich, wohin seine Gedanken geflogen sind, beginne, mich über die Firmenparty und die Arbeit, die mir Mutter in diesem Zusammenhang aufbrummt, zu beschweren.

Karlfried ist jetzt wieder hellwach und empört sich, wie jedes

Jahr, wenn diese Feier naht. Dass ich mein Zimmer räumen soll, erwähne ich nicht. Mutter hat mir schon so oft mit irgendeinem Mist gedroht. Bisher meist ohne Konsequenzen. Er bietet mir das nächste Kuchenstück an. Ich lehne ab, schaffe es in Gesellschaft fast immer, mich zusammenzureißen.

Ich erzähle von Marvin, und Karlfried fängt an, nervös über die Decke zu streichen. Zweimal fällt er mir ins Wort. Aber ich will mich nicht stoppen lassen. Marvin ist mein Lieblingsthema.

»Du nimmst doch weiter deine Tabletten?«, fragt Karlfried.

»Natürlich.«

Ich weiche seinem Blick aus. Eigentlich soll ich Sulpirid einnehmen, aber die Nebenwirkungen sind extrem. Ich leide unter Schlafstörungen, Stimmungsschwankungen und einer leichten, aber lästigen Form von Inkontinenz. Deshalb habe ich das Antidepressivum stufenweise abgesetzt, fühle mich besser und schlucke L-Thyroxin gegen meine Schilddrüsenunterfunktion. So gesehen habe ich Karlfried nicht belogen, nehme den Faden wieder auf und plaudere weiter von Marvin.

»Du warst ein großartiges Kind, und sie haben dich verkorkst«, sagt er bei der ersten Gelegenheit, die sich ihm bietet. Er klingt resigniert.

»Weißt du noch, dass wir Enzyklopädien durchgegangen sind, um Fremdwörter zu bestimmen?«

Ich verstehe nicht, worauf er hinauswill.

»Erinnerst du dich?«, hakt er nach.

»Klar.«

»Du warst imstande, Lehnwörter wie aus der Pistole geschossen zu definieren.«

Jaja, denke ich.

Karlfried lächelt und ist abermals wie weggetreten. Ich bin überzeugt, dass er eingeschlafen ist, will mich gerade erheben und noch ein Stück Sandkuchen stibitzen, als er sich im Sessel aufrichtet.

»Evasorisch«, schreit er mir scharf entgegen.

»Latein«, antworte ich, ohne zu überlegen. »Adjektiv, auch evasiv. Synonym für ›Ausflüchte suchen‹.«

»Denk mal drüber nach.« Er lächelt.

Ich knülle die Zeitung zusammen und werfe sie auf den Boden. *Crétin*, denke ich und bin kurz davor, ihm das Schimpfwort entgegenzuschleudern, entscheide mich dann aber, ihn einfach seinem Elend zu überlassen.

Ich schnelle hoch, bewege mich dem Gartentor entgegen und drehe mich nicht um. Obwohl ich mich längst für den Abgang schäme. Noch nie habe ich Karlfried sitzen lassen oder ihn mit Kraftausdrücken tituliert. Auch nicht in Gedanken. Egal, wie sehr er mich nervt. Karlfried braucht sich meinen Respekt nicht zu verdienen.

»Nehmt die Position ein! Auf den Boden mit euch! Begebt euch in Seitenlage, der Kopf ruht auf dem rechten Arm! *Vite, vite.*«

Zwölf Mädchen gehorchen und liegen still.

»Denkt an die Körperspannung, wenn ihr aufsteht, und stellt euch vor, dass ihr eure Tutus tragt. Ihr müsst die Arme spreizen! Brust raus, und öffnet die Schultern weit! Eure Füße schleifen beim Gehen über den Boden! *Allez!* Erste Reihe aufgepasst.«

Meine Assistentin schlägt die Tasten an. Sechs Mädchen bewegen sich anmutig von der Waagerechten in die Höhe und tippeln im Takt der Klaviermusik der Spiegelwand entgegen.

»Eure Finger sind lang und umspannen das imaginäre Tutu!«

Meine Küken schreiten in einer Linie.

Ich denke immerzu an Karlfried und nehme mir vor, mich bei ihm zu entschuldigen. Gewissensbisse sind mies.

Auch die zweite Reihe der Mädchen bewegt sich gradlinig, wirklich sehr ordentlich. Nur meine Ersatzzuckerfee tanzt neben der Spur.

»Hör auf die Musik, Kindchen! Denk an die Füße. Stell dir vor, dass der Raum stockdunkel ist und einzig deine Sohlen leuchten. Erhelle den Saal! Renn nicht wild drauflos. Lass dich von hinten anschieben. Du gehst nicht von allein!«

Keiner meiner Sätze fruchtet. Das Kind patzt sich vorwärts. Ich weiß nicht mehr, warum ich sie auserkoren habe, und zweifle an meinem Urteilsvermögen. Ich strafe die Kleine mit Missachtung und lasse sie einfach laufen, ohne sie zu korrigieren.

Während die anderen Mädchen an ihrer Perfektion arbeiten, wende ich mich Billy zu. Er strahlt mich erwartungsvoll an. Seine nackten Füße sind ästhetisch. Das Gesicht ist mit Sommersprossen übersät. Blassbraune Punkte, süß wie Rosinen. Ich lächele, bin ganz bei ihm, lege Wert auf Kopfhaltung und gehe verschiedene Positionen an. *Plié. En avant. De coté.* Er gibt sich Mühe. Aber die Wiederholungen plagen ihn erstaunlich schnell. Sein Lächeln verschwindet, als ich das Pensum um ein weiteres Quäntchen erhöhe. Der Schelm beginnt zu mogeln. … *ich steck dich in den Hafersack und bind ihn oben zu …*

Billy schwitzt. Auf seiner Nase sammeln sich winzige Schweißperlen. Ich drille ihn an der Stange. Er genießt keinen Sonderstatus, auch wenn mich seine Anwesenheit freut. Arnaud wird einziehen. Zusammen mit seinem Sohn. Mir wird flau im Magen. Ich lehne an der Wand, versuche mich zusammenzureißen und behalte Billy im Auge. Meine Assistentin versorgt mich mit Tee, heitert mich auf und übernimmt den Unterricht. Sie ist meine Stütze. Mutter gehört nicht zu diesem Geschwader.

Billy hat sich gefangen und quält sich bei den Wiederholungen. Er begreift, worauf es ankommt. Ehrgeiz stachelt ihn an. Seine Augen suchen meinen Blick und erflehen Lob. Ich habe nichts zu verschenken. Anerkennung, die zufliegt, ist wertlos.

»Den Fuß auf die Note!«, rufe ich ihm zu. »Und bitte im Takt bleiben, junger Mann!«

***

Hagelkörner groß wie Erbsen tippeln an mein Souterrainfenster, prallen gegen die Terrassentür und sammeln sich auf den rötlichen Tonfliesen, die im Außenbereich verlegt sind. Ich schaue so gern in den Garten. Wenn Mutter ihre Drohung wahr macht, ist damit bald Schluss. Wegen ihrer verfluchten Uhren ...

Windböen fahren in Äste und rütteln an Sträuchern. Dicke Wolken sind bis zum Bersten mit Regen angefüllt. Die Welt schimmert smaragdgrün. Vermutlich den ganzen Tag. Duschen, die Haut cremen und Frühstück vorbereiten. Es ist spät, als ich mit dem Staubwischen beginne.

Selbstverständlich fährt Mutter nicht ins Büro. Sie humpelt hinter mir her. Durch einen Sturz hat sie sich einen Schaftbruch des linken Wadenbeins zugezogen. Ein chirurgischer Eingriff ist nicht notwendig, sie trägt bloß einen stabilisierenden Verband. Sie soll sich schonen und das Bein hochlegen. Aber sie muss natürlich darauf achten, dass ich die Möbelpolitur fachgerecht auftrage und den Staub nicht einfach nur verwirbele. Mikrofasertücher gibt es in unserem Haushalt nicht. Möbel, die keine Feuchtigkeit vertragen, werden mit einem Straußenfedernwedel gereinigt.

Mittags gießt es dann tatsächlich wie aus Eimern. Der reinste Weltuntergang. Ich verspüre Heißhunger auf Kroketten und traue mich nicht, die Fritteuse anzuschmeißen. Mutter hat Donuts besorgt. Ein Sättigungsgefühl stellt sich nicht ein, auch nicht, nachdem ich vier verputzt habe. Zum Nachtisch esse ich Käse und sehe dabei in den Garten. Mutter hinkt, mit einem rapsgelben Regencape bekleidet, draußen umher und bespricht sich mit dem Floristen. Ich dehne die Verschnaufpause in die Länge, löffle Pudding und überfliege Werbeblätter, die der Tageszeitung beiliegen, bis Mutter in die Küche kommt und mich aufscheucht. Sie hat einen blütenweißen Stoffhandschuh übergezogen und meine Arbeit kontrolliert.

»Fußleisten«, sagt sie nur und hält mir ihren Zeigefinger unter die Nase. Das Gewebe weist Schmutzränder auf. »Den Kronleuchter im Wohnzimmer hast du auch vergessen, genau wie die Heizkörper.«

Mutter beobachtet mich, egal, ob ich Fenster putze oder das Silberbesteck poliere. Es gelingt mir nicht, irgendetwas auf

Anhieb zu ihrer Zufriedenheit zu erledigen. Hausarbeit bedarf jahrelanger Übung, bis sie perfekt gerät, behauptet sie. Ich frage mich, wie sie zu dieser Erkenntnis gelangt ist. Soweit ich weiß, hat sie noch nie einen Putzeimer in die Hand genommen.

Als die Catering-Firma mit dem Aufbau des Büfetts beginnt, schrubbe ich gerade die Toiletten mit Essigreiniger und wechsele WC-Enten aus. Leute tragen Bistrotische, Hussen und Geschirr ins Haus. Im Handumdrehen ist die Reinigung der Fußböden für die Katz. Der Chef des Servicepersonals bespricht Einzelheiten mit Mutter, seine Mitarbeiterinnen decken ein. Die schulterlangen Haare hat er mit Gel nach hinten gekämmt und riecht aufdringlich nach Rasierwasser. Mutter nennt ihn »mein Bester« und gibt sich weltgewandt. Der Typ bewegt sich mit einer erstaunlichen Unbefangenheit durch unser Haus und hinterlässt überall seine Duftmarke. Ich drücke mich in den Ecken herum, warte auf Mutters Anweisungen und gerate ins Visier des Caterers.

»Die Servietten müssen noch einmal gebügelt werden«, flötet er und überreicht mir einen Berg Stofftücher.

Vermutlich hält er mich für Mutters Hausangestellte. Ich brauche ewig, bis der Serviettenberg faltenfrei ist. Mutter schmeißt sich in der Zwischenzeit in Schale.

Ich stehe unter der Dusche, nachdem die ersten Gäste vorgefahren sind, gehe gedanklich die Speisen durch, und mir läuft das Wasser im Mund zusammen. Horsd'œuvre, Käsepasteten, Fleischplatten und weiße Mousse. Alles vom Feinsten. Hoffentlich hat Mutter meine Allergie erwähnt. Ich würde gern entspannt zugreifen.

Für die Feier habe ich mir ein Abendkleid bestellt. Schwarz. Knielang. Klare Schnittführung mit leicht transparenten Flügelärmeln. Vorn ist es elegant gerafft und hat einen klassischen V-Ausschnitt, ebenso die Rückenpartie. Der Hersteller verspricht den Wow-Effekt.

Leider scheitere ich an der Formunterwäsche, die sich laut Beschreibung anschmiegt wie eine zweite Haut und eine feminine Silhouette garantiert. Ich bekomme sie nicht einmal über die Knie gezogen, egal, welche Anstrengungen ich unternehme. Genervt kapituliere ich und suche im Internet nach Alternativen. Es muss andere Möglichkeiten geben, mit denen sich der eigene Körper bändigen lässt. Die Idee mit der Frischhaltefolie halte ich für durchführbar, schleiche mich zur Vorratskammer, finde eine Rolle und reiße lange Plastikbahnen ab, die ich mir straff um Po und Bauch wickele. In der luftdichten Folie fühle ich mich wie ein eingeschweißter Braten.

Schminktipps bekomme ich grundsätzlich von Chloé. Sie empfiehlt mir für den heutigen Anlass ein Smokey-Glitzer-Make-up. Schritt für Schritt geleitet sie mich durch die einzelnen Schminkphasen. Zuerst soll ich meine Gesichtshaut mit einer cremigen Base versehen, dann Rouge und Highlighter auftragen. Die Lider färbe ich mit einem Jumbo-Eye-Pencil. Ich verteile die Farbe gleichmäßig. Chloé rät mir zu unterschiedlichen Gel-Eyelinern mit Glitter, die übereinander aufgetragen werden. Ich starte mit Silber, gehe über zu Bronze und entscheide mich zusätzlich für eine Spur Violett. Mutters Party hat längst begonnen. Ich muss mich beeilen, tusche meine Wimpern, gebe einen simplen Balsam auf meine Lippen und tupfe Goldglitter mit einem Wattestäbchen auf.

Das Resultat überzeugt mich nicht. Irgendwie sehe ich nie so aus wie Chloé, ich kann mich noch so sehr bemühen.

Ich versuche, mein Cocktailkleid überzuziehen. Es passt erst, als ich es im Rückenbereich an einigen Stellen mit der Schere einschneide. Bei solchen Sachen bin ich inzwischen schmerzfrei. Das Kleid spannt immer noch extrem, an den Oberarmen und auch im Bauchbereich. Der Reißverschluss lässt sich nicht schließen. Notfalls stehe ich den ganzen Abend mit dem Rücken zur Wand.

Mittlerweile brutzele ich im eigenen Saft. Schweißbäche sammeln sich in der Frischhaltefolie, die meinen Oberkörper umgibt. Gegen neunzehn Uhr wage ich mich aus dem Zimmer, nachdem ich auch das Dekolleté mit einem Hauch Glitzer versehen habe. An den Füßen trage ich birkenweiße Espadrilles. Auf hochhackigen Schuhen fühle ich mich zu unsicher.

Mich empfängt Stimmengewirr. Und gedämpfte Tanzmusik. Mutter hat Live-Musiker engagiert. Ich checke die Lage und linse von der Kellertreppe in den Eingangsbereich hinauf. Mutter steht auf der ersten Treppenstufe zum Obergeschoss, umringt von Herren in Smokings. Sie trägt ein dunkelrotes Taftkleid und dazu farblich passende Satinhandschuhe, die ihr bis zu den Ellenbogen reichen. Die Gehschiene hat sie gegen eine Bandage in Hautfarbe eingetauscht. Servicekräfte reichen Fingerfood, das auf silbernen Tabletts angerichtet ist.

Stufenweise bewege ich mich die Kellertreppe hinauf. Brust raus. Oberkörper gerade. Ich fühle mich ein bisschen wie hochwohlgeboren in meinem neuen Kleid. Das ist übertrieben, aber ich kann mich in solche Gefühle hineinsteigern. Meine Vorstellungen werden übermütig. Vielleicht gönne ich mir heute einen kleinen Flirt, tanze die Sohlen meiner Schuhe durch und knutsche mit einem der Abteilungsleiter auf dem Rücksitz einer Luxuslimousine. Es stehen Dutzende in der Auffahrt. Marvin drängt sich in meine Gedanken. Ich schiebe ihn entschlossen beiseite.

Zwei Männer in eleganten Anzügen nicken in meine Richtung. Gleichzeitig erspäht mich Mutter. Ihre Augenbrauen sind die reinste Sturmwarnung. Sie grinst, ohne zu lächeln, hinkt mir mit schmerzverzerrtem Gesicht entgegen, packt mich wortlos am Arm und zieht mich die Kellertreppe hinab.

»Ich darf den Leuten nicht den Rücken zudrehen«, flüstere ich panisch und drücke mein Hinterteil gegen das Treppengeländer, weg von den Blicken der Zuschauer. »Der blöde Reißverschluss ...!«

»Du hast hier nichts verloren«, zischt Mutter und zerrt an mir. »Wage ja nicht, noch einmal aufzutauchen. Bis morgen ist das Erdgeschoss für dich verbotene Zone.«

Sie gibt mir einen Schubs. Ich strauchele, aber es gelingt mir, mich abzufangen.

»Ich habe dir schon tausendmal gesagt, dass du gefälligst auf deinem Zimmer bleiben sollst, wenn Besuch im Haus ist.«

Wie konnte ich das vergessen. *Missgeburt. Mondgesicht. Brudermörderin.* Es ist immer das Gleiche. Mutter möchte nicht, dass Gäste mit dem Schatten der Vergangenheit konfrontiert werden. Am liebsten ist es ihr, wenn ich bei solchen Anlässen gar nicht in der Nähe bin. Außerhalb der Villa lässt sie sich ebenfalls ungern mit mir blicken. Es ist ewig her, dass wir gemeinsam unterwegs waren. Selbst zum Einkaufen fahren wir abwechselnd.

Sie eskortiert mich zu meinem Zimmer und taxiert mich.

»Was ist das überhaupt für ein Aufzug? Kleider haben dir noch nie gestanden. Und dieser lächerliche Glitzerkram im Ausschnitt. Billig siehst du aus!«

Sie wirft die Tür ins Schloss und verriegelt von außen.

Ich falle aufs Klappbett. Alles umsonst. Mein Kleid. Chloés Make-up-Tipp. Vom Büfett habe ich auch nichts. Im Geiste sehe ich den Kühlschrank vor mir. Ich weiß genau, wo welche Lebensmittel lagern. Der Heringssalat steht in der unteren Reihe rechts, neben dem Sahnepudding, und die Salami liegt im Gemüsefach. Mir läuft das Wasser im Mund zusammen. Ich ziehe eine geräumige Blechkiste unter dem Bett hervor. Mein Notfallvorrat. Randvoll mit Schokoriegeln, Kekspackungen, Chipstüten und einzeln verschweißten Muffins. Ich lange zu.

Regen perlt von Fensterscheiben. Geistesabwesend taste ich nach der Frischhaltefolie an meinem Bauch, habe das Gefühl zu dampfen. Wenn ich die Plastikschicht anhebe, kann ich mich riechen und denke an Fisch. Weinend rappele ich mich auf, fahre den Rechner hoch und suche Trost bei Chloé. Sie hört mir nicht zu und schwärmt von superschönen sexy Eyes, bis ich sie abschalte.

Die Trostlosigkeit meines Zimmers schiebt sich in mein Bewusstsein. Ein Klappbett. Drei Regale. Der Schreibtisch besteht aus einer massiven Holzplatte auf Böcken. Stuhl. Beistelltisch. Kleiderschrank. Freundlicherweise erlaubt Mutter mir den

Internetanschluss und einen Laptop. Meine restlichen Sachen lagern im Heizungskeller. Fotografien oder Poster darf ich nicht aufhängen. Mutter duldet mit viel Wohlwollen die Postkarten und Bilder, die ich auf der Fensterbank aufgestellt habe. Sie segeln bei jedem Windzug zu Boden.

An der Wand über meiner Schlafstätte baumelt eine Lichterkette. Die Lämpchen leuchten eisblau und sorgen kaum für Gemütlichkeit. Und doch würde ich diesen Raum unheimlich vermissen, wenn Mutter ihn mir nimmt. In dem Moment sehne ich mich nach einer richtigen, echten Freundin, frage mich, wie es sich anfühlt, eine Seelenverwandte zu haben. Eine, die mich blind versteht, die mich unter ihre Fittiche nimmt und Schieflagen geraderückt.

Hastig werfe ich die erstbeste Jacke über, hänge mir ein Frotteehandtuch um den Hals und trete auf die Terrasse hinaus. Die Luft ist wärmer, als ich dachte, und trotzdem beginne ich schon nach wenigen Schritten zu frieren. Ich durchquere den Garten Richtung Tor. Dabei sacken meine Espadrilles im Boden ein, der vom vielen Regen matschig ist. Musik, Lachen und Gemurmel hallen von der Villa herüber.

Ich begegne keiner Menschenseele und bin völlig durchnässt, bevor ich die Bushaltestelle erreiche. Der Parka ist nicht wasserdicht. Regentropfen rinnen über meine Wangen den Hals hinab ins Dekolleté. Sie schwemmen den Glitter in die Falte zwischen meinen Brüsten.

Die Haltestelle ist beleuchtet und überdacht. Ich sinke auf einen Plastiksitz. Fahrer vorbeirasender Autos sind rücksichtslos. Regenwasser spritzt an meine Waden. Mir ist so furchtbar kalt. Der Busfahrer sammelt mich ein und chauffiert mich zum Friedhof. Zum Glück steht das Tor immer offen.

Eduards Grab sticht aus großer Entfernung hervor. Schon vor Jahren habe ich die Bepflanzung aus dem Boden gerissen und durch Quietscheentchen ersetzt. LED-Modelle sind auch darunter. Sie leuchten lila, pink und limonengrün. Sind mir Orientierung in der Dunkelheit. Regelmäßig gibt es Ärger wegen des Grabschmucks. Laut Friedhofsverwaltung entspricht das Entenfeld nicht der Gräberverordnung. Wiederholt wurde Eduards Ruhestätte geräumt, aber ich baue die Plastikenten immer wieder auf, wenngleich Mutter es ebenfalls verboten hat. Doch sie besucht das Grab nicht, keinen Fuß setzt sie auf den Friedhof. Und seit ich die Briefe der Verwaltung abfange, gehören unsere Streitereien in diesem Punkt der Vergangenheit an.

Eduard liebte Quietscheentchen, sie vermochten seine Schreierei zu unterbrechen. Ich höre ihn immer noch brüllen, manchmal an ganz stillen Tagen, wenn ich sein Grab von den Enten befreie und mein Ohr auf die weiche Erde drücke. Eduard wimmert und heult herzerweichend ins Leichentuch. Sein Wehklagen würde zur Oberfläche steigen, wenn die Enten-Kompanie nicht wie ein Puffer wirkte. Sie federt seine Verzweiflung ab. Außerdem behütet das Plastikmeer meinen Bruder vor Regen, der ansonsten ungehindert ins Grab läuft. Eduard fürchtete sich so sehr vor Wasser und schrie noch lauter als sonst, wenn er gebadet wurde. Haarewaschen versetzte ihn in Panik. Deshalb bohre ich Löcher in die Enten, oben in ihre Köpfe, bevor ich sie auf den Friedhof trage. So können die Figuren das Regenwasser auffangen und Eduard beschützen.

Regelmäßig muss ich die Bäuche der Enten leeren. Gerade an Tagen wie heute. Ich nehme das Frotteehandtuch, erledige die Prozedur, reinige sämtliche Exemplare von Schmutz und Moosbefall. Systematisch arbeite ich die Reihen ab, hebe die Enten vom Grab, beginne an Eduards Füßen und putze, bis ich den Abschnitt erreiche, in dem sein Kopf ruht. Dabei spreche ich mit meinem Bruder und frage mich, wie er als Erwachsener ausgesehen hätte. Ich wünsche mich ins Grab. Wie gern würde ich mich an meinen Bruder kuscheln und ihn halten.

Eduard weint, jammert leise. Ich knie auf seinem Grab, sinke im weichen Boden ein, bin ihm nah und erreiche ihn nicht.

Der Regen lässt einfach nicht nach. Ich reinige die Enten erneut, leere die mit Wasser gefüllten Figuren und erkenne die

Sinnlosigkeit dieser Tätigkeit. Ich zittere am ganzen Körper, während ich die Enten Reihe für Reihe wieder auf das Grab meines Bruders setze. Gelb, lila, pink und limonengrün. Die Plastikarmee leuchtet. Ich gehe, ohne mich umzudrehen, und halte mir vorsichtshalber die Ohren zu, bis ich das Tor des Friedhofs erreiche. Falls Eduard schreit, möchte ich ihn nicht hören.

Meine Hände und Knie sind schmutzig. Haare hängen im Gesicht. Ich verstehe, dass Mutter sich ungern mit mir zeigt. Sie behauptet, dass meine Aura negativ ist und ich jede Umgebung vergifte. Damit liegt sie goldrichtig. Ich ziehe mein Handy hervor. In der Adressliste sind vier Kontakte gespeichert. Nach kurzem Zögern wähle ich die vierte Nummer und weine hemmungslos, als das Gespräch angenommen wird.

Die Flamingo-Bar befindet sich im Zentrum, wenige Meter von der Akademie entfernt. Zwei Frauen mit silberweiß geschminkten Lippen unterhalten sich an der Theke unter lavarotem Tresenlicht. Marvin springt auf, als ich mich hineinschleppe, und drückt mir einen Kuss auf den Mund. Er nimmt mir die nasse Jacke ab und hängt seinen Blazer über meine Schultern. Er verliert kein Wort über meinen Zustand. Die Enge des Kleides, das am Rücken zentimeterweit aufsteht, übersieht er geflissentlich, und er verkneift sich jeden Kommentar zur Frischhaltefolie, obwohl sie an der Seite heraushängt. Die Naht des Kleides ist gerissen.

Wortlos geleitet er mich zur Damentoilette, dreht den Warmwasserhahn auf und legt mir Seife in die Hand. Ich schrubbe meine Finger, bis sie rot sind. Marvin geht in die Hocke und säubert die Knie von der Erde, die ich von Eduards Grab mitgebracht habe.

Es dauert, bis wir endlich am Tisch sitzen und ich die Ereignisse des Abends zusammengefasst habe.

»Warum hast du nicht früher angerufen?«, fragt er. »Was ist deine Mutter bloß für ein Mensch?«

Marvin bestellt Singapur Slings. Ich hasse Grenadine, verpasse die Gelegenheit, es ihm zu sagen, und traue mich dann nicht mehr, von dieser Nebensächlichkeit anzufangen.

Er sieht mir in die Augen. »Wow, du trägst Glitzer-Make-up. Das steht dir ganz ausgezeichnet.«

»Der Regen hat meine Frisur ruiniert.«

»Quatsch, du siehst umwerfend aus.«

Das muss eine glatte Lüge sein. Empfänglich bin ich trotzdem dafür und merke, dass ich rot werde. Komplimente machen mich verlegen. Marvin nippt an seinem Cocktail, zwinkert mir zu und kommt ohne Umschweife auf die »Schwanensee«-Inszenierung zu sprechen. Dabei wird sein Gesicht länger und die Haut blasser. Er ist enthusiastisch, spart nicht mit Lob, preist das Kinderensemble und vor allem die Kleine, die den Siegfried gegeben hat, in den höchsten Tönen.

»Einfach *fantastique*!«

Der Singapur Sling geht jetzt runter wie Öl. Meine Finger berühren Marvins wundervolle Hände. Er lächelt entwaffnend und drückt mir einen weiteren Kuss auf die Glitzerlippen.

»Aber«, sagt er unvermittelt, »wir wollen ehrlich zueinander sein. Das haben wir uns geschworen, weißt du noch?«

Furcht kriecht heran, presst sich gegen meine Brüste wie eine weitere Folie. Ich kann kaum atmen, starre Marvin an und nicke stumm.

»Es sind Kleinigkeiten«, wiegelt er ab und sucht Blickkontakt. »Nur winzige Kritikpunkte.«

Er drückt meine Hände sachte. Seine Finger sind warm, und ich entspanne mich.

»Deine Zuckerfee war bestenfalls Hagelzucker«, sagt Marvin. »Ein *vilain petit canard* zwischen all den Schwänen.«

Ein hässliches Entlein? Hässlich! Das Wort legt bei mir einen Schalter um. Hässlich kann ich kaum ertragen. Hässlich schleudert mich in eine Zeit, an die ich nicht erinnert werden möchte. *Seekadettenschach. Weiß opfert seine Dame, um durch eine Mattkombination gegen den schwarzen König zu gewin-*

nen. Schlagartig dämmert mir, dass Marvin mir den Erfolg nicht gönnt.

Niemand hat sich jemals mit mir freuen können. Mein Leben besteht aus Zurückweisungen. Marvin hat mich in Sicherheit gewogen, um mich jetzt hinterrücks zu attackieren. Ich bin so dumm. Und obwohl ich die Zuckerfee ebenfalls kritisch sehe, trifft mich sein Angriff frontal. Mir glüht der Kopf. Er strahlt Wärme ab wie ein Hochofen. Meine Haut transpiriert unter der Folie, ich sitze im eigenen Saft und möchte Marvin an den Hals gehen. Er hat sich in Rage geredet und listet Kritikpunkte auf. »In jedem Tadel steckt auch Liebe«, wirft er zwischendurch ein und mäkelt an meiner Assistentin herum. Er nennt sie Mauerblümchen und lässt kein gutes Haar an den Dingen, die mir etwas bedeuten. Marvin demontiert meine Welt.

»Es sind Kinder«, werfe ich schwach ein, als er an seinem Glas nippt.

Unbeeindruckt holt Marvin erneut aus, um sich im Kreis zu drehen. Er schießt mit Kränkungen um sich, schleudert sie auf den Tisch und macht sich nicht die Mühe, sein Urteil in eine konstruktive Form zu gießen.

In jedem Tadel steckt auch Liebe.

Ich resigniere innerlich, während meine Fassade stabil bleibt. Lächeln. Nicken. Danke sagen. Eines Tages ersticke ich an meiner Höflichkeit.

Ein großer Anti-Marvin-Anteil schwappt an die Oberfläche, und das Ausmaß überrascht mich. Mit jedem Wort, das er von sich gibt, wird er mir unsympathischer. In mir gärt etwas. Stillschweigend zähle ich seine Unzulänglichkeiten auf. Marvins Ballettwissen ist aufgeschnappt und angelesen. Marvin ist keine Leuchte. Marvin jobbt in einem kleinen Laden, verkauft Toaster und Glätteisen. Ich bin verblüfft, wie lang meine Negativ-Liste ist. Unter der Lupe betrachtet, schmelzen Marvins Vorzüge beträchtlich zusammen. Gedanklich schlage ich ein Lexikon auf und finde das Wort, das mir vorschwebt. Epizoon. Marvin ist ein Tier, das auf einer Pflanze hockt und sich von ihr ernährt. Ein Schmarotzer.

Ich stelle meine Füße fest auf, spüre den kalten Boden durch die dünnen Sohlen der Espadrilles und brüte über Konsequenzen. Es wäre folgerichtig, Marvin abzuschießen. Aber schon der Gedanke lähmt mich vom Bauchnabel abwärts. Eine Trennung von ihm ist indiskutabel, egal, wie sehr er mich verletzt.

Sofort sind Pro-Marvin-Teile zur Stelle und übernehmen das Regiment. Dieser Tag war einer von der schwierigen Sorte. Daran trägt Marvin keine Schuld. Ich reagiere vollkommen überzogen und empfindlich auf die Kritik. Ohne ihn will ich nicht sein. Ich bin nicht imstande, Marvin den Laufpass zu geben. Warum auch? Weil er ehrlich ist? Den Finger auf meine Schwachstellen legt? Weil er mich nicht mit Glacéhandschuhen anfasst?

Ich werde Marvin nicht aufgeben. Stattdessen lenke ich meine Wut auf die Zuckerfee. Sie wird dran glauben müssen. Ich kann nicht zulassen, dass das tollpatschige Entchen meinen Erfolg schmälert und mich vor meinem Freund dilettantisch aussehen lässt. Marvins Kritikpunkte kommen schließlich nicht von ungefähr. Der Applaus des Publikums für die Kinder war bestenfalls höflich, das habe ich selbst gespürt.

In jedem Tadel steckt Liebe. Mir dämmert die Dimension dieses Satzes. Tadeln aus Liebe. Wenn das stimmt, liebt Marvin mich wirklich. Ich verdiene ihn nicht und fühle mich furchtbar. Kritikfähigkeit war nie meine Stärke. Ich rudere kräftig zurück und lege schnell eine neue Liste für meinen Liebsten an. Ich will dankbar für jedes Wort sein, das er an mich richtet. Ihn glücklich machen. Nur wenn Marvin zufrieden ist, kann ich es sein.

»Danke«, sage ich.

Ich liebe Marvin. Wenn er mich jemals verlässt, will ich auf der Stelle sterben.

»Ich möchte dir etwas anvertrauen«, sagt er, und ich bemerke sein Zögern. »Du hast dir meine Offenheit verdient.«

Ich leere den Sling. Der Alkohol brennt in meiner Kehle.

Marvin scheint meine Angst zu fühlen, ich kann sehen, dass er nach einfühlsamen Worten sucht, und weiß, dass er mich nicht absichtlich auf die Folter spannt. Er unternimmt mehrere Anläufe, holt Luft und schweigt, bis mir kalter Schweiß ausbricht.

»Bitte, sag mir, was los ist!«

»Ich bin ein Furry-Fan«, flüstert er.

Mein erster Impuls ist Erleichterung. Was auch immer Marvins Geständnis bedeutet, es hat nichts mit mir zu tun. Furry bedeutet pelzig, so weit reicht mein Englisch. Weiter kann ich ihm nicht folgen.

Marvin fährt sich durch die Haare, er streicht seinen Pony zur Seite und gibt sich einen Ruck. »In der Öffentlichkeit trage ich gewöhnlich ein Kostüm.«

»Du bist ... nicht verkleidet«, stelle ich fest. »Oder ist ›Kostüm‹ eine Metapher?«

»Schau dir meinen Blog an«, antwortet er und lächelt.

Es ist das erste Mal, dass er mir unsicher vorkommt.

»Du findest alles, was du wissen musst, auf meiner Internetseite.«

Ich bin unzählige Male auf seiner Website gewesen und weiß nicht, was er meint.

»Du musst genau hinschauen«, sagt er.

Ich lege das Geld für die Cocktails auf den Tisch und folge ihm auf die Straße. Er wirkt seltsam befreit, küsst mich vor aller Welt und nimmt meine Hand.

Der Regen hat endlich nachgelassen. Menschen beleben die Straßen. Begleitet vom Hupen der Autos und dem Knattern der Motorroller, flanieren wir an Bars und kleinen Restaurants vorbei. Ich inhaliere gierig das gewöhnliche Leben, bin leicht beschwipst und Teil einer quirligen Masse. Eine Frau. Mitte zwanzig. Die mit ihrem Traumtypen Händchen hält. Grillgeruch strömt aus Imbissbuden. Ich nehme die lange Schlange vor einer Diskothek wahr und registriere die Leute, die unter Heizstrahlern in Decken gewickelt vor den Bistros sitzen. Ich sauge alles auf und schmiege mich an Marvin. Es ist weit nach Mitternacht, als er mich nach Hause bringt.

In der Auffahrt parken keine Autos mehr. Mutters Gesellschaft hat sich aufgelöst und die Catering-Firma das Feld geräumt. Marvin küsst mich zum Abschied und legt mir noch einmal seinen Blog ans Herz. Diese Furry-Sache scheint ein großes Thema für ihn zu sein.

Ich durchquere den Garten, vorbei an Mutters Seerosenteich und den vielen Eiben. Mein Herz ist leicht und gibt meinem Körper so viel Auftrieb, dass ich problemlos einige Zentimeter über den Steinplatten schwebe. Daran ändern auch die missbilligenden Blicke der Clownsgesichter in der Fassade nichts, die ich trotz Dunkelheit deutlich sehe. Ich fühle mich von Marvin beschenkt. Über die kleine Terrasse betrete ich mein Apartment von der Gartenseite.

Am Bett steht ein Becher Kakao, auf dem eine dunkle Milchhaut schwimmt. Nur aus Neugier schaue ich nach, ob Mutter die Zimmertür offen gelassen hat. Tatsächlich, sie ist nicht verriegelt. Alles ist gut. Mutters Wut ist verraucht. Ansonsten hätte sie mir wohl kaum einen süßen Gute-Nacht-Gruß ans Bett gestellt.

da nach

Sie entsorgt die Fliegenfallen in dem Müllbehälter an der Haltestelle und wartet. Knapp zwei Stunden wird sie in die Stadt unterwegs sein. Sie könnte die S-Bahn nehmen und wäre rascher am Zielort. Aber mit dem Zug pendeln Leute, denen sie nicht begegnen möchte. Als der Bus hält, sitzen nur wenige Fahrgäste darin. Sie steigt ganz hinten ein. Obwohl es verboten ist und der Fahrer erwartungsgemäß nörgelt. Dabei könnte er ahnen, dass sie sich lediglich eine Demütigung erspart und die Peinlichkeit umgeht, am Passiergitter hängen zu bleiben.

Sie setzt sich in den vorderen Bereich, platziert sich aber ungünstig. Der Busfahrer hat sie im Visier und sucht an jeder roten Ampel Blickkontakt im Rückspiegel. Sie kann sich denken, was er denkt, als er sich über seine Lippen leckt. Ahnungslos ist sie nicht. Typen wie er suchen im Internet nach Frauen, die wie sie gebaut sind. Manchmal befürchtet sie, dass ihr Freund aus dem gleichen Holz ist.

Ihre Haltestelle kommt in Sicht. Sie ist froh, dem Fahrer zu entkommen, und erleichtert, dass er null Möglichkeit hat, ihr zu folgen. Unverzüglich begibt sie sich in den Multimedia-Store. Wenige Minuten später hält sie genau die richtige Kamera in der Hand. Dafür braucht sie keine Beratung. Sie ist Fachfrau und hätte das Gerät auch über ihre Firma bestellen können. Als Angestellte bekommt sie Rabatt, aber sie will ihr Treiben nicht dokumentieren.

Auf der Rückfahrt ergattert sie wieder einen Sitzplatz. Diesen Bus fährt ein Fahrer, der seine Aufmerksamkeit vorschriftsmäßig auf der Straße behält. Sie fühlt sich ultraleicht und ist happy über den Kamerakauf. Damit hat sie einen wesentlichen Punkt ihrer To-do-Liste abgearbeitet. Haltestellen fliegen vorbei, und eh sie sich versieht, wird sie in den Regen gespuckt. Sie macht keine Anstalten, sich zu beeilen, trottet mit offener Jacke heimwärts und presst die Kamera gegen die Brust.

Das Wohngebiet ist längst erwacht. Samstagshektik. Autos, Fahrräder, Fußgänger. Die Leute erledigen Besorgungen. Spielen Lotto. Holen Blumen. Kaufen Lebensmittel, für die Familie oder Freunde, die zum Abendessen kommen. Gäste erwartet sie nicht, und sie ist nirgends eingeladen. Sie geht ihren Weg, achtet nicht auf Passanten und schaut niemandem ins Gesicht. Keiner grüßt, obwohl sie jeder im Viertel kennt.

Als die Garagentür hinter ihr ins Schloss fällt, ist sie erschöpft wie nach einer Doppelschicht im Büro. Verschwitzt wirft sie sich aufs Bett und schläft ein, bevor sie Schuhe oder Jacke ausziehen kann. Zuverlässig klingelt sie der eingestellte Alarm ihres Smartphones aus dem Schlaf. Wie in Trance nimmt sie ihre Tablettenration mit viel Wasser ein. Was das betrifft, legt sie eine erfreuliche Gewissenhaftigkeit an den Tag. Die regelmäßige Einnahme gibt ihr Struktur.

Noch vor wenigen Monaten hätte sie nicht gedacht, dass sie fähig ist, komplexe Pläne zu schmieden, geschweige denn diese in die Tat umzusetzen. Ihre Willenskraft versetzt sie in Erstaunen, diese Entschlossenheit hätte sie sich nicht zugetraut. Sie weiß, dass die Menschen, die sie umgeben, sie nicht für voll nehmen, und lächelt. Genau davon wird sie profitieren.

da vor

Mutter schlägt Eiweiß mit einer Prise Salz steif. Ich schaue ihr über die Schulter und stelle einen Teil der Besorgungen ab. Draußen ist es schwülwarm, und es geht leichter Nieselregen nieder, gleichmäßig wie aus dem Rasensprenger. Die Papiertüten sind an der Bodenseite durchgeweicht, weil sie unhandlich sind und ich sie auf dem Weg zum Haus abgesetzt habe.

Mutters Wagen parkt vor dem Tor. Brennholz wurde geliefert, und das versperrt nun die Zufahrt zum Carport. Aus diesem Grund muss ich die Einkäufe quer durch den Park zur Villa tragen. Tüte für Tüte. Ein Paket Butter fällt durch den eingerissenen Papiertaschenboden auf die Küchenfliesen.

Mutter schaltet den Mixer aus und sieht aus dem Fenster. Sie wirkt angespannt. Arbeiter einer Gartenbaufirma sind dabei, Bäume und Hecken zu fällen, die jahrelang gewachsen sind. Elektrische Motorsägen lärmen über das Grundstück. Überall duftet es nach frisch geschnittenem Holz. Stümpfe durchziehen unser Grundstück wie Tellerminen. Mutter hat Angst um ihre Blumenbeete. Mich macht der Anblick der gefallenen Bäume schwermütig, auch wenn ich Mutters Beweggründe verstehe. Nach zwei Einbruchsversuchen will sie das schmiedeeiserne Tor vom Haus aus im Blick haben. Immerhin bleibt die imposante Kirschlorbeerhecke verschont und wird weiterhin den Garten zu beiden Seiten der Einfahrt säumen. Blickdicht und meterhoch.

Meine Turnschuhe hinterlassen feuchte Stellen auf dem Küchenboden. Mutters missbilligende Musterung übersehe ich bewusst. Demonstrativ nimmt sie einen Lappen und putzt hinter mir her. Dabei fällt es ihr erkennbar schwer, sich zu bücken. Ihr Wadenbruch heilt miserabel. Sie trägt immer noch die

Gehschiene, die bis zum Knie reicht und mit einer Abrollsohle versehen ist.

Ein Arbeiter klopft an die Fensterscheibe. Er fragt, ob sie die Nordmanntannen ebenfalls schlagen sollen. Mutter geht hinaus. Ich hole die nächste Ladung aus dem Auto. Dreimal muss ich laufen, bis Wasserkisten, Milchkartons und die anderen Lebensmittel im Trockenen sind.

Ich lege Mutter die Belege vor, sobald sie wieder in die Küche kommt. Sie rechnet mit mir bis auf den letzten Cent ab. Parallel kocht sie Zucker in Wasser auf, bis die Masse die Konsistenz eines leicht dicklichen Sirups erreicht hat und Blasen wirft. Mit Schwung nimmt sie den Topf vom Herd, gibt das Zuckerwasser löffelweise in den Eischnee, gießt etwas Zitronensaft hinein und rührt das Ganze auf höchster Stufe. Ich liebe Mutters Zitronencreme. Sorgfältig verstaue ich die Einkäufe und denke immerzu an den zuckersüßen Schaum.

Mutter meckert. Ihrer Meinung nach sollte ich die Brennholzlieferung längst weggeschafft haben. Entschuldigungen lässt sie nicht gelten. »Um alles muss man dich zweimal bitten!«

Ich rechtfertige mich. Vor der Fahrt zum Supermarkt habe ich mit dem Umstapeln des Kaminholzes begonnen und mir dabei Splitter in die Finger gerammt. Sie wiegelt ab und ist überzeugt, dass ich mich absichtlich ungeschickt anstelle, um mich vor der lästigen Arbeit zu drücken.

»Du räumst das Holz heute noch in den Schuppen«, sagt sie und reicht mir ein Schälchen Zitronencreme. »Komme, was wolle!«

Ich folge ihr ins Wohnzimmer, sitze neben ihr auf dem Sofa und lasse mir die süße Köstlichkeit auf der Zunge zergehen. Mutter mag keine Süßspeisen. Die Creme hat sie nur für mich gemacht. Unsere Oberarme berühren sich. Am liebsten würde ich meinen Kopf an ihre Schultern lehnen, die Augen schließen und den Moment einfrieren. Aber ich traue mich nicht. Meine Haare sind nass vom Regen.

»Ich habe dein Zimmer räumen lassen«, sagt Mutter, schiebt das kranke Bein von sich und rückt von mir ab. »Die Gartenarbeiter haben sich ein paar Scheine dazuverdient, deine Sachen vom Apartment in den Heizungskeller geräumt und den großen Glastisch runtergetragen. Der Kellerraum gehört ab jetzt meinen Uhren.«

Trotz ihrer Ankündigung bin ich geschockt. Mutter hat nicht geblufft. Sie ist und bleibt unberechenbar, und ich falle permanent auf sie herein. Es ist mir schleierhaft, warum ich ihr überhaupt noch vertraue. Drei Stunden hatte ich das Haus verlassen. In der Zeit hat sie Nägel mit Köpfen gemacht. Der Heizungskeller ist ein fensterloser Raum, maximal acht Quadratmeter groß. Die Zitronencreme soll mich besänftigen.

»Jetzt schau mich nicht so vorwurfsvoll an«, verteidigt sie sich. »Ich hatte den Umzug der Uhren angekündigt.«

Sie und Arnaud wollen den bisherigen Uhrensalon als Schlafzimmer herrichten. Die Sammlung hält ihn besetzt, solange ich denken kann. Praktische Gründe hat die Veränderung auch. Mit mir hat die Sache genau genommen nichts zu tun. Mutter bewältigt die Treppe zu ihrem jetzigen Schlafzimmer im ersten Stock nur mit großer Kraftanstrengung. Mir ist klar, dass sie die Uhren nur schweren Herzens in den Keller verbannt. Aber ich habe nicht geglaubt, dass ich ihnen wirklich Platz machen muss.

»Dein Badezimmer kannst du weiter benutzen.«

Wie gnädig. Ich weiß nicht, was ich sagen soll. Mir ist der Appetit vergangen. *Mami hat kein Herz.*

Mutter erhebt sich mühsam, geht um das Sofa herum, legt ihre Hände auf meine Schultern und massiert mich sanft. Ich bin so überrascht, dass ich vergesse zu atmen. Sie beugt sich vor und küsst mich auf die Wange. Zibet und Sandelholz. Ich wage nicht, mich zu bewegen, und schließe die Augen. Die Zeit scheint stillzustehen.

Der Moment verfliegt. Mutter richtet sich mit einem Ruck auf und erteilt mir gleich wieder Anweisungen. Sie fordert mich auf, sämtliche Uhren die Wendeltreppe hinunter in den Keller zu tragen.

Die Sammlung besteht aus zweihundertsiebzehn Exponaten. Ich werde Stunden beschäftigt sein und will mich nicht aufraffen. Sie soll mich halten, liebkosen, neben mir sitzen und lachen. Ich löffle die Creme, obwohl ich kotzen könnte. Mutter nörgelt. Es gibt keinen Ausweg. Ich werde ihren Auftrag ausführen, aber wer weiß, vielleicht gleitet mir die eine oder andere Uhr aus der Hand.

»Ich warne dich. Sollte auch nur eine Uhr fallen, wirst du darum bitten, niemals geboren worden zu sein.«

Mutter kennt mich in- und auswendig. Ich erhebe mich schwerfällig und nehme mir vor, Kamut-Mehl unter Mutters glutenfreie Brötchen zu kneten. Davon bekommt sie Blähungen und Magenkrämpfe. Es wäre nicht das erste Mal, dass ich zu dieser Maßnahme greife.

Sie kommandiert mich in den Salon und demonstriert mir an ihrer wertvollsten Uhr, wie ich die Raritäten zu behandeln habe. Mutter ist in ihrem Element. Sie humpelt durch den Flur, trägt das erlesene Stück zum Absatz der Kellertreppe und überreicht es mir so ergriffen, als handele es sich um die Madonnenstatue einer Marienprozession. Mit Argusaugen überwacht sie jede meiner Bewegungen. Ihre Befehle begleiten mich die Treppe hinauf und hinab.

Die Handwerker haben meine Habseligkeiten aus dem Apartment herausgeschafft und den klobigen Glastisch aufgestellt, dessen Dimension fast den Raum sprengt. Ich gehe vierundzwanzig Mal in den Keller und wieder hinauf. Nehme Stufe für Stufe. Langsam, in meinem Tempo, das Mutter kaum aushält. Bei jeder Uhr juckt es mich in den Fingern, und ich stelle mir vor, wie sie in ungezählte Einzelteile zerspringt. Aber ich reiße mich am Riemen. Mein Leben ist schwer genug.

Es ist Nachmittag, als Mutter mir eine Pause gönnt. Mein Puls rast, und die Haare sind wieder nass, diesmal vom Schweiß.

Ich leere eine Flasche Mineralwasser, ohne sie einmal von den Lippen abzusetzen. Mutter zieht ihre rechte Augenbraue hoch. Sie findet, dass ich ruhig mehr Elan an den Tag legen könnte. Ich rapple mich auf, als sie von der Firmenparty erzählt, die ganz wunderbar gewesen sei. Davon will ich nichts hören, und ich laufe freiwillig. Treppauf. Treppab. Die Uhren beginnen zu flüstern. Tick. *Mami hat.* Tack. *Uns lieber.* Tick. *Als dich.* Ticktack.

Es ist noch hell, als die Aufgabe erledigt ist. Sorgfältig schließe ich die Kellertür ab und drücke Mutter den Schlüssel in die Hand. Für heute können mir die Uhren gestohlen bleiben.

Ich verharre vor Mutter und sehe sie hoffnungsvoll an. Unter Umständen ringt sie sich eine weitere liebevolle Geste ab. Stattdessen bestellt sie Pommes und Gyros. Wir essen schweigend in der Küche. Ich kaue jeden Happen mit Ruhe und hoffe insgeheim, dass Mutter das Holz in der Auffahrt vergessen hat.

»Ich habe mich wirklich bemüht, dich zu lieben«, sagt sie und schiebt ihren Teller beiseite.

Ihr Kleid hat Eiweißzuckerflecken in Brusthöhe. Einen süßen Abdruck in Herzhöhe. Instinktiv ziehe ich den Kopf ein. Gespräche, die Mutter so beginnt, enden meist furchtbar. Meine Fäuste umschließen das Essbesteck. Mutter sieht durch mich hindurch. Ich wünschte, ich könnte meine unsichtbaren Fesseln sprengen und hätte den Mumm, sie zu verlassen. Es ist kinderleicht. Ich muss es nur wagen. Meine wenigen Besitztümer einpacken, gehen und fortbleiben. Bei Marvin unterkriechen. Wir sind füreinander bestimmt. Ich kann gehen, jetzt. In diesem Moment. Und bleibe sitzen.

Träge drehe ich den Kopf und blicke hinaus. In den Beeten blühen Schneeglöckchen und Tulpen. Die Äste des Magnolienbaums biegen sich leicht unter der Last unzähliger Knospen. Er ist vom Kahlschlag verschont geblieben. Ich könnte schwören, dass gestern ein Herbststurm über unser Grundstück gefegt ist. Höchst eigenartig.

Gerade als ich mich etwas entspanne, läutet Mutter die nächste Hiobsbotschaft ein.

»Ich wollte eine Tochter, ein kleines Mädchen mit Zöpfen, das Kleider liebt und mit Barbies spielt. Ein süßes Püppchen im Kreis hinreißender Freundinnen mit Sinn für Ästhetik. Das Sport treibt, Richterin wird oder meinetwegen Ärztin.«

»Ziemlich klischeehaft«, sage ich leise.

»Und wenn schon«, zischt sie. »Ich habe mir einfach ein glückliches Leben gewünscht.«

Mutter hat diesen komischen Blick drauf. Ich bringe mich in Sicherheit. Früher bin ich nach Kansas geflüchtet.

Sie zieht die Schultern hoch. Ich war heute eine brave Tochter, obwohl sie mich meines Zimmers beraubt hat. Mutters Wille ist geschehen. Geschleppt habe ich und geschuftet. Alle Uhren sind unbeschadet an ihrem neuen Bestimmungsort angekommen. Mutters Wut sitzt so tief.

Sie schlägt mit der flachen Hand auf die Tischplatte. Ich lausche den Uhren. Ihr Gelächter schallt die Kellertreppe herauf.

»Arnaud holt mich gleich ab, ich helfe ihm, seinen Hausrat zusammenzupacken«, flüstert Mutter. »Wenn wir zurückkommen, will ich dich hier nicht mehr sehen. Dir bleiben drei Tage. Hast du mich verstanden? Der Heizungskeller ist nur als kurze Zwischenstation gedacht. Betrachte es als Entgegenkommen meinerseits.«

Ich kann nicht glauben, was ich höre. Mutter agiert stets mit Härte. Aber jetzt übertrifft sie sich selbst.

»Mami ...?«

»Und hör endlich auf, mich so zu nennen! Du bist kein kleines Kind mehr.«

Bevor sie abrauscht, scheucht sie mich in den Regen. Unser Garten sieht aus wie ein Schlachtfeld. Ich trage keine Fußfesseln und werde nicht bewacht. Jetzt wäre ein guter Zeitpunkt. Um abzuhauen. Los jetzt. Es ist ganz leicht.

Und dann? Wo soll ich hin? Brust raus. Augen zu und durch. Ich beginne, die Holzscheite zu schichten, schufte, bis die Lichter in den Nachbarhäusern angehen und jeder Fernseher im Umkreis flimmert. Familien drängen sich bei Chips und Cola auf Sofas zusammen. Kinder müssen ins Bett und werden von ihren Eltern zugedeckt, die sich noch den Spätfilm ansehen. Für Jugendliche unter sechzehn Jahren ist diese Sendung nicht geeignet.

Ich kreise zwischen Palette und Schuppen, erschöpft und durchgefroren sehne ich mich in ein staatliches Gefängnis. Dort würde ich gerecht behandelt. Objektiv beurteilt. Es gäbe verlässliche Fristen und feste Ruhezeiten. Einschränkungen hätten ein Verfallsdatum. Misshandlungen könnte ich melden und die Tage bis zu meiner Entlassung zählen. Mutter legt viel härtere Bandagen an als der Rechtsstaat. Sie regiert mit Willkür, und es gibt keine Stelle, bei der ich Beschwerde einreichen kann.

Es ist sehr spät, als ich die Tür zum Heizungskeller öffne. Die Lichter der Uhren im Nachbarzimmer schalte ich nicht ein. Das ist meine Rache an Mutter, die bei Arnaud ist und froh sein kann, dass ich in dem Raum übernachte, den sie mir zugeteilt hat. Es ist meine Entscheidung. Ich besitze Schlüssel für jedes zugesperrte Schloss in diesem verdammten Haus.

Fürs Erste füge ich mich und leide schon nach kurzer Zeit unter der warmen Luft, die meine Schleimhäute reizt. Stuhl, Kisten, Regale und Schreibtischplatte, große und kleine Tüten, alles wurde in einer Ecke gestapelt. Der Kram nimmt das gesamte Kabuff in Beschlag. Das Klappbett ist aufgestellt, Bettzeug liegt bereit.

Mutter und ich bewohnen eine Villa mit zwölf Zimmern. Platzmangel herrscht nicht. Objektiv gibt es keinen Grund, mich in den Heizungskeller zu verbannen. Subjektiv eine Million. Wenn Mutter Ernst macht, verliere ich mein Zuhause und werde mich nach dem Heizungskeller sehnen.

Furcht und Verzweiflung marschieren im Rhythmus der Uhren heran, die im Viervierteltakt durch die Mauer ticken, obwohl sie stumm sein sollten. Ich beginne mit den Fäusten gegen die Wand zu boxen. Erst zögerlich. Dann kräftiger. Ich schlage zu, bis die Handknochen bluten.

***

Es ist unmöglich, in drei Tagen eine Wohnung zu finden, selbst mit Makler und guten Beziehungen. Im besten Fall will Mutter mich provozieren und mir klarmachen, dass ich in ihrem Glück mit Arnaud nichts zu suchen habe. Schlimmstenfalls sitze ich in drei Tagen auf der Straße.

Ich verschlafe den Morgen und werde erst wach, als einer der Nachbarn den Rasen mäht. Meine Hände schmerzen von der Boxeinlage gegen die Kellerwand. Außerdem haben sich beim Stapeln des Holzes weitere Splitter in meine Finger gebohrt. Die Wunden weisen Entzündungen auf. Ich hätte Handschuhe tragen sollen. Schlaf habe ich in der Nacht kaum gefunden, der Wasserhahn des alten Beckens tropft. Zudem sprang die Zündung der Gastherme immer wieder an.

Die Frühstücksvorbereitungen fallen zu meinem Bedauern ins Wasser. Ich hätte Mutter zu gern Semmeln gebacken, die es in sich haben. Ich gehe hinauf in ihr Badezimmer, lasse die Wanne volllaufen und bleibe im Wasser liegen, bis die Temperatur dermaßen abkühlt, dass ich zu zittern beginne. Wenn Mutter mich jetzt sehen könnte, würde sie ausflippen. Ich verarzte meine Hände. Das Jod brennt und treibt mir Tränen in die Augen.

Nach einem verspäteten Frühstück trage ich meinen Computer ins Wohnzimmer und fahre ihn hoch. Ich bin gespannt, was es mit Marvins Furry-Sache auf sich hat, und klicke mich durch seine Website. Tatsächlich finde ich die Verlinkung auf einen Blog und schaue mir einen der Filme an, die Marvin online gestellt hat.

Im ersten Moment verstehe ich nicht, was ich sehe. Marvin steigt wortlos in ein Ganzkörperkostüm. Weiß, fellartig. Er lächelt und setzt einen Eisbärkopf auf. Es gibt andere Aufnahmen. Marvin als Leopard, Wolf und Zebra. Sein Blog ist mit

Fotos, Videoclips und Notizen überfrachtet. Anscheinend ist er auf Paraden mitgelaufen und engagiert sich sozial. Marvin verkleidet sich als Kuschelbär und besucht krebskranke Kinder. Ich bin beeindruckt, gleichzeitig irritiert, und google alles, was ich über Furries entdecken kann.

Furry-Fans lieben Verkleidungen, schneidern ihre Kostüme selbst oder kaufen sie online. Dabei schlüpfen sie in die Rolle ihrer Tiere, verhalten sich wie der schlaue Fuchs, der knuddelige Bär oder die anschmiegsame Katze. Furry-Fans tauchen möglichst tief in Phantasiewelten ein, veranstalten Kuschelpartys mit Rudelumarmungen. Manche widmen ihre Kostüme verstorbenen Gefährten. Hunden, Pferden, Katzen oder Hasen. Es gibt aber auch Performer mit politischen Anliegen, die sich gegen Käfighaltung von Tieren organisieren, die Pelzindustrie anprangern und sich für bedrohte Tierarten einsetzen.

Mir gefällt, was ich lese.

Ich bin aufgeregt, als mir klar wird, dass Furry-Fans auch in ihre Fursuits schlüpfen, um durch Fußgängerzonen zu stromern und Passanten zu umarmen. Selfies inklusive. »Liebet einander«, lautet ihre Botschaft.

Mir ist nicht neu, dass sich spirituelle und schamanische Strömungen in ihren Darstellungen seit Ewigkeiten bei anthropomorphen Wesen bedienen. Künstler, Autoren und Filmemacher fühlen sich von dieser Welt inspiriert. Die Furry-Welt ist bisher an mir vorbeigegangen. Soweit ich das sehe, sind die Fans harmlos, aber natürlich formieren sich Gegner.

Ich überfliege Berichte, in denen der Szene unterstellt wird, sich aus sexuellen Motiven zu verkleiden. Furries werden ausschweifende Orgien nachgesagt und psychische Störungen angehängt. Das ist doch lächerlich. Mir machen die Furries keine Angst. Auch nicht diejenigen, für die der Fursuit so behaglich ist, dass sie das Kostüm im Supermarkt, im Zug oder bei Treffen mit Freunden tragen. Von dieser Gruppe fühle ich mich spontan angezogen und wünsche mir nichts sehnlicher, als dazuzugehören.

Marvin zählt sich zu der extremen Kategorie, wie er in seinem Blog betont. Normalerweise geht er kaum ohne seinen Fursuit vor die Tür. Den Interneteinträgen nach zu urteilen, entwickelt er zudem grandiose Kostüme und gilt als einer der Spezialisten der Szene. Angeblich kann er sich vor Aufträgen kaum retten. Seine selbst kreierten Furry-Köpfe gehören zu den begehrtesten der weltweiten Bewegung. Er liefert die Heads bis Japan. Kostüme, die er auf Bestellung näht, kosten ein kleines Vermögen.

Ich bin völlig fasziniert und schalte den Computer erst am Abend aus. Mein Freund Marvin führt ein Doppelleben, von dem ich keinen Schimmer hatte. Manche Verhaltensweisen sehe ich dadurch in einem anderen Licht. Dieses Abtauchen, die tagelange Funkstille, die manchmal zwischen uns herrscht, und seine Verschlossenheit. Böse bin ich nicht. Auch in meinem Leben gibt es Heimlichkeiten. Marvin ist bloß ein Furry-Fan. Es hätte schlimmer kommen können.

Wie gern hätte ich jetzt einen heißen Kakao mit einem Klecks Zimtsahne.

da nach

Den Sonntagmorgen verschläft sie. Es ist Nachmittag, als sie sich in die technischen Daten der neu gekauften GSM-Überwachungskamera vertieft. Sensor: 82 x 28 x 42 Millimeter. Gewicht: 122 Gramm. Die Reichweite liegt bei acht Metern, der Erfassungswinkel bei sechzig Grad. Auflösung: 640 x 480 Pixel. Schnittstelle: Mini-USB. Das Gerät verfügt über eine sensible Bewegungserkennung, die beim geringsten Lufthauch die Linse scharf stellt und mit der Aufzeichnung beginnt. Auf Wunsch schickt die Kamera eine Alarmierung über eine App via SMS aufs Handy, sobald eine Aufnahme im Kasten ist. Der Fernzugriff auf die abgelegten Daten ist einstellbar. Die Videos werden auf einer Mircro-SD-Karte gespeichert und können wahlweise per Mobilfunk auf einen beliebigen Webserver hochgeladen werden. Der Lithium-Ionen-Akku garantiert zehn Stunden Aufnahmezeit. In der Dunkelheit arbeitet der Apparat mit Infrarot-LEDs. Durch den integrierten Akku wird der Netzanschluss optimal ergänzt, das Gerät schaltet bei Stromausfall automatisch um. Dem Gerät liegt ein Aufstellsockel bei sowie die Vorrichtung für eine Wandmontage.

Mühelos verbindet sie die Kamera mit Computer und Smartphone. Sie aktiviert auch die Web-Verknüpfung und verbringt eine weitere Stunde damit, den Camcorder zu testen. Videofunktion, Ton und Übertragungsmodus funktionieren einwandfrei. Zum Schluss lässt sie die Rollläden herunter, richtet die Kamera aus, löscht das Licht und nimmt sich selbst auf. Die Qualität der Infrarotaufnahme reicht für ihre Zwecke allemal, und die Gesichtserkennung übertrifft ihre Erwartung. Sie ist erleichtert, denn dieser Punkt ist entscheidend.

da
vor

Marvin zeichnet Ypsilons auf schwarze Bastelpappe und schneidet die Buchstaben aus. Das Deckhaar erscheint mir heller als sonst, und die Nase habe ich weniger spitz in Erinnerung. Ich bin aufgeregt, habe meinen Laptop so hingestellt, dass ich Marvin gut sehen kann. Er hat die Kamera optimal positioniert und auf seine Arbeit ausgerichtet. Vom Rest des Raums ist nichts zu erkennen, aber er arbeitet in seiner Werkstatt, hat er gesagt, um Zugriff auf sein gesamtes Material zu haben.

Akribisch bessert er Ränder nach, bis auch kleinste Unebenheiten nicht mehr auszumachen sind. Jede Handlung eskortiert er mit wortreichen Erklärungen. Ich lerne vom Meister, kopiere jeden seiner Schritte und verdrehe innerlich die Augen. Bastelarbeiten sind meine Stärke, in solchen Dingen bin ich sogar äußerst geschickt. Aber Marvins Pingeligkeit nervt mich schon nach kurzer Zeit, und damit halte ich nicht hinter dem Berg, schüttele den Kopf und äußere meinen Unmut. Unbeeindruckt setzt er seine sorgfältige und ausschweifende Arbeit fort, bis seine Schnittmuster großen Pappschleudern gleichen. Die Außenmaße stimmen überein, die der Innenseiten variieren. Prüfend hält er sich das engste Modell schräg ans Kinn. Es umschließt den Kopf dort millimetergenau und endet kurz vor den Ohren.

»Achte darauf, dass diese Vorlage mehr Spiel braucht«, sagt er und setzt das zweite Beispiel auf seine Nase. »Sie sollte gut passen, du musst deinen Oberkiefer locker bewegen können. Probier's aus!«

Ich probiere. Voilà. Meine Schablonen sitzen wie angegossen.

Bis hierhin war die Bastelei ein Kinderspiel. Ich möchte, dass Marvin einen Zahn zulegt. Mein Kostüm muss zur nächsten

Furry-Fan-Party fertig sein. An den Wänden der Bahnunterführung kleben bereits Plakate. Sie laden zu einer Veranstaltung in unserer Gegend ein, und mir wird klar, dass sie mir längst aufgefallen sind, bevor Marvin von den Furries erzählt hat. Ich träume davon, ihn zu begleiten, bemühe mich aber, meine Erwartungen runterzuschrauben. Misserfolge sind sonst vorprogrammiert.

Marvin besteht weiter auf Kleinklein und macht ein unheimliches Buhei um jeden noch so mickrigen Arbeitsschritt. Ich zügele mich. Er ist der Boss. Das war seine Bedingung. Schließlich weiht er mich in seine geheimen Kniffe und Tricks ein. Trotzdem wächst meine Unzufriedenheit. Zwei Stunden gingen bisher schon für den Kopf drauf, wir kommen aus meiner Sicht kaum voran.

»Nächster Punkt«, sagt Marvin und befestigt die Pappmuster mit Klebestreifen am Styropor.

Er erhebt sich und tritt an einen Tisch, der von einer etwa fünf Zentimeter dicken Schaumstoffschicht komplett bedeckt wird. Behutsam legt er die Styroporplatte mit den angehefteten Ypsilons darauf ab und fixiert beide Beläge mit Schraubzwingen. Ich spiegele seine Vorgehensweise, verrichte die Abläufe überwiegend synchron, greife wie er ebenfalls zur Stichsäge und lausche konzentriert seiner nächsten Anweisung.

»Zuerst nehmen wir die montierte Sohle ab und schrauben die höhenverstellbare Variante an.« Er wechselt geschickt die Schutzkappen. »Mit diesem Aufsatz lässt sich die Schnitttiefe bequem einstellen.«

Er will wohl auf Nummer sicher gehen, denn aus meiner Sicht ist damit die Dämmungsschicht überflüssig. Theoretisch könnte ich an ihm vorbeiziehen. Manche Arbeitsschritte lassen sich eindeutig komprimieren.

Ich rufe mir ins Gedächtnis, dass Marvin der King der Furry-Szene ist und ich froh sein kann, dass er mich über seine Schulter schauen lässt. Dabei hat er zuerst keine Anstalten gemacht, mir bei meinem ersten Kostüm zu helfen. Erst als ich ihm versicherte, dass ich sein Doppelleben schillernd und faszinierend finde, hat er nachgegeben. Ich kann sein Spielchen nachvollziehen. Für mich ist klar, dass er Angst vor Ablehnung hat. Er dachte, ich halte ihn für einen abgedrehten Freak, nur weil er sich gern verkleidet. Ich verstehe seine Beweggründe. Mit Ausgrenzung kenne ich mich aus.

Bevor ich mich an die Sägearbeit begebe, streife ich Einweghandschuhe über. Hautkontakt mit Styropor vermeide ich. Direkte Berührungen lösen bei mir Dauergänsehaut aus. Schon im Fachmarkt habe ich aus diesem Grund meine Hände geschützt.

Die Motoren der Stichsägen heulen gleichzeitig auf. Doppelter Lärm. Lauter, als ich dachte. Ich schiele zur Küchentür. Der Schlüssel steckt innen. Vorsichtshalber habe ich abgeschlossen, obwohl Mutter nicht zu Hause ist.

Marvin hat seine Ypsilons aus dem Styropor gesägt. Sein Vorsprung ist minimal, auch wenn er Profi ist. Ich registriere diese Tatsache mit Genugtuung.

»Bevor wir uns ans Verleimen machen, bereiten wir noch den Rest vor.«

Er nimmt die Schere und trennt bei drei Ypsilons den unteren Teil ab, sodass aus ihnen ein breites U wird. Dann sägt er auch diese Vorlagen aus dem Styropor. Ich kopiere seine Arbeitsschritte und stelle mir das Ergebnis vor, während ich wasserfesten Leim auf die breite Oberfläche meiner Ypsilons auftrage.

»Der Kleber härtet durchsichtig aus«, doziert Marvin. »Aber ich versuche unter allen Umständen, sauber zu arbeiten, das zahlt sich einfach immer aus.«

Das zahlt sich einfach immer aus, äffe ich ihn in Gedanken nach. Ich kann die Aggression gegen Marvin nicht begreifen. Er ist hilfsbereit, interessant und mein Freund. Ich will ihn lieben. Wieso entwickle ich mich zur Nörglerin?

Marvin setzt sich kerzengerade hin. Er trägt ein meerblaues Sakko mit karierten Flicken an den Ellenbogen und ein AC/DC-Shirt. Die Mähne hat er mit einem Seitenscheitel versehen. Mich fasziniert sein melancholischer Blick, und ich bleibe an seinen langen Wimpern hängen. Ich könnte mein Leben damit verbringen, ihn einfach nur anzusehen, ohne das Gefühl zu haben, etwas zu verpassen. Marvin ist kein Adonis und kleiner als ich. Er wirkt zerbrechlich. Schmächtige Männer ziehen mich an. Entscheidend sind auch die Hände. Seine sind makellos, feingliedrig und äußerst gepflegt. Ich stelle mir vor, wie er meine Haut streichelt und mich an Stellen berührt, die niemand vor ihm angefasst hat.

Er fängt mit dem Pinsel einen Tropfen auf, der an der Außenseite seines Modells herunterläuft. Seine Konstruktion lässt bereits Rückschlüsse auf das Endprodukt zu. Marvin baut einen Wolfskopf und plaudert über originelle Kostümideen, in die er Leuchtelemente einarbeiten möchte.

»Auf der nächsten Furry-Convention werde ich meine neuste Kreation präsentieren«, sagt er. »Das wird der Knaller!«

Er legt den Pinsel zur Seite, schiebt die Kanten des Styropormodells bündig aneinander und hält sich die zusammengeklebte Konstruktion vors Gesicht. »Schau mal.« Seine Stimme klingt dumpf. »Meine Black-Wolf-Maske nimmt Formen an, oder?«

An Vorstellungskraft mangelt es mir nicht. Ich hebe beide Daumen.

»Bis auf den Unterkiefer sind alle Stücke geleimt.« Er hält das übrig gebliebene Styroporypsilon hoch. »Das Gelenk soll ja beweglich bleiben.«

Er schiebt den Schreibtischstuhl nach hinten und erhebt sich mit Blick auf die Armbanduhr. »Jetzt muss das Ganze zwölf Stunden trocknen.«

»Wie bitte?«, kreische ich. Herrgott noch mal. Diese Zwangspause kommt so was von ungelegen.

»Das Schnitzen der Konturen kann nur gelingen, wenn der Leim vollständig hart ist«, sagt Marvin.

Zähneknirschend deponiere ich mein Werk neben der Heizung, damit es schleunigst trocknet.

»Gute Nacht«, sagt Marvin und flüstert meinen Namen, bevor der Bildschirm schwarz wird. So zärtlich hat er ihn noch nie ausgesprochen. Ich schmelze dahin und steigere mich in eine irrationale Verlustangst, verdrücke eine Tüte Paprikachips und einen Becher Vanilleeis. Anschließend fühle ich mich schlecht und spüre trotzdem, wie mein Kampfgeist erwacht. Ich werde die kommende Nacht auf keinen Fall im Heizungskeller kampieren. Marvins Liebe gibt mir Kraft.

Ich öffne die Tür zu Mutters Schlafzimmer im ersten Stock, dusche ausgiebig, creme mich mit ihrer teuersten Bodylotion ein und falle auf Mutters Bett. Sie hat mir tausendmal verboten, ihr Zimmer zu betreten. Tausendmal habe ich mich über das Verbot hinweggesetzt. Neuerdings verschließt sie Türen. Ich verleibe mir Mutters Bereiche mit nachgemachten Schlüsseln ein. Es ist wie ein Zwang. Diesen Schranken muss ich mich widersetzen.

Ich kuschele mich unter ihr Bettzeug. Es riecht vertraut und fremd zugleich. Meine Augenlider werden schwer. *Übermorgen musst du verschwunden sein.* Mutters Stimme reißt mich aus dem Halbschlaf. Ich wälze mich zwischen ihren Kissen, streichele über die Seidenbettwäsche und atme ihren Duft ein. Die Uhren ticken sich die Kellertreppe hinauf. Tick. Tack. Tack. Tick. Womöglich ziehe ich einfach zu Marvin. Tick. Tack.

An Schlaf ist nicht mehr zu denken. Ich muss mein Kostüm fertigstellen. Marvin wird meinen Alleingang verstehen. Voller Tatendrang steige ich aus dem Bett und eile zurück ins Erdgeschoss. Es geht bei Weitem nicht nur um die nächste Furry-Party. Mutter und ihr Ultimatum setzen mich ebenso unter Druck.

Es ist nach Mitternacht. Regen trommelt gegen die Scheiben, während ich mein erstes Furry-Kostüm zuschneide. Mutter wird Augen machen, wenn ich ihr meine Kreation präsentiere. Ich habe mich für einen realen Fursuit entschieden, auf Fabelwesen stehe ich nicht. Drachen oder Greifen sind genauso wenig mein Ding, und Charaktere, die Animationsfilmen entstiegen sind, finde ich albern. Ich stehe nicht auf Tiere, die mit menschenähnlichen Zügen und herkömmlichem Verstand ausgestattet sind. Ich bevorzuge ein Kostüm mit hohem Kuschelfaktor. Mutter liebt Koalas.

Als Schnittmuster für das Ganzkörperfell müssen eine Jogginghose und ein altes Shirt herhalten. Ich knie auf dem Fußboden im Wohnzimmer und zeichne die Konturen meines Körpers plus Nahtrand mit Kreide auf die Innenseite des Fellstoffes, den ich vom Ballen gerollt habe. Vorsichtshalber messe ich die genaue Länge meiner Arme, Beine und den Bauchumfang. Ich addiere, komme auf Zahlen, die ich nicht glaube, und zähle alles noch einmal zusammen. Die Berechnungen sind korrekt. Ich könnte die Summe manipulieren, abrunden, korrigieren. Dagegen sträubt sich etwas in mir. Mit Zahlen nehme ich es genau. In Mathematik war ich schon als Kind ein Ass.

Heißhunger auf Mausespeck überfällt mich. Rosa. Weiß. Und süß. Ich schiebe die Gier zur Seite, befestige das Schnittmuster mit Stecknadeln am Fell und lege mir die anderen Utensilien zurecht. Nähgarn, Druckknöpfe, Reißverschlüsse, Hosengummi, Schrägband und einfache Kordel. Kombizange und eine gezackte Schere, ein Skalpell und Klettband. Marshmallows mit Kristallzuckerschicht hüpfen heran. Sie tauchen auf wie Korken im Wasser. Der Mausespeck reiht sich einfach in die Kette meiner Siebenbastelsachen ein. Kandiert und schaumig. Zu meiner Überraschung lasse ich mich nicht verführen. Unbeirrt verfolge ich mein Ziel, und das durchflutet mich mit Stolz.

Ich verzichte aufs Ketteln. Der Schritt erscheint mir überflüssig. Stattdessen lege ich mit der Näherei los. Das Surren der Maschine klingt wie Musik in meinen Ohren und erfüllt das Haus. Sogar die Uhren schweigen. Der Fursuit wird Mami gefallen und der Uhrensammlung den Rang ablaufen.

Etwas ungeschickt lenke ich den Nähfuß über den Stoff und komme ins Schwitzen, wenn sich der Untertransporteur festfährt oder die Nadel stecken bleibt. Ich fertige Naht für Naht ohne nennenswerte Unterbrechung. Als die Glocke vom Kirchturm zum ersten Mal an diesem Tag schlägt, befinde ich mich auf der Zielgeraden. Todmüde, aber glücklich.

Zum Einnähen des Reißverschlusses lege ich das Fell bündig zur Schnittkante und befestige es mit dem Schrägband, achte darauf, dass die Zacken am Fell anstoßen. Das Resultat ist beeindruckend. Ich greife zu Nadel und Faden. Handarbeit ist gefragt, und ich nähe jetzt sehr achtsam, die Stiche dürfen außen am Fell nicht zu sehen sein. Diese eintönige Angelegenheit dauert ewig. Aber ich bleibe bei der Sache und lasse mich nicht ablenken. Nicht von Mausespeck, nicht von Schokoladenkeksen. Meine Schultern verspannen, die Hände pochen, die Knie schmerzen vom langen Sitzen, und mein Nacken ist steif. Ich kämpfe verbissen mit Schrägband, Reißverschluss und Kunstfell.

Mir wird bewusst, dass ich heute zum ersten Mal einen Fursuit tragen werde. Vermummt von Kopf bis Fuß. Verpackt wie ein Werk von Christo, der das Berliner Reichstagsgebäude hinter einhunderttausend Quadratmetern Polypropylengewebe verschwinden ließ. Einhunderttausend Quadratmeter. Das entspricht ungefähr der Grundfläche des Pentagons. Mein Kostüm hat dagegen bloß die Ausmaße von einigen Bahnen Küchenkrepp. Der Gedanke gefällt mir.

Ich bin ungeduldig, fühle mich fiebrig und nähe wie im Rausch. Mein Zeigefinger schwillt vom Durchstoßen der Nadel an. Als ich endlich das Ende vernähe, werde ich kribbelig. Wird mein Fursuit sitzen? Habe ich richtig gemessen? Oder ist alles für die Tonne? Meine Wangen glühen vor Aufregung.

Ich durchtrenne den letzten Faden und steige mit gemischten Gefühlen in mein Koalakostüm. Ganz vorsichtig. Panik beschleicht mich, als ich realisiere, dass die Beine eng sitzen. Zu eng.

Ich ziehe am Fell, zwänge mich hinein und kann es nur mit Anstrengung bis zum Bauch ziehen. Dann ist Ende. Trotzdem winde ich mich weiter, versuche mich regelrecht in das Kostüm hineinzuschrauben. Es. Passt. Nicht. Die Schmetterlinge in meinem Bauch flattern ins Bodenlose. Die Nähte meines Fursuits reißen. Zuerst an den Oberschenkeln, dann am Gesäß. Bestürzt suche ich nach einer Erklärung. Die Nahtkante. Verflixt. Ich habe sie schlicht nicht mitgerechnet.

Diese winzige Unachtsamkeit nimmt verheerende Dimensionen an. Ich weigere mich, die Tatsache zu akzeptieren. Beharrlich zerre ich weiter am Stoff und platze zur Strafe erbarmungslos aus allen Nähten.

Rosaroter Mausespeck hopst in meine Gedanken zurück, und diesmal hänge ich sofort am Haken. Ich reiße die Nähte bewusst ein und kann nicht schnell genug aus meinem Fursuit steigen, werfe ihn in die Ecke und habe nur einen Wunsch. Essen. Der Inhalt meiner Notfallblechdose reizt mich jetzt nicht. Ich suche nach den Mausespeck-Tüten, die mir Mutter von irgendeiner Kirmes mitgebracht hat. Sie sind verschwunden, liegen weder im Küchenschrank noch in der Sammelsurium-Kiste. Ich stürze in den Vorratsraum, sehe in Schränke, steigere mich in das Verlangen hinein, meinen Mund mit rosa-weißen Schaumstoffbällchen zu füllen. Ich suche in Mutters Kommoden, in ihren Koffern und schaue unters Bett. Als ich wieder in die Küche komme, attackiert mich ein tiefer Brummton. Er besetzt meinen Kopf, wird lauter und erinnert mich an eine Armada Fliegen.

Ich drücke meine Hände auf die Ohren und summe die Note C, halte den Ton, so lange ich kann, und höre erst auf, als die Fliegen beidrehen. Es gelingt mir, die Marshmallows zu verdrängen, indem ich die Fritteuse anwerfe und den schweren Dunst, der sich über den Raum legt, inhaliere. Schlagartig werde ich ruhiger. Ich verschlinge eine Packung fertige Currywurst mit Soße, überbrücke so die Wartezeit und kann den Fritten relativ entspannt beim Garen zusehen.

Fettgeruch nebelt Mutters Küche ein. Im Handumdrehen riecht die Villa wie eine Imbissbude. Hastig kippe ich die Pommes auf einen Teller, als sie einigermaßen goldgelb gebacken sind, und ertränke sie in Mayo. Schon schwimmt die nächste

Ladung im Öl. Ich sorge für Nachschub. Als ich keine Pommestüten mehr im Gefrierfach finde, werfe ich die garantiert erdnussfreien Frühlingsrollen ins Fett. Ihr Brodeln besänftigt mich weiter. Ich esse. Und schäme mich und kann nicht aufhören.

Prompt bahnt sich der verunglückte Fursuit einen Weg zurück in mein Bewusstsein. All die Mühen. Umsonst. Ich habe dilettantisch gearbeitet und stoße sauer auf. Der halb fertige Furry-Head, der zum Trocknen vor der Heizung steht, grinst mir frech ins Gesicht. Seine dunklen Augenhöhlen glotzen unverfroren. Er reißt das Maul ziemlich weit auf und jault wie ein Wolf. Ich nehme Anlauf und verpasse dem Kopf einen Tritt. Er fliegt gegen das Küchenfenster und landet neben dem Mülleimer.

Einige Sekunden herrscht Ruhe, dann beginnt das Gejaule von vorn. Ich schaffe es nicht, mich zurückzuhalten, stampfe den verfluchten Kopf regelrecht ein und trample auf ihm herum, bis er keinen Laut mehr von sich gibt. Der Harndrang kommt plötzlich. Ich eile Richtung Toilette, kann das Wasser nicht halten und flute meinen Slip.

Weinend wasche ich mich gründlich und ziehe mich um. Anschließend schleppe ich mich ins Wohnzimmer und lasse mich auf das Sofa fallen. In der Küche liegt mein zerstörter Furry-Kopf. Wieso habe ich ihn vernichtet? Der Wutanfall hat mich selbst überrascht. Ich kann mich an keine Situation erinnern, in der ich meinen Frust dermaßen ausgelebt habe. *Brudermörderin. Du hast ein aggressives Wesen.* Mutter findet immer die richtigen Worte. Dafür muss sie nicht zu Hause sein.

Mein Blick gleitet über Chrom, Leder und Sterilität. Mutter hasst es, wenn ich mich im Wohnzimmer ausbreite. In den Längsstreifen der Strukturtapete sehe ich Einbahnstraßen. Rosen stehen in einer Vase auf dem Couchtisch. Ich hasse die Schnittblumen, die Mutter im ganzen Haus verteilt. In ihrer Vorstellung gehört ein frischer Strauß in jedes ordentliche Heim.

Ich schaue aus dem Panoramafenster in den nächtlichen Garten. Er ist ein abgeholztes Paradies. Das Außenthermometer zeigt sieben Grad an. Die Bewegungsmelder sind angegangen. Unser Grundstück erstrahlt im Flutlicht. Ich entdecke eine karottengelbe Katze, die durch den Bambus am Außenpool vorbeischleicht, der vom vielen Regen bis zum Anschlag gefüllt ist. Der Skimmer funktioniert nicht richtig. Dadurch kann das überflüssige Wasser nicht durch den Überlauf in die Kanalisation abfließen. Es ist nur eine Frage der Zeit, wann das Becken überläuft.

Ich gebe mir einen Ruck, fahre meinen Rechner hoch und gebe eine Online-Bestellung in Auftrag. Anschließend lähmt ein erneuter Erschöpfungszustand meinen Körper. Die Ereignisse des Tages rauben mir jede Energie.

Bevor ich mich in Mutters Schlafzimmer begebe, mache ich einen Abstecher in die Küche, um das Licht zu löschen. Eine Rauchwolke steht bis zur Decke. Ich habe vergessen, die Fritteuse auszuschalten. Das Fett sprudelt, zischt und qualmt. Ich reiße den Stecker heraus und hole tief Luft. Glück gehabt. Ich vermeide jeden Blickkontakt mit dem zermalmten Furry-Head.

Minuten später liege ich in der Waagerechten auf Mutters weicher Matratze. Ihr Geruch dringt diesmal nicht zu mir durch. Der Gestank des Frittenfetts hat mir die Nase verklebt und die Poren meiner Haut verstopft. Ich ziehe Mutters Satinbettwäsche über den Kopf, fröstele und warte auf Schlaf. Leider überfällt mich dieses Lachen, durchdringend und dreckig, schwillt extrem an und lässt mir keine Möglichkeit, es zu ignorieren. Zum Gelächter gesellt sich das anklagende Jaulen des Furry-Heads. Ein übermächtiges Duo. Als dann noch Mamis Uhren ihre Tickerei anstimmen, greife ich zu Schlaftabletten. An drei Fronten kann ich nicht kämpfen.

da nach

Stehend vertilgt sie eine Portion Kartoffelsuppe mit Würstchen und erfasst nebenbei diesen widerlichen Geruch. Es stinkt nach Abgasen, egal, wie oft sie lüftet. Duftkerzen helfen da einfach nicht. Überhaupt ist ihr Zuhause die reinste Zumutung. Knapp zwanzig Quadratmeter, die lediglich durch eine dünne Rigipswand unterteilt sind. In einen Hauptraum und die kleine Kammer ohne Fenster. Leichtbetonwände ohne Isolation. Die Ecke, in der die Duschkabine steht, ist von Schimmel befallen. Sie wohnt hier nicht, sie erträgt den Zustand.

Immerhin gibt es im Hauptraum zwei doppeltverglaste Scheiben. Durch die eine sieht sie auf die viel befahrene Straße und eine Plakatwand, die Abwechslung bietet. Sie ist immer gespannt, womit sie der Typ, der die Werbebahnen turnusmäßig ankleistert, wieder überrascht. Im Verlauf des Morgens ist er da gewesen, hat endlich die blöde Joggingschuh-Reklame durch das Konterfei eines Kommunalpolitikers ersetzt. Für die nächste Zeit wird sie damit leben müssen, dass ihr ein hemdsärmeliger Politiker zuversichtlich in die Bude lächelt.

Wenn sie aus dem anderen Fenster blickt, schaut sie in einen Garten, in dem ein Gebäude mit zwei Türmchen im First thront. Die Schindeln sind von Moos bedeckt, die Außenwände feucht, auch im Sommer. Magdalena Kohn lässt das Haus verwittern. Sie verhält sich ihr gegenüber zugeknöpft, grüßt nicht und gibt sich unfreundlich. Mit ihr steht sie wirklich auf Kriegsfuß.

Seufzend betritt sie die fensterlose Kammer, schaltet das Licht ein, sodass sie nicht im Dunkeln tappt, klettert in den Overall, setzt ein Haarnetz auf und streift Einweghandschuhe über. Die Finger werden wieder jucken. Ihre Haut reagiert allergisch auf Latex. Sie knipst zusätzlich den Halogenstrahler an, steigt auf eine Trittleiter, nimmt zwei neue Holzboxen vom Regal und stellt sie auf den Tisch. Die Kästen hat sie vor einiger Zeit auf Vorrat produziert. In einem tristen Wochenendhaus, abgelegen in den Bergen. Dort hat sie sämtliche Holzwände zurechtgesägt und die Seiten anschließend wie kleine Fertighäuser zusammengesetzt. Böden, jeweils drei Wände und Decken. Jede Stube ist nach vorn offen und im Maßstab 1:12 gebaut. Eine gängige Puppenhausgröße. Im wirklichen Leben würde die Deckenhöhe umgerechnet bei zwei Metern fünfzig liegen. Bei ihren Modellen beträgt sie einundzwanzig Zentimeter. Die Grundfläche misst dreiunddreißig Quadratzentimeter pro Box. Alle Rückwände haben zwei Fenster.

Messen, sägen, tapezieren oder Schaltkreise verlegen. Wenn sie an die Tage in dem Wochenendhaus denkt, spürt sie ein angenehmes Kribbeln im Bauch. Die Arbeit hat ihr von Anfang an Spaß gemacht. Genau wie das Stöbern nach Einrichtungsgegenständen. Sie erinnert sich daran, wie überrascht sie war, als sie entdeckte, dass alles, was im realen Leben an Materialien und Inventar existiert, ebenso für Puppenwelten zu kaufen ist. Von der Cognac-Karaffe über Mini-Bügeleisen und Tulpenzwiebeln bis hin zur Zither für den Hüttenzauber. Das Sortiment für Puppenmütter lässt keine Wünsche offen, auch die Angebote der virtuellen Zubehörshops stellen sie mehr als zufrieden. Nach wie vor sitzt sie gern vor dem Rechner und lässt sich von der enormen Auswahl an Ware inspirieren.

Ein letztes Mal prüft sie die Elektrik in Bertis Zuhause. Einen Schmorbrand möchte sie nicht riskieren, kontrolliert gewissenhaft sämtliche Schalter und klopft sich selbst auf die Schulter. Sie hat gut gearbeitet und stellt Bertis Home neben Alfies ins Regal. Die Lichter in den Boxen lässt sie eingeschaltet.

Sie begibt sich an den Schreibtisch. Jetzt nimmt sie die Kälte wahr, die durch die Wände kriecht. Mit klammen Fingern leimt sie die nächsten zwei Boxen aneinander und schielt zwischendurch zu Alfies und Bertis Homes. Auf eine merkwürdige Weise beruhigen sie die beleuchteten kleinen Wohnstuben, auch wenn sie Abscheulichkeiten beherbergen. Mit ihren Homes gibt sie den geschundenen Seelen ein Zuhause und verschafft ihrem Leid eine Bühne. Tot ist nur, wer vergessen wird, hat ihre Oma immer gesagt und damit Kant zitiert.

Bei ihrer Arbeit orientiert sie sich überwiegend an Pressemitteilungen, die sie in Plastikhüllen sammelt, die allesamt in einem Ordner stecken. Für »ihre Kinder« hat sie sich Vornamen in alphabetischer Reihenfolge einfallen lassen und die Todesarten aufgelistet: Alfie wurde erwürgt. Berti erstochen. Christopher im Spülbecken ertränkt. Daniel ist verhungert. Finn wurde erdrosselt. Gino ins Badewasser gedrückt. Hassan ist erstickt. Ja, sie wird einige Zwei-Raum-Wohnungen bauen und das Ende des jeweiligen Jungen facettenreich inszenieren.

Das E spart sie vorerst aus.

Draußen fährt ein Lastwagen vorbei. Wände und Fußboden beben. Die beiden Homes zittern im Regal. Das passiert, wenn Fahrzeuge mit hoher Geschwindigkeit vorbeirasen. Oder um die Kurve kommen und abrupt abbremsen, weil sie die Drempel zu spät sehen. Dann vibriert ihr ganzes Zuhause.

Sie schaltet das alte Kofferradio ein und starrt zur Wand, die an die Arbeitsplatte grenzt. Reißzwecken halten Fotos und Kunstkarten und verhindern den ständigen Blick ins Leere. Einer Karte gelingt das besonders gut. »Blühende Grenzenlosigkeit« ist der Titel des Bildes. Es stammt von dem vietnamesischen Maler Duy Huynh. Sie mag die Balance, die das Mädchen im Bild hält, ihre Zerbrechlichkeit und die Anmut, mit der sie wenige Zentimeter über einer Wiese schwebt. Huynhs Kunst bringt sie zum Weinen. Die Schwerelosigkeit des Mädchens wühlt sie auf. Wie das Kind die Zehen streckt, den Kopf neigt und die Augen geschlossen hält. Ihr Kleid besteht aus Blumen, die sich an einer Stelle vom Stoff lösen und davonfliegen.

Neben dem schwebenden Mädchen hängen Fotografien, die sie verwirren. Sie hat sie selbst dort angebracht, fragt sich aber, wer die Leute sind, die ihr entgegenlächeln. Egal, wie oft sie versucht, sich an ihre Namen zu erinnern, sie findet keine Anhaltspunkte.

Es ist, als hätten sich die Informationen zu diesen Personen aus ihrem Gedächtnis geschlichen. Die Fotos deprimieren sie. Mehr als einmal hat sie beschlossen, sie von der Wand zu reißen und auf dem Weg zur Arbeit in eine Mülltonne zu werfen. Aber das bringt sie irgendwie nicht fertig. Aus dem Radio tönt Werbung.

Sie konzentriert sich auf Christophers Home und zeichnet ihre Arbeit mit der Kamera auf. Die Linse hat sie auf den Schreibtisch und ihre behandschuhten Hände ausgerichtet. Wieder verlegt sie zuerst Kabel für die Batterieklemmen in der Küchen-Box und klebt anschließend die Raufasertapeten. An der Rückwand der Box schließt sie die Plastikhebel an, mit denen sie später die Glühlampen einschaltet. Ein Kinderzimmer gibt es diesmal nicht.

In der Küche streicht sie die Wände altrosa. Den Boden kleidet sie mit Linoleumresten aus, misst, schneidet und fügt alles peinlich genau zusammen. Vor die Fenster hängt sie Jalousien, die sie bis zum Anschlag hochzieht. Den gebeizten Esstisch mit vier Stühlen setzt sie vor die rechte Scheibe, akribisch unterhalb der Deckenleuchte. Die auf dem Lampenschirm aufgedruckten Kirschen werfen Schatten an die Tapete.

Drei Komma fünf Volt beleuchten die Frühstückstafel. Auf die Tischplatte leimt sie einen Brötchenkorb, ebenso verfährt sie mit der Butter in Stanniolpapier und einem Glas Honig. Durch eine unscheinbare Tür gelangt man theoretisch in den Vorgarten. Mit wenigen Handgriffen bringt sie dort einen Riegel an, außerdem eine Kette. Diese beiden Einbruchshemmnisse sind ein wichtiges Indiz.

Die Homes sind generell von außen unzugänglich, die Frontseite zählt nicht. Fenster geschlossen und Türen zugesperrt. Einbruchsspuren sind nie vorhanden.

Sie wendet sich der zweiten Box zu, die im Grunde identisch mit Bertis und Alfies ist. Nur Wandfarbe, Fußboden, Gardinen, Dekoration und das sonstige Inventar unterscheiden sich. Auch Christophers Vater sitzt im Sessel, mit verklebtem Mund und der obligatorischen Augenbinde. Die Schwester liegt in eine Decke gerollt auf dem Sofa.

Sie linst zur Kamera und registriert, dass sie bei der Aufzeichnung kaum Geräusche verursacht. Entschlossen löst sie den Plastik-Puppenkopf von Christophers Rumpf, drückt das Stück einer Gardinenkette in den Hohlraum und setzt den Kopf wieder auf den Puppenhals. Anschließend legt sie Christopher auf die Anrichte in der Küche und schiebt sein Gesicht in die Spüle, die mit Wasser gefüllt ist. Durch die winzigen Bleigewichte der Gardinenkette sinkt Christophers Kopf bis auf den Grund des Beckens. Ihre Hände zittern. Die Beschäftigung mit der Auffindesituation der leidtragenden Figur bereitet ihr Stress. Genau wie bei Alfie und Berti. In diesem Fall bekommt sie Durchfall und muss den Schreibtisch verlassen.

Nach einer Verschnaufpause kommt sie zurück und wendet sich Christophers Mutter zu. Dieser Figur widmet sie sich immer nur notgedrungen und fügt sie wie automatisch in die Szenerie. In diesem Fall trägt das Modell einen knielangen Rock mit Bluse und Stiefeletten. Die Mutter lehnt am offenen Kühlschrank, in der einen Hand hält sie einen Löffel, in der anderen eine Packung Eiscreme. Sie dreht dem Jungen, der in der Spüle ertrunken ist, den Rücken zu.

Inklusive Toilettengängen und einer Snackpause benötigt sie knapp sieben Stunden, um Christophers Home zu vollenden. Ein letzter prüfender Blick. Sie ist für heute zufrieden, stoppt die Aufnahme der Kamera, löscht das Licht, verlässt die Kammer und verriegelt die Tür. Das ist überflüssig und lächerlich. Niemand kommt zu Besuch, aber für sie fühlt es sich besser an, wenn die Homes eingeschlossen sind.

Gedankenverloren schiebt sie den Kamerachip in den Laptop und wärmt Nudeleintopf in der Mikrowelle auf. Zum Essen begibt sie sich aufs Bett, löffelt die Suppe und spart nicht mit Salz. Nebenbei guckt sie sich auf ihrem Laptop die Videoaufnahme an, die sie bei der Arbeit an Christophers Home zeigt, und nimmt zur Kenntnis, dass die Sequenzen gestochen scharf sind. Auch die Tonqualität genügt ihrem Anspruch. Die Radioansagen sind deutlich zu verstehen.

Später schaut sie »Cold Case – Kein Opfer ist je vergessen«. Sie mag die amerikanische Crime-Serie und kann viele Dialoge mitsprechen. »Die verlorene Tochter« ist ihre Lieblingsfolge. Zu manchen Szenen der Serie hat sie Notizen angefertigt, vor allem von der Polizeiarbeit. Aber heute lässt sie sich einfach berieseln und verdrückt nebenbei zwei Schachteln Schokokekse. Die Strapazen des Tages verziehen sich in die Matratze, gesellen sich zu Bröseln, die unentwegt auf das Laken rieseln. Ihre Gedanken beginnen zu wandern. Sie ist mit ihrem Projekt einen guten Schritt vorangekommen. Schlendrian ist jedoch nicht angesagt. Acht weitere Homes wird sie noch bauen müssen.

Ihr Freund ruft an und sagt das Treffen ab. Das ist bisher noch nie vorgekommen. Offenbar fährt er zu einer Motocross-Show und wird einige Tage fort sein. Sie wundert sich, dass er dieses Event nicht vorher erwähnt hat, und drängt auf eine neue Verabredung. Raffiniert nagelt sie ihn auf ein Essen in der Stadt fest, bald nach seiner Rückkehr. Er fände ein Abendessen in ihrer Wohnung spannender. Bisher hat er sie noch nie betreten. Er zieht sie damit auf und lacht, als sie ihm vorspielt, dass sie ihn vermissen wird.

»Du bist verrückt nach mir, gib es zu!«, feixt er.

Sie lügt weiter, haucht Beteuerungen, die ihm gefallen, um ihn bei der Stange zu halten. Gegen zwei Uhr nachts schaltet sie »Cold Case« aus. Am anderen Morgen muss sie früh in die Firma. Ihre Chefin hat um ein Gespräch gebeten, und das verheißt nichts Gutes.

Sie will sich bettfertig machen und alle Lichter löschen, kann sich aber nicht aufraffen. Obwohl ihr klar ist, dass sie auf dem Präsentierteller liegt. Sie wird nämlich ausgespäht. Seit Kurzem, mit Fernglas. Magdalena Kohn schaut hemmungslos von den Türmchen im First in ihre Welt und glaubt zu wissen, wen sie vor sich hat. Dabei hat sie keinen blassen Schimmer.

Sie ist ahnungslos. Wie ihr Freund.

Zwei Dummerchen.

da vor

Am nächsten Tag beseitige ich die Spuren der Näherei, fege die Küche aus und sauge die Reste meiner Sägearbeit weg. Ich entsorge den zerstörten Furry-Head, suche die Teppiche auf allen vieren nach Flusen ab, kratze Heißkleberreste vom Esstisch und versprühe Citruskraft. Bis Küche, Wohnzimmer und Bad klinisch rein riechen. Mir fällt auf, dass ich nahezu das ganze Haus in Beschlag genommen habe. Auch die Schranktüren in Mutters Schlafzimmer stehen weit offen, der Inhalt zweier Schubladen liegt verstreut auf dem Bett. In meiner Gier nach Mausespeck habe ich keine Eventualität ausgelassen. Ich falte Slips, BHs, getragene Nylonstrümpfe und räume die Nähutensilien weg. Sortiere Seidenschals nach Farben, mache Ordnung, bis jedes Detail stimmt, und ziehe Mutters Bett ordentlich glatt.

Zwischenzeitlich lausche ich auf die Türglocke und fiebere meiner Expresssendung entgegen. Gestern Nacht bestellt, heute geliefert. Fünfzehn Euro extra kostet mich der Spaß. Als es klingelt, reiße ich dem DHL-Lieferanten das Paket aus der Hand und habe es geöffnet, noch bevor er die Tür schließt. Ich bin überglücklich.

Der Fursuit besteht aus weichem Kunstfell, an dem Fußstulpen und Handschuhe mit Pfotenaufdruck befestigt sind. Beine und Arme sind mit elastischen Bordüren versehen. Das Kostüm wird vorn am Latz mit einem Klettband geschlossen, sodass ich es bequem anziehen kann. Den mitgelieferten Kopf verstärkt ein starkes Kartongerüst. Er ist mit Plüsch überzogen, im Innenraum gefüttert und hat putzige Ohren.

Äußerst achtsam steige ich in das Kostüm. Es sitzt. Hauteng, aber ich kann mich bewegen. Im Dekolleté-Bereich befindet sich ein silbergraues Lätzchen. Ich kann nicht aufhören, mich zu streicheln, pose ohne Spiegel und setze den Kopf auf. In dem Moment werde ich endgültig zum zuckersüßen Koalabär. Ein flauschiges Kuscheltier zum Anbeißen. Mir ist feierlich zumute. Und obwohl ich transpiriere, fühle ich mich beschirmt. Mein Fursuit hüllt mich ein, niemand kann sehen, dass mir der Schweiß den Körper hinabrinnt.

Ich möchte die Wirkung meines Kostüms testen und tippe die Telefonnummer des Lieferservice, ordere Hähnchen-Gyros komplett, eine Pizza mit Extra-Peperoni und Knoblauchbrot. Ungeduldig hypnotisiere ich die Haustür. Das Geld für den Boten halte ich abgezählt in den Tatzen. Dreiundzwanzig Euro plus Trinkgeld. Die Bestellung lässt auf sich warten. Es fällt mir schwer, zu glauben, dass mein Anruf erst zehn Minuten her ist. Die Küchenuhr muss stehen geblieben sein.

Von der Uhr, die über dem Büfett im Esszimmer hing, fehlt weiterhin jede Spur. Tick. Tack. Tack. Mutters Uhrensammlung zitiert mich ins Souterrain. Ich eile die Kellertreppe hinab und öffne die Tür meines ehemaligen Zimmers. Meine Sicht ist durch den Koalakopf eingeschränkt, aber ich kann erkennen, dass die Exponate auf ihren Plätzen stehen und schweigen, als könnten sie kein Wässerchen trüben. Ich vernehme kein Tick und kein Tack. Und nicht eine dieser verflixten Uhren zeigt die tatsächliche Zeit an. Unnütze Staubfänger, allesamt.

Ich widerstehe der Versuchung, sie vom Glastisch zu fegen, schließe den Raum gewissenhaft ab, gehe in den Heizungskeller und suche meine Armbanduhren. Ich drehe alles auf links, aber meine Uhren bleiben verschwunden.

Tick. Tack. Tack. Tick. Mutters Sammlerstücke schlagen wieder los, als ich dabei bin, die Treppe hinaufzugehen. Tickticktacktack. Ich stehe wie angewurzelt. Die Uhren klopfen wie mein Herzschlag. Sie beschweren sich. Laut und deutlich. Sie wollen zurück. Tick. Raus aus dem Keller, hoch in den Salon. Ticktack. Sie sagen, dass ich schuld bin an ihrer Verbannung, und verursachen mir Kopfweh. Ich keuche mich in einen Kollaps, drücke meine Tatzen an meinen Fellhals und versuche, die Atmung zu kontrollieren. Aber ich bekomme mich nicht in den Griff und hechele mich in einen Panikanfall. Ich werde ersticken. Ohne Beteiligung einer Erdnuss. Und komme nicht auf die Idee, mir den Koalakopf herunterzureißen.

Ich ziehe mich am Geländer die Treppenstufen hinauf, begleitet von den Attacken der Uhren. Im Erdgeschoss kann ich sie nicht mehr hören. Dafür werde ich von Eduards ehemaligem Kinderzimmer angezogen. Es ist, als wäre ein riesiger Magnet im Spiel. Gegenwehr zwecklos.

Mein geliebter Bruder. Wer hat deine Zimmertür zugemauert? Wer hat den Mörtel hierherauf geschleppt? Die vielen Steine? Eduard. Sag doch ein Wort. Nur ein einziges.

Ich lehne mich mit dem Rücken gegen die Wand und gleite zu Boden. Konservierte Bilder und Düfte drängen in die Freiheit. Bananenbrei und Babypuder. Eduards Stirn hatte unzählige Falten, das Gesicht war vom Schreien frostblau. Die Mini-Fäustchen hielten meine Finger ganz fest, wenn er sie zu fassen bekam. Ich trug ihn in mein Bett und habe mich an ihm gewärmt. Eduard. Als ich dich das letzte Mal sah, hingen farbenprächtige Girlanden im Garten. Pinkfarbene Luftballons schwebten an der Decke des Eingangsbereichs. Die Sommersonnwende brachte den Wendepunkt.

Es klingelt. Wiederholt und penetrant. Ich werde in die Gegenwart gezwungen, stoße Eduard in die Tiefen meines Bewusstseins und stolpere ins Erdgeschoss.

Der Lieferboy lächelt und zeigt mir seine Frontzahnlücke. Den deutlichen Abstand zwischen seinen beiden Vorderzähnen nehme ich sofort wahr. Karlfrieds Sohn hatte die gleiche Lücke und litt als Jugendlicher so sehr darunter, dass seine Eltern die vollkeramischen Verblendschalen zahlten. Umständlich stellt mir der Lieferboy zwei Tüten vor die Füße. Er mustert mich, während ich ihm das Geld in die Hand drücke.

»Sie sehen niedlich aus.«

»Wirklich?«

Ich spüre, wie ich rot werde. Zu meiner Freude hat der Bote

von meiner Verlegenheit keine Ahnung. Der Fursuit schirmt mich ab. Wie wunderbar.

In der Küche nehme ich den Tierkopf ab und stelle ihn auf Mutters Platz. So kann er in den Garten schauen. Ich decke Teller und Besteck. Aus Styroporschachteln kann ich nicht essen.

Mir ist festlich zumute, und ich spiele mit dem Gedanken, Mendelssohns Violinkonzert in e-Moll in den Player zu schieben. Vatis Lieblingsstück. Aber ich kann die CD nirgends finden, begnüge mich mit Kerzenlicht, beginne die Bestellung in alphabetischer Reihenfolge zu essen und beschmutze dabei den Koala-Schlabberlatz. Ich wasche den Fleck über der Spüle heraus. Die Pizza Napoli schneide ich in Achtel und bin darauf bedacht, dass ich jeden Bissen zwanzig Mal kaue. Der Fursuit schränkt die Bewegungsfähigkeit an den Armen etwas ein, aber daran gewöhne ich mich schnell und werde eins mit meiner zweiten Haut. Ich verzichte auf das letzte Stück Pizza, lege es einfach in die Pappschachtel zurück. Ich kann mich nicht erinnern, wann ich dazu jemals fähig war.

Ich denke an Marvin, bin voller Sehnsucht und hoffe inständig, dass er mich in die Arme nimmt, mein Fell streichelt und mich hält. Ich weiß, es ist nicht selbst gemacht, und mir ist klar, dass mein Liebster Kostüme von der Stange entsetzlich findet, aber er muss meine Notlösung akzeptieren.

Mutter wird mich nun endlich lieben. Koalas kann sie nicht widerstehen, und diese Aussicht motiviert mich. Ich drücke die Spuren meiner Bestellung in eine Tüte, die ich gesondert aus dem Haus schmuggeln werde. Ich bin dazu übergegangen, die Hinweise auf meine Fast-Food-Mahlzeiten in öffentlichen Müllbehältern zu entsorgen. Seitdem ich so verfahre, haben sich Mutters bissige Kommentare in Bezug auf meine Essgewohnheiten drastisch reduziert.

Beflügelt tippe ich Marvins Handynummer. Er klingt abgelenkt und einsilbig. Enttäuschung pirscht sich an wie eine hungrige Hyäne. Selbst als ich ihm eine Überraschung prophezeie, reagiert er verhalten. Umso erstaunter bin ich, als er mich am Ende des Telefonates einlädt. Seine Eltern erwarten uns gemeinsam zum Abendessen. Das ist eine große Sache. Wenn seine Familie mich mag, kann ich vielleicht tatsächlich zu Marvin ziehen.

Ich klettere aus dem Kostüm, springe unter die Dusche und eile in die Akademie.

Meine süßen Mädchen sitzen in der Grätsche. Ihre Gesichter ruhen auf den vorgestreckten Beinen. Sie halten die Positionen länger als die vorgegebenen dreißig Sekunden. Ich sehe aus dem Fenster. Am Himmel schwebt ein pinkfarbener Luftballon. Mein Herz zieht sich zusammen.

Der Anblick pinker Dinge macht mich traurig.

***

Marvins Eltern haben runde, gebräunte Gesichter. Sie lassen sich keine Irritation anmerken, rümpfen auch nicht die Nase, als sie mir die Tür öffnen und ich im Fursuit vor ihnen stehe. Ihre Souveränität kommt nicht von ungefähr – Marvin steckt in einem dunkelgrauen Wolfs-Kostüm. Die Reaktion auf mein Outfit macht mich glücklich.

Marvin streichelt meinen Fellrücken und versichert mir, wie stolz er auf mich ist. Marvins Schwester und ihr Ehemann haben ebenfalls Worte für mich, die weit über Höflichkeiten hinausgehen.

Das Esszimmer wirkt gemütlich, indirekte Beleuchtung, eine geschmackvolle Wohnwand mit Regalen, Vitrinen und Schubladen. Daneben hängt eins meiner Lieblingsbilder. »Der Schrei«, Munchs Werk.

Zum Essen nehmen Marvin und ich die Fursuit-Köpfe ab. Seine Eltern erheben die Gläser. Es fällt mir schwer, die Aufmerksamkeit auszuhalten, die diese Menschen über mich ergießen. Marvins Familie möchte alles über mein Leben in Paris wissen, ordert Karten für die nächste Aufführung meines Kinderensembles und bringt mich damit zum Weinen. Ich berichte von Billy und zeige Fotos. Marvin ergänzt meine Ausführungen, und ich spüre, wie sehr er mich bewundert. Von Kritik keine Spur. Er lobt meine Arbeit mit den Kindern in den Himmel. Dazwischen sieht er mich unentwegt an.

»Willst du mich heiraten?«

Er flüstert die Worte so laut, dass jeder sie mitbekommt, und verschlägt mir damit die Sprache. Fünf Augenpaare starren mich an.

Das könnte der glücklichste Abend meines Lebens werden. Die drohende Obdachlosigkeit, meine Probleme, all das löst sich in Luft auf, wenn ich Ja sage. Ich möchte zu dieser Familie gehören. Mutter die Villa überlassen. Künftige Streitigkeiten mit ihr weglächeln und unsere Differenzen kleinkochen. Ich könnte Arnaud die Hand reichen, ebenso seinem Sohn. Wenn er möchte, kann er mein neues Geschwisterchen werden.

»Ich habe meinen Bruder getötet, als ich neun Jahre alt war«, sage ich mit klopfendem Herzen. Meine Stimme zittert kein bisschen. Ganz anders als meine Beine, die Gott sei Dank unter dem Tisch verborgen sind. Aber ich musste diese Bombe platzen lassen, wenn ich mich bei Marvin sicher fühlen will. Diese Tatsache hat ansonsten viel zu viel Sprengkraft und kann mein zukünftiges Leben mit Marvin jederzeit zerstören. So gesehen ist es wichtig, die Detonation kontrolliert herbeizuführen, denn noch kann ich mit den Konsequenzen umgehen, rede ich mir ein. Vielleicht wissen Marvin und seine Eltern sogar schon, was ich getan habe. Immerhin bin ich bekannt wie ein bunter Hund.

Die Stille, die am Tisch herrscht, ist mehr als betretenes Schweigen und kaum zu ertragen. Marvins Augen sind randvoll mit Tränen.

»Kannst du dich an die Tat erinnern?«, fragt seine Mutter schließlich.

Ich verneine.

»Bereust du es?«, will sein Vater wissen.

»Jeden Tag.«

Die Familie schaut zu Marvin. Sie warten. Es ist seine Entscheidung.

Es ist nach Mitternacht, als ich unter Mutters Bettdecke krieche. Ich mache mir nicht die Mühe, meinen Fursuit auszuziehen. Den Kopf behalte ich ebenfalls auf, obwohl ich unbequem liege, aber solche Kleinigkeiten tangieren mich nicht. Ich bin ein Koala. Hinreißend und für den Rest meines Lebens glücklich mit Marvin.

Müdigkeit überrollt mich. Ich möchte träumen, die Denkregion abschalten. Aber mein Hirn tanzt. Heftige Muskelkontraktionen lassen meine Beine zucken. Mutters Duft ist allgegenwärtig und verscheucht zusammen mit meiner Aufregung das Bedürfnis nach Schlaf.

Ich stehe auf, bewege mich durchs Zimmer und öffne ihren Kleiderschrank. Nachthemden hängen auf Kleiderbügeln, nebeneinander, wie kopflose Gespenster. Vorsichtig berühre ich den lavendelfarbenen Morgenrock aus kühler Seide. Mutter achtet auf Qualität.

Licht. Halogenstrahler fangen mich ein wie Suchscheinwerfer den Verbrecher und stellen mich bloß. Mutter und Arnaud positionieren sich im Türrahmen. Bestürzt wäge ich meine Möglichkeiten ab und verwerfe jeden Erklärungsansatz. Mutter liebt Koalas. Darauf muss ich bauen. Sie mustert mich mit offenem Mund und hält Abstand.

Furries sprechen nicht. Das ist Gesetz. Diese eine Weisung ist bindend, auch wenn Marvin und ich bei seinen Eltern eine Ausnahme gemacht haben. Ich überlege, ob ich Mutter meine Verlobung verkünden soll, um ihr den Wind aus den Segeln zu nehmen. Aber ich spiele den Trumpf nicht aus.

Arnaud reibt sich die Augen. Er scheint nicht zu glauben, was er sieht. Mutter stützt sich an der Wand ab, streckt ihr geschientes Bein vor. Sie schüttelt den Kopf und schweigt. Einer ihrer berüchtigten Tobsuchtsanfälle wäre mir lieber. Arnaud zieht sie aus meinem Sichtfeld. Sie flüstern gedämpft im Flur, ohne wirklich leise zu sein. Ich mache mir nicht die Mühe, ein Wort zu verstehen. Ellis hätte das getan. Koalas haben damit nichts am Hut. Arnaud kommt allein ins Zimmer zurück und geht mir an die Fellgurgel.

»Du kannst doch nicht einfach in die Privatsphäre deiner Mutter eindringen! Und was soll der bescheuerte Aufzug?« Er reißt an meinem Koalakopf und will ihn mir von den Schultern zerren.

»Wieso bist du nur ein so ... schrecklicher Mensch!« Er schlägt auf den Koalakopf. Ich habe Angst, dass er ihn zerstört.

»Deine Mutter hatte dir ein Ultimatum gestellt! Warum hältst du dich nie an Vereinbarungen? Arbeiten gehst du auch nicht mehr. Andauernd lungerst du zu Hause herum!«

Was für ein Unsinn. Ich schufte wie eine Verrückte. Die Arbeit mit den Kindern ist kein Zuckerschlecken. So etwas sieht leichter aus, als es ist. Sechs Mädchen bewegen sich der Spiegelwand entgegen. Um vor Arnaud zu flüchten, durchforste ich meine Gehirnzellen nach C-Tönen. Sie sind mir abhandengekommen.

»Du bist ja völlig irre«, schreit Arnaud und macht sich größer, als er ist. Mutters Männer sind klein und korpulent.

»Du verlebst deine Tage im Bett.« Arnauds Bauch wackelt, wenn er sich aufregt. »Ich werde dieses Verhalten nicht dulden! Du bringst deine Mutter noch ins Grab.«

»Dann ist Eduard wenigstens nicht mehr allein!« Der Satz rutscht mir raus, und ich habe sofort ein schlechtes Gewissen. Ich schwitze und halte die Hitze unter dem Fursuit kaum aus. Furries sagen keinen Ton. Es gibt nur diesen Grundsatz, und doch habe ich mich hinreißen lassen.

Arnaud atmet durch. Er scheint sich zu sammeln und schlägt einen sanfteren Ton an.

»Nimm bitte den albernen Kopf herunter und lass uns wie vernünftige Leute reden. Für jedes Problem gibt es eine Lösung.«

Er ist leicht zu durchschauen, aber ich lasse mich nicht einlullen. Manipulationen sind die Leitplanken meines Lebens. Mein Hass schlummert in unzähligen Konservendosen. Was passiert, wenn ich alle Deckel gleichzeitig aufreiße?

Arnaud wird sofort wieder laut, und ich wünsche mir Taubheit. Griechisch: Ana-ku-sis. Wie ein Eisbrecher setze ich mich in Bewegung und bahne mir den Weg. Zu meiner Verwunderung lässt Arnaud mich passieren. Ich entziehe mich seinem Radius und steuere ohne Zwischenfälle mein Kellerzimmer an, schließe mich ein und bin in Sicherheit.

Denke ich. Arnaud kratzt am Holz und bittet mich, das Feld für immer zu räumen. Ich mache mir keine Illusionen. Bauernopfer. Es ist beschlossene Sache, dass ich dran glauben muss. Meine Familie pflegt gewisse Traditionen.

Arnaud gibt nicht auf und schiebt neue Worte unter der Tür durch. »Deine Mutter hat so viel durchgemacht.«

Das stimmt. Sie verdient ein besseres Leben, mit Arnaud und seinem Sohn. Ich bin der Klotz an ihrem Bein und mache alle verrückt mit meinen Eskapaden.

***

Karlfried wird den Tag nicht überleben, sagt seine Frau und schnieft in ein Stofftaschentuch. Wie ein Häufchen Elend kauert sie neben dem Krankenbett und tupft ihm Speichel aus dem Mundwinkel. Ich rechne es Mutter hoch an, dass ich ihren Wagen nehmen durfte, um zur Klinik zu fahren. Obwohl die Stimmung zu Hause im Keller ist. Marvin wollte mich begleiten, aber Karlfried ist meine Sache. Bis zum Schluss.

Sein Anblick schnürt mir die Kehle zusammen. Der Koalakopf ist mein Visier, und der Fursuit schützt mich wie eine Rüstung. Ängste nehmen mich trotzdem in Beschlag, machen sich auf meinem Schoß breit, als wäre es ihr Lieblingsplatz. Die Würze des Todes flegelt sich in die hinterletzte Ecke. Anders als bei Eduard, aber unverkennbar. Flashback. Mein Bruder liegt totenstill neben der Tonne.

»Es hilft mir ganz und gar nicht, dass er sich mit dem Sterben abgefunden hat«, flüstert Karlfrieds Frau und zieht mich an ihre Seite.

Ich erinnere mich an die Gespräche, die ich mit Karlfried geführt habe. Über seine Erkrankung, Nebenwirkungen, Symptome. Ich habe ihn unfassbar wütend erlebt, bevor er dazu übergegangen ist, mit den Ärzten zu verhandeln. Sogar mit Gott hat er gefeilscht. Obwohl er wusste, dass der Allmächtige kein Verhandlungspartner ist. Aber mein Karlfried hat sich an jeden Strohhalm geklammert, bevor er in Leere und Hoffnungslosigkeit driftete. Aus dieser Phase ist er schließlich mit Klarheit und der Akzeptanz des Unausweichlichen erwacht. Karlfried bestellte ein Granitkreuz und ließ den Steinmetz eine Dreifachspirale hineinmeißeln. Er vertraute mir an, dass er Fakten schaffen wolle, weil er seiner Frau in dieser Sache nicht traue. Mit ihrer Meinung über keltische Zeichen auf katholischen Gräbern hielt sie nicht hinter dem Berg. Genauso deutlich gab sie zu verstehen, wie sie zu seinem nahenden Ende steht. Sie zertrümmerte das gesamte Meißner Porzellan. Auftakt zu einer Reihe trotziger Taten, auf deren Höhepunkt sie sich die Haare orange tönte. Ich kann sie verstehen.

Karlfried hat zu mir gehalten, gegen alle Widerstände. Im Grunde kann ich mir nicht leisten, ihn zu verlieren, und ich habe Angst, dass ich die Lücke, die er hinterlässt, niemals füllen kann. Ich schlucke meine Bestürzung herunter und beneide Karlfrieds Frau, die ihre Umgebung mit Wut bewirft. Sie brüllt nach den Ärzten, schmeißt sich auf Karlfrieds dürren Leib und schlägt mit den Fäusten auf die mit frischen Laken bezogene Matratze. Eigentlich habe ich mir vorgenommen, ein keltisches Totenlied anzustimmen, wenn mein bester Freund abtritt. Kein Laut entfährt meiner Kehle, mir versagt die Stimme, und meine naive Vorstellung von der ach so magischen Anderswelt zerfällt zu Staub. Nicht ein Fünkchen Akzeptanz kann ich für Karlfrieds nahendes Ende zusammenkratzen.

In meiner Hilflosigkeit beginne ich zu beten, auch wenn

ich wütend bin. Vor allem auf Gott. Nur Mutter und ich, das ist keine Option. Ohne Karlfried kann ich nicht bestehen. Ich bettele um eine Fristverlängerung, obwohl mir der Tod den Mund zuhält.

Minuten schleppen mich durch die Stunden, der ganze Tag dehnt sich und gibt dem Schmerz Zeit, sich zu verteilen. Ich sitze an Karlfrieds Bett, denke an Essen und könnte keinen Bissen zu mir nehmen. Mein Feuerschlucker stirbt. Mein Zirkusdirektor, Dompteur, Beschützer und Lehrer verlässt mich. Bei seinem letzten Atemzug liegt die Nacht wie selbstverständlich über dem Klinikkomplex. Karlfrieds Frau drückt mir eine Münze in die Hand.

»Er hätte gewollt, dass du den Fährmann bezahlst«, sagt sie und streichelt meinen Koalanacken. Sie findet Worte, die mich aufrichten, und überrascht mich mit Milde. Es müsste umgekehrt sein, und es beschämt mich, dass ich unfähig bin, sie zu trösten.

da nach

Sie schaut auf die Uhr. Noch zehn Minuten. Jeden vierten Dienstag im Monat verlässt Magdalena Kohn um neunzehn Uhr ihr Anwesen und bleibt knapp vier Stunden fort. Dreimal hat sie bisher die Gelegenheit genutzt und ist in die Villa mit den Türmchen eingestiegen. Unbemerkt, hofft sie. In dieser Gegend achten die Nachbarn nicht großartig aufeinander.

Die größte Schwachstelle ist ihr Freund. Grundsätzlich geht er dienstags zum Karate. Nur, in Stein gemeißelt sind seine Termine nicht. Spontane Handlungen passen zu ihm. Aber heute ist sie, was ihn betrifft, ausnahmsweise ganz entspannt. Er ist im Motocross-Fieber und hat sogar seinen Urlaub verlängert. Als er anrief und ihr vom Entgegenkommen seines Chefs berichtete, klang er wie ein aufgeregter Drittklässler.

Die Hausbesuche bei Magdalena Kohn würde sie sich am liebsten ersparen. Leider sind sie ein signifikanter Teil des Plans. Trotzdem sitzt ihr die Angst, erwischt zu werden, jedes Mal im Nacken. Sie weiß, dass ihr gesamtes Projekt gefährdet ist, wenn sie auffliegen sollte. Deshalb liegen die Nerven blank, besonders an stressigen Tagen wie heute.

Im Büro war die Hölle los. Ein Kunde hat sich über ihre Arbeit beschwert und Lügen verbreitet, die sie mühelos entkräften konnte. Doch der Auftraggeber ist König und ihr Wort wertlos gegen seine unverschämten Unterstellungen. Eine Lobby hat sie nicht in der Firma. Obwohl ihre Tante die Unternehmenschefin ist. Großzügig hat sie damals beide Augen zugedrückt und sie stundenweise eingestellt. Weil der reale Arbeitsmarkt einen Bogen um Menschen macht, die, wie sie, psychisch irgendwie labil sind. Ihre Tante erwartet dauerhafte Dankbarkeit. Wochenenddienste und schlechte Bezahlung inklusive. Dazu kommt die

Ausgrenzung, mit der sie täglich konfrontiert ist. Sie kennt den Spitznamen, den ihr einige Kollegen gegeben haben. *Big Psycho.*

Kein zweites Mal würde sie am Arbeitsplatz Einzelheiten ihrer Erkrankung preisgeben. Dieses offensive Vorgehen hat ihr nur Nachteile gebracht, anders als es ihr Arzt prophezeit hatte. Und die Tante bereut ihre Entscheidung. Am Morgen hat sie in einem Vieraugengespräch eine Abfindung ins Spiel gebracht. Der Betrag ist einfach lächerlich. Die Stellenanzeige ist geschaltet. »SOFTWARE-UNTERNEHMEN SUCHT SYSTEMADMINISTRATOR/-IN«.

Sie könnte protestieren, rechtliche Schritte einleiten und wird es lassen. Wenn sie ehrlich ist, liegen ihre Leistungen weit unter dem Durchschnitt. Die Firma muss um jeden Auftrag kämpfen und braucht Top-IT-Spezialisten, um am Markt bestehen zu können. Sie wird den Ausschluss akzeptieren und findet etwas Tröstliches in dieser Aussicht. Der Broterwerb ist Nebensache. Es gibt viel bedeutsamere Dinge in ihrem Leben.

Die Anspannung wächst, während sie Magdalena Kohns Haus beobachtet. In den kaffeebraunen Lederhandschuhen schwitzen ihre Hände, und die Kopfhaut juckt unter der dunklen Wollmütze. Neunzehn Uhr. Pünktlich geht das Licht über der Eingangstür an. Magdalena Kohn verlässt die Villa. Kurze Zeit später rollt die Limousine die Auffahrt hinab.

Sie setzt sich in Bewegung. Den Weg über das Grundstück bewältigt sie in Etappen, visiert Teilziele an und hangelt sich von Distanz zu Distanz. Die Strecke kennt sie im Schlaf und muss dennoch kämpfen. Fettdepots in den Oberschenkeln verhindern große Schritte. Wegen einer Fehlstellung der Füße schlagen die Knie beim Gehen gegeneinander. Knickfuß. Ihr Gewicht drückt die Fußsohlen extrem nach innen und forciert die Valgusstellung der Beine. Sie muss achtgeben, um nicht über ihre eigenen Füße zu stolpern. Unbedingter Wille treibt sie bis zur Haustür. Taschenlampe und Schlüssel hält sie in der Hand. Die Handlungsabläufe sind erprobt. Sie schließt auf und betritt Magdalena Kohns Haus.

Es riecht nach Essigreiniger. Im Schein der Lampe befördert sie den Handstaubsauger aus dem Rucksack. Der erste Weg führt zur Abstellkammer. Bei früheren Besuchen hat sie sich die Mühe gemacht, alle Zimmer nach Hausstaub und Schmutz zu durchsuchen. Mittlerweile öffnet sie nur noch die Klappe des hauseigenen Staubsaugers, zieht den prall gefüllten Beutel hervor und saugt den gesamten Inhalt in ihr mitgebrachtes Handgerät. Die Ausbeute ist passabel. Unverzüglich setzt sie den geleerten Beutel wieder ein und begibt sich in die Küche.

Die große Blechdose steht unter der Spüle. Gezielt greift sie Gegenstände heraus, die zum Bauen von Stromkreisen nötig sind. Klemmen, Kabel, Schalter und Lämpchen. Sie achtet darauf, dass sie ausschließlich Dinge mitnimmt, die lose herumliegen. Ein beachtlicher Batterienvorrat befindet sich in der Schublade der Anrichte. Auch hier steckt sie die ein, die bereits aus der Plastikverpackung gelöst wurden. So versucht sie, die kleinen Diebstähle zu kaschieren.

Für heute hat sie alles erledigt. Vorgesehen ist jetzt der sofortige Rückzug. Kein Risiko, lautet ihr Credo. Schall und Rauch. Schon beim letzten Mal konnte sie der Versuchung nicht widerstehen und ist durchs Haus gegeistert.

Ehe sie sich versieht, findet sie sich im Wohnzimmer wieder, öffnet Schränke, berührt Kristallgläser und betrachtet die Fotoreihe auf der Anrichte mit einer Ruhe, die ihr selbst gespenstig vorkommt. Die Bilder sind überwiegend schwarz-weiß. Gerahmte Momentaufnahmen von Gesichtern, denen nicht zum Lachen zumute ist. Die abgelichteten Personen schauen grimmig in die Kamera.

Sie wendet sich ab und durchsucht einige Schubladen, entdeckt eine geöffnete Packung Cremeröllchen und langt zu, obwohl die Plätzchen fad schmecken. Magisch wird sie von der Tür neben dem Wohnzimmer angezogen und drückt die Klinke nach unten. Sie ist zugesperrt. Magdalena Kohn lebt allein und leidet trotzdem unter Paranoia. Umständlich zieht sie einen Schlüssel hervor und sperrt auf. Sandelholz und Zibet. Schwer hängt der Duft im Raum. Sie lauscht ihrem Atem, nähert sich dem Doppelbett und berührt den Samtüberwurf. Das Smartphone liegt auf dem Nachttisch. Was für ein Glück.

Als sie das Haus verlässt, deutet nichts auf ihren Besuch hin. Alle Türen sind sorgfältig verschlossen. Der Inhalt des Staubsaugerbeutels befindet sich wie die Dinge, die sie für die Elektrik der Homes benötigt, in ihrem Rucksack. Auch Magdalena Kohns Smartphone ist vorläufig in ihren Besitz übergegangen. Sie wird es so bald wie möglich zurückbringen.

da
vor

Karlfrieds Todesstunde ist mondlos, regnerisch und seltsam warm. Ich möchte an einem Wintertag sterben. Die Luft soll nach Schnee riechen und die Straßen vereisen. Ich lenke Mutters Wagen wiederholt über die Mittellinie, gefährde mich und den Gegenverkehr. Es fällt mir schwer, in der Spur zu bleiben, obwohl ich den Koalakopf auf dem Beifahrersitz platziert habe. Vier Augen sehen nicht zwangsläufig mehr als zwei. Ich stochere im Dunkeln und fühle mich orientierungslos.

Karlfried war der Puffer zwischen mir und der Welt. Meine Gegenwart und die Vergangenheit. Er rückte zurecht, erklärte, tadelte, schützte mich und verstand. Solidarisch von Kindheit an. Ihm verdanke ich, dass mich das Leben nicht zerstört hat. Eine Ampel bremst mich aus und lenkt den Blick auf neongelbe Plakate. Heute steigt die Furry-Party, die ich so herbeigesehnt habe.

Marvin wird dort sein. Er geht nicht ans Handy, aber die Chance, ihn zu sehen, ist groß, wenn ich auf die Party fahre. Karlfried ist tot, und ich habe nichts zu verlieren. Von Mutter und Arnaud kann ich keinen Trost erwarten.

Ich wende in neun Zügen, und für einen Augenblick erkenne ich Karlfried im Spiegel. Instinktiv trete ich die Bremse durch und würge den Motor ab. Mein verstorbener Freund sitzt auf der Rückbank und lächelt aufmunternd. Ich beruhige mich und bin nach einer Verschnaufpause in der Lage, den alten Bahnhof anzusteuern. Die Stadt möchte das schnörkellose Gebäude abreißen und auf dem Grundstück ein Einkaufszentrum errichten. Dagegen regt sich Widerstand. Gegner der Kernsanierung demonstrieren für den Erhalt des historischen Gebäudes als Event-Ort.

Ich parke auf dem Gehweg. Halteverbotsschilder überall. Sie interessieren mich nicht. Elektrobeats schallen aus der ehemaligen Wartehalle. Hinter mir stoppen zwei Kojoten und laufen kichernd zum Eingang. Ich steige aus dem Wagen und öffne die Beifahrertür. Mit zitternden Händen setze ich den Koalakopf auf und schiebe damit die Furcht beiseite, die mich anfleht, auf dem Absatz kehrtzumachen.

An der Kasse hockt ein Bengal-Tiger. Sein Fell leuchtet rotgold, die Bauchseite ist weiß wie die Tatzen. An der Tür zur Herrentoilette lehnt ein Husky mit einer überdimensionalen Umhängetasche. Er raucht umständlich durch die Schnauze seines Heads und steht dabei genau unter dem Schild, das Rauchen verbietet. Ich bin ernüchtert. Irgendwie habe ich ein Gewimmel aus Fabelwesen, Raubtieren und Phantasiekostümen erwartet. Der Tiger scheint meine Enttäuschung zu spüren und reicht schnell eine Eintrittskarte über den Tisch. Ich schwanke.

Erwartet habe ich eine Furry-Convention wie in Paris, die laut Internet die legendäre Party der Szene ist. Ein Event, zu dem zweitausend Leute anreisen, die lustige Selfies machen, Tanzwettbewerbe ausrichten, sich bei Prämierungen für das beste Kostüm messen und Workshops besuchen. Furries, die die Möglichkeit nutzen, um Geld für bedrohte Tierarten zu spenden, wie für den Netz-Peitschenschwanz-Rochen. Stattdessen Tristesse. Meine erste Furry-Fan-Party ist eine trostlose viertklassige Veranstaltung mit Kantinencharakter ohne Abtauchmöglichkeit.

Ich wende mich an den Kassierer. »Kennst du Marvin?«

Seine Pranken schnellen vor die Schnauze. Die langen Barthaare vibrieren. »Pst!«

Ach ja. Unter keinen Umständen reden. Eingeschüchtert und etwas kleinlaut krame ich sieben Euro hervor und betrete die ehemalige Gepäckhalle. Bunte Scheinwerferlichter zucken. Auf der Tanzfläche hüpft ein Rudel Wölfe. Sie umringen einen imposanten Bären, ein saphirblaues Fohlen mit Regenbogenschweif und einige Manga-Figuren. Auch die beiden Kojoten mit Dauergrinsen ums Maul drehen sich im Kreis. Wenige Verkleidete stehen am Rand und nippen durch Strohhalme an Getränkedosen. Die Mundöffnungen ihrer Fellköpfe lassen nichts anderes zu.

Ich steuere den erstbesten Barhocker an. Disco-Licht flackert. Monotone Musik. Die Party ist lahm, aber ich bin stolz darauf, dass ich hergefahren bin. Zu meinem Glück fehlt mir nur Marvin.

Als das Licht schummriger wird, tanzen zwei Paare Klammerblues. Eine Nebelmaschine bläst dichtes Fluid in den Saal. Die künstlichen Schwaden sind mit Kokosnussduft versetzt. Mir wird auf der Stelle übel. Meine Prise Selbstsicherheit verflüchtigt sich im Dunst. Zu meiner Bestürzung werde ich der Schlingpflanzen gewahr, die sich im Schutz der Rauchwolke über die Tanzfläche in meine Richtung schieben. Entsetzt eile ich zum Ausgang, flüchte, solange ich dazu in der Lage bin. Ich darf nicht zulassen, dass mich die Lianen fesseln, und stürme aus der Halle.

Nach Luft japsend stehe ich auf dem Vorplatz des Bahnhofs, an dem früher die Busse losfuhren. Ich stütze meine Hände auf die Knie und bemerke den Regen. Der Himmel weint. Tränen für Karlfried.

Die Berührung an der Schulter durchzuckt mich wie tausend Volt. Ich fahre herum. Vor mir steht der Husky und raucht schon wieder. Mager und hoch aufgeschossen, sein Fursuit schlackert um seinen Körper. Vom aschegrauen Fell perlen Regentropfen. Er drückt die Umhängetasche an seinen Bauch. Riesige türkisblaue Kunstaugen mustern mich. Sein Kostüm ist aufwendig gearbeitet und mit einer Animatronik versehen. Die Ohren richten sich auf, drehen sich, können in alle Richtungen lauschen. Batteriebetriebene Motoren, Marvin hat sich auf solche Extraspielereien spezialisiert.

»Kennst du …«

Der Husky schlägt sich eine Tatze vor sein Maul.

»Ich weiß, Furries sprechen nicht«, sage ich schnell. »Aber ich muss Marvin finden. Er baut ultracoole Fursuits und liefert seine Kreationen in die ganze Welt. Ich brauche ihn heute Nacht ganz dringend, verstehst du?«

Der Husky winkelt beide Arme an und hebt die Tatzen, wie Hunde es machen, wenn sie Pfötchen geben. Dabei dreht er sich um die eigene Achse. Er sieht niedlich aus und reicht mir seine Pranke. Gegen meinen Willen muss ich lachen.

Ich würde ihm gern von Karlfried erzählen. Aber er nimmt sein Handy aus einer Brusttasche, die ins Fell eingenäht ist, und wirft einen Blick auf das Display. Dann wackelt er mit dem Kopf, verbeugt sich, knickst, winkt und zeigt auf ein Auto. Er verschwindet mit großen Sprüngen über die Straße. Ich schaue ihm nach, sehe, dass er in einen roten Golf steigt, und höre, wie er versucht, das Fahrzeug zu starten. Nach einer Weile steigt er aus dem Auto und sieht zu mir herüber.

»Ich kann dich fahren!«, rufe ich zu meiner Verwunderung.

Es ist lange her, dass ich mich um eine fremde Person gekümmert habe, und ich ärgere mich, dass ich mein Koala-Maul einfach nicht halten kann. Ich möchte zurückrudern, aber er steht schon neben mir, lehnt seinen Head an meine Schulter und krault mir die Ohren.

»Wo wohnst du?«, frage ich und wehre ihn vorsichtig ab.

Er zückt sein Smartphone, tippt ein paar Worte in Großbuchstaben und hält mir sein Mobiltelefon unter die Nase. Ich habe eine vage Vorstellung von der Adresse. Der Weg führt aber ziemlich sicher über die mehrspurige Stadtautobahn, die ich gewöhnlich meide.

»Lebst du allein?«, frage ich forsch, um meine Unsicherheit zu überspielen.

Er tippt. Ich erfahre, dass er sich ein Apartment mit seiner Schwester teilt. Ich habe mir immer eine Schwester gewünscht. Eine, die mit mir durchs Haus geistert, mit der ich Teepartys veranstalte, eine, der ich Zöpfe flechten kann. Einen neuen Bruder hätte ich nicht ertragen.

Der Husky tanzt von einem auf das andere Bein und bringt mich erneut zum Lachen. »Steig ein«, sage ich.

Ich fühle mich gut, sobald ich losfahre. Allerdings werde ich nervös, als sich mein neuer Freund ungeniert eine Zigarette anzündet. Ich öffne mein Fenster. Es ist frisch, aber ich will nicht, dass es im Wagen nach Rauch mieft.

Mutter hasst Zigaretten.

»Was hast du in deiner Umhängetasche?«, frage ich und hoffe, ihn damit von meiner unsicheren Fahrweise abzulenken.

Er zieht einen Block hervor und zeigt mir einige Bleistiftzeichnungen von Furry-Gestalten. Figuren mit Adlerköpfen, Phantasiewesen mit gezwirbelten Riesenhörnern und Flügeln. Ich kann nur flüchtige Blicke auf die Bilder werfen, aber sie sind außergewöhnlich.

»Hast du sie wirklich alle gezeichnet?«

Kopfnicken.

Beeindruckt fahre ich im Schneckentempo über die Schnellstraße aus der Stadt. Der Husky wohnt in einem Trabantenviertel, das in den siebziger Jahren hochgezogen wurde. Manchmal wird die Siedlung in den Lokalnachrichten erwähnt. Problemviertel, den Stempel hat sie weg. Er zeigt mir den Weg zu seinem Block, lenkt mich mit seinen Armen wie ein Dirigent. Ich stoppe irgendwo zwischen den Häuserschluchten. Bevor er aussteigt, verrät er mir überraschenderweise seinen Namen. Wortlos tauschen wir Handynummern aus, bevor er in einem düsteren Hauseingang verschwindet.

Er will sich bei mir melden und mit mir einen Kaffee trinken gehen. Ich glaube ihm nicht und bin überzeugt, dass er mich vergessen hat, noch bevor er die Tür zu seiner Wohnung aufschließt.

Ich lenke Mutters Wagen die Auffahrt hinauf. Morgennebel wabert über das Grundstück. Der Schmerz um Karlfried springt mir auf den Rücken, sobald ich das Fahrzeug verlasse. Ich schleppe ihn huckepack über die Baumstümpfe und Stämme am Außenpool vorbei zum Haus. Achtsam, als würde ich ein Kind tragen. Ich will mich mit meinem Kummer verkriechen, gleichzeitig in Marvins Armen liegen und nie wieder einen Fuß in die Welt setzen. Vielleicht ist Mutter schon wach und kocht mir einen Kakao, wenn ich sie bitte. Sie wird Verständnis haben. Karlfrieds Tod ist eine Ausnahmesituation.

Das Koalafell spannt an den Oberschenkeln und reizt bei jedem Schritt meine Haut, die zwischen den Beinen schon wund gescheuert ist. Der Husky belegt meinen Kopf. Ich schleife ihn zusammen mit Karlfried, Marvin und der Traurigkeit die Stufen zur Haustür hinauf, zerre meinen Hausschlüssel hervor und versuche, den Schlüssel ins Schloss zu stecken. Er. Passt. Nicht. Die Tür lässt sich nicht aufschließen.

Ich rüttele am Knauf. Mit Kraft. Mit Gefühl. Hektisch probiere ich jeden Schlüssel, auch jene, die unmöglich passen können. Alle Bemühungen schlagen fehl. Ich hämmere wie eine Wahnsinnige gegen die Tür. Keine Reaktion. Ich fege ums Haus, trommele an die Fenster im Erdgeschoss. Niemand lässt sich blicken. Nirgends brennt Licht. Ich bin drauf und dran, die Scheiben im Esszimmer einzuschlagen, als mein Blick den Garten streift.

Zwischen dem gefällten Holz schälen sich Möbel aus dem Frühnebel, stehen im feuchten Gras. Mein Sessel. Der Schreibtisch, das Bettgestell und die Matratze. Meine Stehlampen. Dazwischen Kisten und taubenblaue, prall gefüllte Müllsäcke. Meine Sachen. Verstreut in der Gegend, wie aus der Luft abgeworfen.

Im Zentrum kauert Arnauds Sohn.

Er ist barfuß, hockt im Schlafanzug vor meiner lila lackierten Bananenkiste, durchforstet sie und wirft Dinge hinter sich auf die Wiese. Im hohen Bogen. Zahlreiche Objekte liegen bereits verstreut. Ich trete näher und erkenne Tablettenpackungen, Schmuck, meine Sonnenbrille, den venezianischen Fächer und meinen safrangelben Seidenschal. Ich kann den Blick nicht von dem Jungen abwenden, der jetzt mein zerbeultes Blechspielzeug in die Hand nimmt. Er bewirft damit einen Raben, der sich ihm hüpfend über den Rasen nähert. Als kleines Mädchen habe ich diesen Blechkram geliebt und sammle ihn bis heute.

All die Dinge, die auf der Wiese liegen, gehören mir. Selbst den zu eng genähten Koala-Fursuit entdecke ich in einem Strauch. Wie aufgefangen von den Ästen weht das Kostüm im leichten Wind. Ich möchte loslaufen und Arnauds Sohn mein Eigentum entreißen, versuche, vorwärtszukommen, aber die fiesen Schlingpflanzen haben sich um meine Fußknöchel gelegt und bringen mich zu Fall. Mein Körper schlägt hart auf.

Ich liege auf gleicher Höhe mit Mutters Rosen und fixiere die verblühten Knospen. Kälte robbt heran und bringt den Nebel mit, der mich verhüllt wie ein feuchtes Bettlaken. Ich bin regungslos, nur meine Augen sind in Bewegung. Es ist Frühling, und trotzdem sind Mutters Pflanzen zum Schutz vor dem Winter mit Tannenzweigen bedeckt. In die Beete investiert sie Zeit, vergeudet dort Liebe und Sorgfalt. Für mich bleibt da nichts übrig.

Mit Mühe schaffe ich es, den rechten Arm auszustrecken. Ich bekomme einen Rosenstiel zu fassen und reiße ihn samt Wurzel aus dem Boden. Dornen durchstoßen meine Fingerkuppen, und mein Verstand sieht für einen Moment alles ganz klar. Vielleicht schärft der Schmerz meine Sinne. Vielleicht ist es aber auch die Kälte.

Mutters Ultimatum ist abgelaufen. Auch diesmal hat sie nicht geblufft. Sie hat Fakten geschaffen und mich tatsächlich vor die Tür gesetzt. Karlfrieds Ende beschert mir weder Verständnis noch eine Fristverlängerung. Der Einbruch in ihr Schlafzimmer war wohl der Gipfel meiner Unverfrorenheit. Und offensichtlich ist Mutter nicht gewillt, zu meinen Gunsten abzuwägen.

Ich bekomme einen der Kieselsteine zu fassen, mit denen die Beete umsäumt sind, und schleudere ihn Arnauds Sohn entgegen. Der Junge ist dabei, meine Korrespondenz in Fetzen zu reißen. Meine Anwesenheit scheint ihn nicht im Geringsten zu stören.

Mit dem nächsten Kiesel treffe ich ihn am Kopf. Er schreit nicht, obwohl er an der Schläfe blutet. Zu meinem Erstaunen rappelt er sich auf. Arnauds Sohn rennt los. Ich hebe den Koalakopf und sehe, dass er auf den Außenpool zusteuert, Anlauf nimmt und hineinspringt. Die Wasseroberfläche bricht über den Beckenrand und ergießt sich in die Wiese. Keine zwanzig Schritte von mir entfernt. So ein verrücktes Kind.

Ich zwinge mich, in eine andere Richtung zu sehen. Arnauds Junge ist ein Provokateur, der glaubt, dass er sich alles erlauben kann. Leider liegt er damit völlig richtig. Schamlos profitiert er von der schwachen Position, die ich in der Familie habe, und heimst die volle Aufmerksamkeit ein. Auch deshalb ist er nicht meine Angelegenheit, das habe ich mir schon vor Ewigkeiten geschworen und ignoriere ihn, sooft ich kann. Ich höre ihn um Hilfe brüllen, hebe den Kopf, riskiere einen Blick und sehe ihn wild mit den Armen fuchteln.

Karlfried gesellt sich zu mir und legt sich neben mich ins Blumenbeet. Er strahlt eine furchteinflößende Ruhe aus. Ich spüre die Nähe der Anderswelt und sehne mich dorthin. Eine winzige Erdnuss genügt. Mutter reicht sie mir gewiss mit Vergnügen. Ganz bestimmt, wenn kein Wunder geschieht und Arnauds Sohn ertrinkt. Der Bengel reitet mich in ein regelrechtes Dilemma, als mir einfällt, dass er nicht schwimmen kann. Der Pool ist an manchen Stellen zwei Meter tief. So ein dummer kleiner Kerl.

Ich presse die Handflächen gegen die Ohren, hangle mich zu meinem höchsten C-Ton und bleibe liegen. Meine Augen verfolgen den Überlebenskampf des Jungen. Er schnappt nach Luft. Seine Schreie werden flacher, bis sie schließlich verebben. Es wird ganz still. Das ist der Moment, der einen Schalter bei mir umlegt. Ich darf Arnauds Sohn nicht sterben lassen. Unter keinen Umständen.

Ich befehle mir, loszulaufen, und schaffe es nicht. Meine Füße sind geleeartig und außerstande, mein Gewicht zu tragen. Und fatalerweise saugt sich der Koalakopf wie Zellophan an mein Gesicht. Ich hyperventiliere und spüre, dass sich meine Blase entleert. Ich bin ein Berg. Ein Koloss. Eine Koala-Witzfigur, die nichts bewegt.

da
nach

Sie trägt Einwegoverall und Handschuhe, als sie mit Daniels Home beginnt. Eng und vor allem trostlos soll es werden. Ihr schwebt ein Ein-Raum-Apartment vor, das lediglich aus einer einzigen Box besteht. Es ist ein Novum, eine neue Taktik, von der sie sich erhofft, schneller voranzukommen. Ein-Zimmer-Homes machen weniger Arbeit.

Nachdem sie die Boxenwände eingekleistert hat, bringt sie die Raufasertapeten an, föhnt sie trocken und reißt sie dann an einigen Stellen zentimeterweise wieder ein. Die unansehnlichen Flächen, die so entstehen, verschandeln die Wände und verleihen Daniels Home einen schmuddeligen Charakter. Sie entnimmt einem der Müllsäcke, die neben dem Schreibtisch lagern, etwas Schmutz. Er stammt aus Magdalena Kohns Staubsaugerbeutel. Sie verrührt Wollmäuse, Haare und Dreck mit ein wenig Wasser zu einer breiigen Masse und verteilt sie im Home auf dem Fußboden. Dabei achtet sie darauf, dass vor allem die Ecken etwas abbekommen. Sie ist zufrieden, als der Boden einen deutlichen Schmutzfilm aufweist. Zur Fixierung besprüht sie die Fläche mit Klarlack. Es ist Absicht, dass sich einzelne Haare leicht vom PVC lösen lassen.

Sie kramt ihre Notizen hervor und studiert die weitere Vorgehensweise auf ihrem Internetausdruck. Daniels Home soll eine zusätzliche besondere Note bekommen. Spinnweben gibt es bisher weder in Alfies noch in Bertis noch in Christophers Home, aber die Idee sagt ihr zu. Vorsichtig zieht sie Fäden mit flüssigem Kleber in den Winkel hinter der kleinen Küchenzeile und flucht, als etwas davon auf den Boxen-Boden tropft. Sie nimmt Staub aus einer der Mülltüten und pustet die Partikel gegen die klebrigen Fäden. Nachdem sie den Vorgang mehrfach wiederholt hat, kann sich das Ergebnis wirklich sehen lassen. Der Staubsaugerschmutz bleibt hängen und setzt das Spinnennetz gut in Szene, wirkt täuschend echt und gefällt ihr so gut, dass sie andere Ecken im Home genauso gestaltet.

Begeistert lichtet sie die Netze mit Magdalena Kohns Smartphone ab. Sie hat sämtliche Fotos, die sie von ihren Arbeiten an den Homes gemacht hat, auf dieses Gerät überspielt. Von Beginn an hat sie die verschiedenen Stadien ihres Projekts so festgehalten. Die vielen Nahaufnahmen dokumentieren die Entstehung ihrer Kreationen, ganze Bilderserien hat sie geschossen und darauf geachtet, dass weder ihre Hände noch die Umgebung im Bild sind. Auch nicht der Tisch, die Basteldecke oder andere Details. Die Chipkarte ihres eigenen Mobiltelefons ist jetzt clean.

da vor

»Sagen Sie mir bitte, wie Sie heißen und wo Sie wohnen«, sagt der Mann, den ich noch nie im Leben gesehen habe.

Er ist altmodisch gekleidet. Mit der Fliege ähnelt er Quizmastern der alten Schule, die Karlfried liebte. Vor seiner Brust baumelt eine eingeschweißte Plastikkarte. Dr. Dr. med. Falkenberg wiederholt die Frage, und ich nenne meinen Namen sowie Mutters Anschrift.

»Sanitäter haben Sie vor acht Stunden hergebracht. Sie befinden sich in einer psychiatrischen Klinik. Wissen Sie, was geschehen ist? Haben Sie eine Ahnung, warum Sie hier sind?«

Acht Stunden. Das erstaunt mich. Karlfried ist tot. Kann es sein, dass ich ihn sehen wollte? Zaunreiter zu treffen ist leicht, wenn der Verstorbene noch nicht beerdigt ist.

Während mich der Doppeldoktor mit den Augen fixiert, erinnere ich mich bruchstückhaft. Meine Sachen lagen im Garten. Mutter hat Nägel mit Köpfen gemacht. Ich habe Arnauds Sohn mit Steinen beworfen.

»Ellis, ich muss wissen, ob Sie sich etwas antun wollten.«

»Ich bin in den Pool gesprungen.«

»Das stimmt. Sie haben ein Kostüm getragen.«

Ich sehe an mir runter. Joggingsachen. Warm und trocken. »Ich möchte meinen Fursuit zurück«, sage ich und setze den feindseligsten Blick auf, den ich zu bieten habe.

»Ihre Mutter hat ihn mitgenommen. Sie können ihn wieder tragen, wenn Sie entlassen werden.«

Ich fühle mich nackt.

»Ellis, sagen Sie mir, was passiert ist.«

Ich habe Angst, dass der Doppeldoktor versuchen wird, mir etwas anzuhängen.

»Hat Ihr Sprung ins Wasser etwas mit Karlfrieds Tod zu tun? Ihre Mutter hat uns erzählt, dass Ihr Nachbar gestorben ist.«

»Mami liebt Koalas weniger, als ich dachte«, antworte ich, starre durch den Doktor hindurch und entdecke an der Wand eine Postkarte. Darauf ist ein Elefant zu sehen, der einen Baum auf dem Rücken trägt. Wurzeln krallen sich in seinen gewölbten Rücken. Es ist ein männliches Tier mit Stoßzähnen, ein indisches Exemplar, stolz und majestätisch. Der Anblick des Elefantenbullen beruhigt mich.

»Hatten Sie die Absicht, Ihr Leben zu beenden?«

Ich behalte den Elefanten im Blick, und es gelingt mir, mich zu konzentrieren. Für meinen Sprung ins Schwimmbecken habe ich zwei mögliche Erklärungen. Entweder wollte ich Arnauds Sohn etwas antun, oder ich hatte vor, ihn zu retten.

»Einen Selbstmordversuch schließe ich aus«, flüstere ich.

Wenn Arnauds Sohn ertrunken ist, bin ich für seinen Tod verantwortlich. Diesmal komme ich nicht so leicht davon. Ich bin volljährig und werde im Knast landen, wie Mutter es prophezeit hat.

»Ellis, wer ist Billy?«, fragt Falkenberg. »Sie haben diesen Namen ständig gerufen, als Sie hergebracht wurden.«

Er ist tot, und ich muss ins Gefängnis.

Der Doppeldoktor schielt auf seine Notizen und lässt nicht locker. »Wer ist Billy?«

Ich reiße mich von dem Elefanten los und schnauze den Arzt an. »Billy wird mein Stiefbruder, aber ich bevorzuge ihn nicht.«

»Wobei?«

»Bei meiner Arbeit in der Akademie. Arnauds Sohn ist ein guter Tänzer, ein Rohdiamant, den ich schleife.«

»Hören Sie, Ellis …«

Ich registriere, dass der Doktor keine Schuhe trägt. Zu Anzug und Fliege ist er barfuß. Die Mappe auf seinem Schoß riecht nach Chemikalien.

»… ich habe ein längeres Gespräch mit Ihrer Mutter geführt.

Ihr Lebensgefährte hatte einen Sohn. Aber er ist nicht in den Pool gefallen und folglich nicht ertrunken. Er –«

»Billy lebt?«

»Arnauds Sohn kann ganz sicher nicht tanzen, und sein Name ist … nicht Billy.«

Ich halte mich nur mit Mühe auf dem Stuhl und höre den Doktor gedämpft. Das liegt an der Watte, die sich in meine Gehörgänge schiebt. Ich lese Falkenbergs Worte von den Lippen ab.

»Der Sohn des Partners Ihrer Mutter war sehr krank. Er litt an einer schwerwiegenden Stoffwechselerkrankung, erinnern Sie sich?«

In meinem Hirn tauchen Bilder auf. Anfangs sehe ich sie wie durch Wasserdampf, der sich auf eine beschlagene Fensterscheibe legt und langsam verschwindet. Ich sitze mit Mutter und Arnaud am Tisch. Wir essen Spargel. Er erzählt mit geröteten Augen von seinem Kleinen. Morbus Fabry ist eine angeborene Krankheit. Der Abbau bestimmter Fettsubstanzen wird gestört. Dadurch lagern sie sich in verschiedenen Zellen ab und verschonen auch nicht die Nerven. Ein Anzeichen für das Fabry-Syndrom ist eine rötlich blauschwarze Haut, die sich im Anfangsstadium punktförmig verfärbt. Fabry-Patienten leiden unter starken Schmerzen an Händen und Füßen. Sie sind erheblich bewegungseingeschränkt. Ich sehe Billys Pünktchen-Gesicht vor mir, nehme jedes Teilchen auf. Die Rosinen entpuppen sich als rotbraune Hautveränderungen und sind Ausdruck innerer Katastrophen. Deshalb war sein zartes Gesicht so schmerzverzerrt.

»Arnauds Sohn ist im Alter von acht Jahren in einer Klinik gestorben«, sagt der Doktor sehr laut und sehr deutlich. »Das ist nahezu zwei Jahre her, aber Sie hatten nichts mit seinem Tod zu tun, Ellis, hören Sie?«

Ich stoße meine Augen in den massigen Bauch des Elefanten, bringe seine Ohren zum Schwingen und finde Halt in den Wurzeln des knochigen Baums. Mein süßer kleiner Tänzer war nie in der Verfassung, Pirouetten zu drehen. Und er heißt gar nicht Billy. Wie kann das sein? Wen habe ich an der Stange gequält? Die Watte fällt mir aus den Ohren und landet neben meinen Füßen.

»Einen zweiten toten Bruder hätten Sie einfach nicht verkraftet«, sagt Falkenberg. »Also ließen Sie den Jungen in Ihrer Phantasie weiterleben.«

Ich sehne mich nach meinem Koalakostüm. Ich würde mich so gern darin verkriechen.

»Aber das kann doch nicht wahr sein«, entgegne ich. »Er war doch da, überall … bei den Proben und zu Hause …«

»Der Tod dieses Jungen hat Sie sehr berührt.«

Froh zu sein bedarf es wenig … Du meine Güte, woher kommt jetzt dieses Lied?

»Ellis, was meinen Sie damit, wenn Sie von der Akademie sprechen?«

Ich starre an dem Doktor vorbei.

»Ellis …?«

Der Elefant hebt den Rüssel. Vierzigtausend Muskeln bewegen ihn in die Waagerechte. Er bläst zum Sturm, wirbelt Aktenordner, Schreibtisch und Stifte umher. Die Hosenbeine des Psychiaters flattern im Sog, seine gescheitelten Haare stehen senkrecht, die Fliege an seinem Hals rotiert wie eine Schiffsschraube. Ich klammere mich an die Sitzfläche meines Stuhls. Stürmen kann ich kaum trotzen. Schon als Kind fürchtete ich mich vor dem Wind. In Vatis Arbeitszimmer tobte früher ein Tornado.

Der Doktor richtet sich auf, stemmt sich gegen das Getöse, hält sich nur schwer auf den Beinen und breitet die Arme aus wie Jesus am Kreuz. Er befiehlt dem Wind, Ruhe zu geben, und zu meiner Verwunderung gehorcht er.

»Ich bin Tänzerin«, sage ich leise. »Ich leite eine eigene Akademie. Mein Leben verfolgen über tausend Follower! Aus unserer Kaderschmiede sind große Ballerinas hervorgegangen. Ich habe früher beim Ballet de l'Opéra de Paris getanzt.«

Falkenberg unterbricht mich nicht und stellt erst Fragen, als ich schweige. Er will alles genau wissen. Über die Akademie, er interessiert sich für meine Assistentin und meine Zeit in der Stadt der Liebe. Hin und wieder legt er den Kopf schräg, macht sich Notizen. Schließlich faselt er etwas von einem Job als Programmiererin, angeblich arbeite ich in einer Agentur. Ärzte bringen Dinge durcheinander. Manchmal verwechseln sie Patienten. Ein dicker Distanzbrocken schiebt sich zwischen mich und den Doppeldoktor. Mich stört der Unterton in Falkenbergs Stimme.

»Kann ich jetzt nach Hause gehen?«

»Nur wenn ich sicher bin, dass Sie keine Gefahr für sich oder die Allgemeinheit darstellen.«

»Ich habe nicht vor, mich umzubringen«, sage ich trotzig und spüre regelrecht, dass ich die Bodenhaftung verliere. Mein Stuhl schwankt, und die Wände kommen näher.

»Ehrlich gesagt fände ich es gut, wenn Sie sich hier einige Tage ausruhen.« Der Doppeldoktor wirbt auf eine subtile Weise um mich. »Wir könnten über Dinge reden, die Sie beschäftigen. Zwingen kann ich Sie allerdings nicht.«

Ich starre ihn an, will hier weg und unbedingt bleiben. Meine Möbel stehen im Garten, schwer vom Regen. Ich weiß nicht, wohin. Der Distanzbrocken zerbröselt. Von Falkenberg geht etwas aus. Wärme und Zuversicht. Er bewohnt ein Land, in das ich reisen möchte.

»Ellis …? Ich muss sicher sein, dass Sie sich nicht selbst gefährden.«

»Für ein paar Tage kann ich mich hier einrichten«, sage ich und frage den Arzt, warum er barfuß ist.

Falkenberg guckt auf seine Füße und behauptet steif und fest, dass er mokkabraune Wildlederschuhe trägt. Er möchte wissen, was es mit den nackten Füßen auf sich hat.

Prompt kann ich meinen Mund nicht mehr öffnen. Unter- und Oberkiefer werden von einer Riesenspange zusammengedrückt. Sie versperren den Wörtern den Ausgang, mit denen mein Rachen angefüllt ist. Ich schlucke bittere, ranzige und scharfe Sätze herunter. Ich möchte mit dem Doppeldoktor reden. Ernsthaft, unter allen Umständen. Und bleibe stumm.

Ein Medikamenten-Cocktail stabilisiert mich, und nach mehr als zwei Wochen fällt es mir leichter, Falkenberg zu folgen. Heute bittet er mich in den Raum, in dem ein mobiler Ganzkörperspiegel steht. *Spieglein, Spieglein.* Davor befinden sich zwei einfache Stühle und ein kniehoher Tisch. Kunstkarten und Elefanten kann ich nicht entdecken. Der Doppeldoktor begrüßt mich wortlos, schlägt die Beine übereinander und macht keine Anstalten, mir Anweisungen zu geben. Ich hefte meinen Blick auf den Boden, betrachte meine Füße, ohne sie zu sehen, und sinke auf den einzigen freien Stuhl.

Falkenberg wartet. Es gab Vorgespräche. So gesehen bin ich gewappnet und wirklich bemüht, mein Spiegelbild zu finden. Wie gern würde ich meinen Fursuit tragen. Mutter bringt ihn nicht vorbei, trotz Bitten und Betteln. Dein Arzt ist dagegen, behauptet sie. Wir haben einmal telefoniert. Sie hat versöhnlich geklungen und sogar geweint. Damit konnte ich nicht umgehen. Ich habe Mutter noch nie weinen sehen. Nicht einmal an dem Tag, als ich Eduard getötet habe.

Mit einer ruckartigen Bewegung hebe ich den Kopf und reiße die Augen weit auf. Der Spiegel ist höchstens einen Meter entfernt. Ich schaue genau hin und sehe nichts. Mein Körper hat sich nahezu verdünnisiert. Einzig Hände und Füße sind vorhanden. Sonst sehe ich nichts. Es gelingt mir, die Finger zu Fäusten zu formen. Meine Füße stehen still.

Standbild.

Das Schweigen im Raum bedroht mein Herz. Ich versuche dagegenzuhalten, klebe am Stuhl, zwinge mich zu echter Wahrnehmung und entdecke, dass ich zu den Europäern mit griechischer Fußform gehöre. Es handelt sich um ein angebliches Erbe der Göttinnen aus der Antike, höre ich Karlfried sagen. Meine jeweils zweiten Zehen überragen den dicken. Ich verstehe, warum ich Probleme mit geschlossenen Pumps habe.

Ich bevorzuge Turnschuhe. Aber auch dabei durchstoßen meine übergroßen Zehen das weiche Synthetikmaterial.

»Was sehen Sie?«, fragt der Doktor.

»Meine Füße quellen aus den Schuhen«, antworte ich zögernd. »Sie sehen aus wie ein Hefeteig, den man vergeblich in ein Schminktäschchen zu zwängen versucht.«

»Schaffen Sie es auch, den Rest Ihres Körpers zu betrachten? Finden Sie etwas, das Ihnen gefällt?«

Nein, sage ich, ohne den Mund zu öffnen.

»Es gehört Mut dazu«, sagt Falkenberg. »Ich weiß.«

Er lügt. Der Doppeldoktor erinnert mich an einen mageren Gaul. Das liegt an seinen Nasenlöchern, die so groß sind wie Nüstern. Er ist schätzungsweise einen Meter achtzig groß, circa Mitte vierzig und wiegt höchstens siebzig Kilo. Solche Typen gehen jeden zweiten Tag joggen, können abends drei Tafeln Schokolade verputzen, ohne ein Gramm zuzunehmen, und schauen problemlos in jeden Spiegel. Nein, dieser Arzt ist niemals in meine Schuhe geschlüpft. Er ist ein Theoretiker, der den größten Teil seines Wissens den Patienten gestohlen hat.

Der Doppeldoktor macht mich wütend. Ja, ich könnte mein Spiegelbild betrachten, versuchen, mehr zu entdecken. Stattdessen schieße ich mich auf Falkenberg ein. Das Interesse an meiner Person ist nur gespielt, seine Aufmerksamkeit Berechnung. Ich unterstelle ihm professionell vorgespielte Zuwendung.

Im Kaputtschlagen habe ich Übung.

»Ellis …?«

Der Doppeldoktor hat mir prophezeit, dass es schwer wird. Fokussieren Sie sich, lautet sein Credo.

Ich finde den Spiegel erneut und sehe schwarz. Ein großes lichtloses Nichts. Als Kind haben mich Pantomimen fasziniert, deren Körper die Finsternis verschluckte. Sehen konnte ich nur kalkweiße Handschuhe und Füße, die in neonweißen Socken steckten. Das Schwarz in diesem Spiegel blendet mich.

Ich schließe die Augen, sammele mich, reiße mich mit aller Kraft zusammen, hefte meine Augen abermals auf den Spiegel, zwinge mich, genau hinzusehen, und erkenne, dass mein Körper Konturen annimmt. Puzzleteile setzen sich zu einem Gesamtbild zusammen. Ich arte aus. Weiter. Und noch weiter. Mein Mund klappt auf. Ich bin nicht annähernd auf das gefasst, was sich mir offenbart. Weiße Flecken. Brachland mit Wildwuchs. Ich begreife, was passiert, wenn ich mich unkontrolliert ausdehne. Mein Geist wehrt sich. Weglaufen, rennen. Fort, so weit es geht. Meine Füße jucken wie die Hände. Schlingpflanzen krallen sich um meine Fesseln. Es ist ein ungeheurer Kraftakt, zu bleiben und den Verstand auf Kurs zu halten. Ich fühle mich wie ein Seemann, der versucht, einen Wal mit Reißzwecken zu fangen.

Der Doppeldoktor ist zur Stelle. »Was gefällt Ihnen an Ihrem Körper?«

»Nichts.«

»Das lasse ich nicht gelten, ich möchte, dass Sie etwas finden.«

Angewidert und gebannt begutachte ich meine Figur. Ich bin groß und wuchtig. Meine Haut ist schuppig und merkwürdig durchsichtig. Nur episodisch bedecken faserige Strähnen die Kopfhaut. Ich leide unter Haarausfall und weiß jetzt, warum ich ständig Büschel zusammenkehre. Mein Hals besteht aus Fettringen, die bei jeder Bewegung schwingen. Den Übergang zum Kinn hat der Speck geschluckt. Über den restlichen Körper hat sich ein massiger Fettmantel ausgebreitet. Beine und Arme wirken in der Relation zu kurz. Mein Gesicht ist kreisrund. Pausbacken quetschen die Augen zu kleinen Schlitzen zusammen. Der Doktor lehnt sich vor und schiebt sich in mein Gesichtsfeld. Ich richte meine Aufmerksamkeit auf ihn.

»Haben Sie etwas gefunden?«

Ich muss ihm etwas anbieten, sonst lässt er nicht locker. Also betrachte ich meinen Mund. Ober- und Unterlippe sind gleich stark ausgeprägt. Ebenso die vertikale Rinne, die sich von der Nase abwärts bis zur Oberlippe herabzieht.

»Mein Mund ist okay.«

»Das ist wunderbar«, jubelt der Doppeldoktor und lächelt. »Heute sind Sie ein gutes Stück vorangekommen.«

Wir schweigen, und ich sehe aus dem Fenster. Es ist Mai, und trotzdem sind die Bäume ohne Blätter. Ich fühle nichts. Keine Euphorie. Keinen Schmerz.

»Was haben die Tests ergeben?«, frage ich. »Die Ergebnisse liegen bestimmt vor, oder?«

Falkenberg dreht seinen Ehering.

»Bitte, ich will es wissen.«

»Wir können darüber in der nächsten Sitzung –«

»Nein, sagen Sie es mir knallhart. Ich möchte raus aus diesem verdammten Tunnel!«

»Sie sind stark adipös«, beginnt Falkenberg.

»Ja, ich habe mich gerade im Spiegel gesehen!«

Der Doppeldoktor verzieht den Mund und gibt sich einen Ruck. »Ihr Body-Mass-Index liegt bei über vierzig, das ist besorgniserregend, genauso auch der hohe Viszeralfettwert.«

»Was ist damit gemeint?«

»Einfach gesagt, schlechtes Fett. Es sammelt sich in der Bauchhöhle an, legt sich um die Organe und gibt entzündungsfördernde Stoffe ab, die auf Dauer die Leber schädigen und den Stoffwechsel stören. Das kann übrigens auch schlanke Personen betreffen. Vermeintlich gesunde Menschen können voll mit Viszeralfett sein. Es ist ein Zusammenspiel verschiedener Faktoren, aber eine dauerhaft ungesunde Ernährung spielt eine große Rolle.«

Ich höre, was Falkenberg sagt, verstehe die Brisanz und muss trotzdem an Süßes denken. Was gäbe ich für ein paar Brownies. Fortwährend sehne ich mich nach Zucker, stelle mir vor, wie ich dicke Schokolade zwischen meinen Zähnen zermalme. Hier kriege ich immerzu Salat, Gemüse und gedünstetes Hähnchenfleisch.

»Bei Ihnen ist das angesammelte Fett bereits von außen sichtbar. Sie gehören zur Risikogruppe, und Ihr Übergewicht wirkt sich längst auf die Gesundheit aus. Gesichtsakne, die Verdickung ganzer Hautbereiche, die graubraune Hautpigmentierung, Bluthochdruck, Verkalkung der Herzkranzgefäße, orthopädische Leiden und Diabetes Typ 2. Zudem ist Ihre Allergie heikel. Ich sage Ihnen nichts Neues, wenn ich erwähne, dass neben den Erdnüssen auch eine starke Unverträglichkeit gegen Lupine festgestellt wurde. Damit ist nicht zu spaßen. Einen anaphylaktischen Schock, bei dem keine sofortige Notfallinjektion erfolgt, überleben Sie mit hoher Wahrscheinlichkeit nicht.«

Der Tod scheint für ihn keine Option. An diesem Punkt trennen uns Welten. Die Süße des Muffins, die ich auf meiner Zunge spüre, wird bitter.

»Wir können Ihnen helfen, die Dinge anzugehen. Zwingend notwendig sind eine medikamentöse Weiterbehandlung und die Fortsetzung der Gesprächstherapie. Letztlich hängt der Erfolg Ihrer Genesung davon ab, wie Sie sich einbringen. Sport und eine Ernährungsberatung können sehr hilfreich sein. Ellis, ich weiß genau, dass Sie in der Lage sind, Ihr Leben zu ändern. Ich spüre Ihr Potenzial.«

Motivationsgelaber. Das Wort spukt durch meinen Geist, tanzt durch die Windungen meines Hirns und schaltet mich aus. Ich fühle mich kraftlos und denke an Walrossbullen. Sie werden über tausend Kilogramm schwer. Ihre Haut ist extrem dick und faltig, die Fettschicht kann acht Zentimeter betragen. Walrosse besitzen Luftsäcke im Rachen, mit denen sie ihr Eigengewicht im Wasser herabsetzen, damit sie an der Oberfläche schwimmen können. Im Meer gleiten sie schwerelos dahin. An Land bewegen sich die Tiere plump und unbeholfen. Ich war ewig nicht schwimmen.

Falkenberg ist bemüht, mich aufzuspüren. Aber ich verstecke mich in meinen Hautfalten und will nicht gefunden werden. Mein Mund ist schön. Er gefällt mir tatsächlich ausgesprochen gut, und das ist mehr, als ich erwarten konnte.

da nach

Die Spinnweben sind getrocknet. Genauso wie die Schmutzschicht auf dem Boden. Sie möchte Daniels Home einrichten, geht ihre Bestände durch, sichtet das mögliche Inventar, wägt ab und trifft Entscheidungen. Vor den Zimmerfenstern bringt sie Stofffetzen an. Dafür hat sie Puppenbettlaken durchgeschnitten und befestigt den Stoff mit Heftzwecken vor den Fenstern, die aus dünnen Plastikfolien bestehen. Richtige Gardinen kann sich Daniels Familie nicht leisten. Dummerweise halten die Heftzwecken die transparenten Ersatzvorhänge nicht. Sie löst das Problem mit Alleskleber, ihrem Allheilmittel.

Den Puppenherd verschandelt sie mit einer nussbraunen Kruste, die aus einer Zucker-Butter-Substanz besteht. Sie hat der Masse Haare aus dem Staubsaugerbeutel beigemischt und achtet darauf, dass sie sichtbar sind. Im erkalteten Zustand wird die Zuckerkruste steinhart und lässt die Emaille ekelhaft verdreckt erscheinen.

Neben dem Herd befindet sich eine Spüle, die auch als Waschbecken genutzt wird. Zahnpasta und Essensreste geben dem Edelstahl eine stumpfe Note. Im Sieb haben sich Haare verfangen, die den Abfluss verstopfen. Das Waschbecken füllt sie mit einem Rest kaltem Kaffee, der Schmutzwasser repräsentieren soll. Die Duschkabine, die an die Toilette grenzt, wird von einem altersschwachen Paravent abgeschirmt. Kartons und Plastiktüten dienen Daniels Familie als Aufbewahrungsmöglichkeit. Für Kleiderschränke reicht das Geld nicht.

Anstelle des Bettes liegt eine siffige Schaumstoffmatratze auf dem Fußboden. Bettwäsche gibt es nicht. Hinter dem Schlafplatz steht einer der Miniatur-Tierkäfige, die sie auf dem Puppenmarkt in Belgien erworben hat. Er ist mit einem Wohnlabyrinth, Wurzeln und durchlöcherten Baumstümpfen ausgestattet. Den Boden bedecken Blätter, Papierschnipsel und frisches Heu. Trockenfutter steht in einer Schale für den Goldhamster bereit, den sie aufs Rad gesetzt hat. Vorratspackungen für Fressen und Streu sind ausreichend vorhanden und gleich neben dem Abfalleimer abgestellt. Im Gegensatz zur Wohnung ist der Käfig äußerst sauber.

Sie lässt das Szenario auf sich wirken, bevor sie den Tacker in die Hand nimmt.

Daniels Vater sitzt in legerer Freizeitkleidung vor einer aufgeschlagenen Zeitung am Küchentisch. Auch ihm schießt sie wie den anderen Puppenvätern Klammern durch die Hände und befestigt sie so an der Tischplatte. Den Mund umwickelt sie wie immer mit Klebeband, die Augenbinde fehlt ebenfalls nicht. Daniels Schwester rollt sie in eine Decke ein, Beine und Füße gucken hervor. Sie hält die Kleine lange unentschlossen in der Hand, sie weiß nicht recht, wo sie die Puppe positionieren soll. Ein Sofa gibt es in der Küche nicht. Ihr Magen rumort. Schnell legt sie die Schwester auf zwei Stühlen ab und atmet durch.

Daniels Puppengesicht übermalt sie im Farbton Snow White und verpasst ihm durch Grautöne dunkle Ränder unter den Augen. Er ist mit einer armeegrünen Jungenunterhose bekleidet. Während die Farbe trocknet, steht sie auf und verlässt die Kammer, um die Plastiktüte mit dem Hundekot aus dem Gemüsefach des Kühlschranks zu holen.

Ungerührt wickelt sie einen Hundehaufen aus der Folie und gibt ein gutes Drittel in einen leeren Joghurtbecher. Sie beeilt sich, die tierischen Fäkalien mit heißem Wasser zu einer geschmeidigen Masse zu verrühren. Danach nimmt sie einen Holzspachtel, bestreicht Daniels Slip und sein Gesäß mit der Paste. Der Duft ist ein wenig unangenehm. Auch aus diesem Grund besprüht sie die Fäkalienstelle mit Klarlack. Das Ergebnis haut sie nicht vom Hocker. Die Exkremente glänzen auffällig und wirken unecht. Aber immerhin überdeckt der beißende Formaldehydgeruch den Kotgestank.

Sie muss eine Pause einlegen und verlässt die Kammer erneut. Stehend isst sie Knoblauchtomaten und Spreewaldgurken, aufgetaute Krapfen und ein Stück Käsekuchen. Ihre Speiseröhre brennt, und sie stößt sauer auf. Sie schluckt Säureblocker und setzt ihre Arbeit an Daniels Home fort.

Den Jungen platziert sie auf die versiffte Matratze und verteilt eine beachtliche Anzahl getrockneter Obstfliegen um seinen Körper. Auch Tisch, Müllbehälter und die Spüle versieht sie mit den toten Tierchen. Wieder findet sie die Wirkung überzeugend. Ohne jede Leidenschaft widmet sie sich Daniels Mutter. Die Figur ist mit Kittelschürze und Kopftuch bekleidet, hält ein Wischtuch in der Hand und kniet vor dem offenen Kühlschrank. Auf dem Boden liegen in Reichweite ein eingeschweißtes Suppenhuhn, Packungen mit Fischstäbchen, Eisbecher, unterschiedliche Gemüsetüten und diverse Pizzakartons. Alles, wirklich alles ist in Puppenhausgröße zu bekommen.

Daniel liegt keine drei Schritte von ihr entfernt auf der Matratze. Er ist verhungert.

Zufrieden lehnt sie sich zurück, lässt die Szene auf sich wirken, steht auf, um sich die Beine zu vertreten. Sie geht ein paar Schritte, schaut aus dem Fenster und blickt zu den Sternen. In Teilen Afrikas, über dem Atlantik und dem Indischen Ozean bietet sich in diesen Minuten das Schauspiel einer ringförmigen Sonnenfinsternis. In hiesigen Breiten ist davon leider nichts zu sehen.

Sie denkt an ihren Freund, der Sonderschichten einlegt, um sein Überstundenkonto aufzufüllen. Durch die verlängerten Motocross-Tage sind seine Urlaubstage auf null geschrumpft. Im ersten Moment hat sie beleidigt reagiert, als er anrief, um ihr gemeinsames Essen erneut abzusagen. Langsam läuft ihr die Zeit davon. Sie muss dringend etwas mit ihm besprechen, etwas, das entscheidend ist, damit ihr Plan am Ende aufgeht. Sie muss ihn bei Laune halten. Aus diesem Grund hat sie eingelenkt, ihm keine Szene gemacht und versucht, gelassen zu klingen.

Sie schaut zu Magdalena Kohns Haus hinüber. Solarlampen

markieren den Weg zum Hintereingang und üben eine sonderbare Anziehung auf sie aus. In ihrer Phantasie sind es leuchtende Kiesel, die vom Mond angestrahlt werden und verirrte Kinder geradewegs in die Fänge der Hexe geleiten. Mit Zauberinnen hat sie Erfahrungen.

Als Mädchen hat man sie vor bösen Männern gewarnt, fremde Scheusale, die Kindern Gott weiß was antun. Wirklich verstanden hatte sie die Panikmache nicht. Vor Hexen hingegen, die Kindern auflauern, um sie zu fressen, hat sie sich wirklich gefürchtet. Hellwach ist sie durch ihre Kindheit gelaufen und wurde eines Tages tatsächlich und wahrhaftig von einer Hexe heimgesucht. Rote Schuhe trug sie. Aber letztendlich entpuppte sich das Weib als liebenswert und harmlos. Keine Sekunde ging Gefahr von ihr aus.

Niemand hatte sie darüber aufgeklärt, dass böse Leute in den seltensten Fällen Fremde sind. Dass sie prozentual gesehen wesentlich häufiger zur Familie und dem nahen Umfeld gehören, hat sie als Kind nicht ahnen können. Nein, diese Möglichkeit hat sie keine Sekunde in Betracht gezogen. *Dummerchen.*

da vor

»Beschreiben Sie mir Ihre Tätigkeit in der Akademie«, sagt der Doppeldoktor.

Ihm sind die Hosenbeine hochgerutscht. Er trägt langweilige rußschwarze Strümpfe. Ich stelle mir Falkenberg zu Hause vor, wie er morgens ins Bad schlurft, banale Dinge erledigt und keine große Nummer ist. Nicht für seine Frau und erst recht nicht für sein Kind. Ein Mann mit wuchtiger Brille im länglichen Gesicht, fragenden Augen und dreieckigem Kinn. Eine farblose Erscheinung ohne großartigen Wiedererkennungswert, der es einzig einer lächerlichen Fliege verdankt, dass er nicht gänzlich mit der Masse verschwimmt. Falkenberg ist unscheinbar. Wahrscheinlich braucht er deshalb zwei Doktortitel. Ich möchte mit ihm nicht über die Akademie sprechen. Die Auseinandersetzung mit meinem Erscheinungsbild hat mich entmutigt. Worauf muss ich mich noch gefasst machen?

Der Doktor lässt nicht locker. »Wann haben Sie die Akademie zum ersten Mal betreten?«

Ich bleibe stumm, weil ich die Antwort nicht weiß. Aber ich glaube, dass ich die Tanzschule eröffnet habe, als Mutter Arnaud kennenlernte. Oder habe ich mich zu diesem Schritt entschlossen, als der Kleine starb?

Falkenberg sitzt mein Schweigen aus.

»Ich habe getanzt und den Nachwuchs trainiert«, ringe ich mich nach einer ziemlichen Ewigkeit zu sagen durch. »Den Umfang meiner … Füße … habe ich nicht bemerkt. Wie ist das möglich?«

»So etwas kommt häufiger vor, als Sie denken.«

Davon bin ich nicht überzeugt und spüre, wie ich mich verschließe. Dr. Falkenbergs sanfter Ton macht mich aggressiv.

Warum zerstört er alles, was ich liebe? Warum kann er mir nichts gönnen? Billy hat er mir bereits genommen, und nun setzt er an, mir die Akademie zu entreißen. Wenn ich das zulasse, verliere ich die Kinder, die Ballerinas, meine Assistentin, einfach alles.

»Manchmal erscheint uns die Welt zu bedrohlich oder schlicht nicht lebenswert«, höre ich Falkenberg sagen. »Wenn wir emotional an Grenzen stoßen, kann es passieren, dass uns das Bewusstsein an einen geschützten Ort bringt.«

»Das trifft vielleicht auf andere Patienten zu«, sage ich und drücke meine Handflächen auf meine Oberschenkel.

»Ich möchte mir mit Ihnen Ihre Facebook-Seite ansehen«, schlägt der Doppeldoktor vor.

Mutter hat meinen Laptop gebracht, ohne mich zu besuchen, wie ich erfahre. Sie hat ihn einfach an der Rezeption abgegeben. Ich will nicht gekränkt sein und spüre doch einen Stich in der Magengrube.

Falkenberg stellt den Rechner neben uns und fährt ihn hoch. Ich drehe den Kopf zum Fenster, starre gegen die panzergraue Ziegelsteinmauer, die das Grundstück der Klinik umgibt, und frage mich, was sich dahinter verbirgt. Werde ich vor der Welt versteckt, oder schottet sie sich von mir ab? Mutter zeigt sich ungern mit mir in der Öffentlichkeit. Ich ziehe die Schultern hoch.

»Möchten Sie lieber morgen fortfahren?«, fragt der Doppeldoktor.

Ich sehe keinen Sinn darin, die Konfrontation zu verschieben. Falkenberg wird so oder so nicht lockerlassen.

Mit wenigen Klicks landen wir in meiner Facebook-Chronik und betrachten Fotos. Ich erkenne eine zierliche Ballerina. Sie ist in verschiedenen Posen fotografiert. Auf ihrem Körper thront mein Kopf. Er ist stümperhaft auf ihren Hals retuschiert.

»Sie haben die Bilder manipuliert!«, fahre ich Falkenberg an und starre demonstrativ auf meine wahren Oberschenkel.

Der Doppeldoktor funkt mir nicht dazwischen. Er verliert

kein Wort, während er mich ansieht. Ich presse die Lippen aufeinander. Seine Erwartungshaltung füllt den Raum, lähmt mich und schnürt mir die Kehle zu. Die Sitzfläche des Stuhls, auf dem ich kauere, ist nass von meinem Schweiß. Vielleicht stammt die Feuchtigkeit aber auch von der Lauge zerplatzter Seifenblasen, die ich ausdünste.

Ich habe mein Leben so satt und sterbe vor Hunger. In den letzten beiden Wochen bin ich dem Doktor gefolgt wie ein Lamm seinem Hirten. Gemeinsam haben wir hinter Fassaden gesehen, und ich konnte, zum ersten Mal in meinem Leben, über die Ängste reden, die ich durchlitten habe. Als Vater brüllend durchs Haus hetzte und die Hälfte von unserem Kram einpackte. Möbel. Stühle, Tische. Er nahm sich genau fünfzig Prozent aller Bilder, Wanduhren, Einrichtungsgegenstände, Töpfe und sogar die Hälfte der Pfannen. Zwei von vier Hi-Fi-Geräten. Die Hälfte des Essbestecks. Zwölf Kristallgläser. Er schnitt Bodenbeläge mit einem Teppichmesser in der Mitte durch, zerrte Lampenschirme herunter und kassierte jeweils den linken Gardinenschal von den Fensterstangen ein. Er riss sich die Hälfte der Badezimmerarmaturen unter den Nagel. Nicht weil er sie brauchte, erklärte mir Mutter, »dein Vater will Wunden reißen und eine sichtbare Schneise der Zerstörung hinterlassen«. Ich war zehn und verkroch mich unter meinem Bett. Als er nach mir rief, um sich zu verabschieden, fühlte ich mich nicht in der Lage, aus meinem Zufluchtsort hervorzukriechen.

Besuchstermine fanden nie statt. Ich weiß nicht, ob Mutter sie ihm verwehrte oder Vater das Interesse an mir verlor, nachdem er unsere Haustür mit lautem Knall zugeschlagen hatte. Er schrieb mir, aber ich sah ihn nie wieder. Einige Jahre nach seinem Auszug ist er bei einem Autounfall ums Leben gekommen.

»Ellis …?«

Ich will nicht mehr. Ich kann nicht mehr. Nichts entwickelt sich zu meinen Gunsten. Ich ahne, dass meine Akademie auf dem Spiel steht, und bin nicht bereit, sie aufzugeben. Meine

Ausmaße erschrecken mich, und ich weiß nicht, ob ich jemals in der Lage sein werde, meinen Körper in Form zu bringen. Ich will den Kopf einziehen und gleichzeitig kämpfen.

Der Doppeldoktor sagt keinen Ton. Er ist kein schlechter Arzt. Aber wie weit kann ich ihm trauen?

Die Schweigsamkeit, die mich umgibt, engt mein Herz dramatisch ein. Weiß ist die dominierende Farbe dieses Raums. Weiß assoziiere ich mit Blässe. Fehlende Konturen nehmen mir die Anhaltspunkte, die ich benötige, um in der Spur zu bleiben. Ich ringe nach Luft und habe das Gefühl, dass meine Haut reißt, weil mein Körper mir zu eng wird. Feindseligkeit bricht aus mir heraus und platzt so unvermittelt hervor wie ein Sommergewitter.

Ich erhebe mich, löse mich vom Stuhl und bewege mich auf den Spiegel zu. Zuerst zögerlich, dann mit schnellen Schritten. Gezielt verpasse ich dem Spiegel einen Tritt, bevor Falkenberg bis drei zählen kann. Er springt auf und versucht mich zu halten. Völlig außer mir stoße ich ihn zur Seite. Er schaut überrascht, strauchelt und redet auf mich ein. Sein Ton bleibt sanft und ohne einen Funken Schroffheit. Ich lasse mich nicht beruhigen. Weder vom Doppeldoktor noch von den Pflegern, die ihm zu Hilfe eilen.

***

Vertrauter Ausnahmezustand. Meine Finger sind fragiler als chinesische Teetassen, brechen bei der kleinsten Berührung und sind zu nichts zu gebrauchen. Ich verstecke meine Hände unter gestärkten Laken. Die Tage verbringe ich schlafend im Bett, und ich möchte nicht über mich hinaussehen, wenn ich erwache. Ich bin ohne Energie, keine Aufbruchsstimmung oder Neugier in Sicht. Furcht hält mich besetzt. Selbst vor minimalen Schritten habe ich eine Heidenangst. Meine Füße haben keine Sohlen. Ich laufe auf blutigem Gewebe und kann kaum aufrecht stehen. Auch aus diesem Grund möchte ich mein Zimmer auf der Station nicht verlassen, liege am liebsten im Bett und esse Tabletten. Morgens. Mittags. Und am Abend.

Die Wochen rasen dahin. Der Doppeldoktor geht behutsam vor und erwähnt meine Akademie nicht mehr. Er verlegt mich in ein Zwei-Bett-Zimmer, hält es für eine gute Idee, dass ich Kontakt zu Gleichaltrigen bekomme.

Tabea ist ein Jahr jünger als ich. Sie besteht aus Knochen und Haut. Ihre Wangen sind eingefallen, die Augen versinken tief in den Höhlen. Der Mund ist von Falten eingerahmt, und ihr Gebiss wirkt überdimensional. Arme und Gesicht sind von hellem Flaum bedeckt.

»Lanugobehaarung ist eine typische Begleiterscheinung der Anorexie«, sagt Tabea mies gelaunt. »Hast du noch nie einen magersüchtigen Menschen gesehen?«

Nein. Habe ich nicht.

Tabea empfindet mich als Eindringling und nimmt in dieser Hinsicht kein Blatt vor den Mund. Sie keift mich an und beschwert sich. Angeblich nehme ich ihr zu viel Raum weg. Das ist lächerlich, weil sie so unglaublich wenig Platz benötigt. Mehrmals am Tag trägt sie dem Personal ihre bescheuerten Beschwerden vor und formuliert sie zusätzlich lautstark in den Gruppensitzungen. Jeden Tag muss sie eine bestimmte Anzahl Kalorien essen und wird regelmäßig gewogen. Beides regt sie auf.

Einerseits nervt sie. Andererseits beginne ich ihre direkte Art zu mögen. Sie stellt mir persönliche Fragen. Ich verfalle in Monologe und beschönige nichts. Tabea hört mir aufmerksam zu, hakt nach und schweigt im richtigen Augenblick. Und auch wenn sie mir ihre Geschichte nicht anvertraut, fühle ich mich in ihrer Gegenwart schleichend seltsam geborgen.

Tabea sprudelt nur über, wenn sie von ihren besten Freundinnen erzählt, die sich an keinem Besuchstag blicken lassen. Dafür schauen ihre Eltern auf einige Gastspiele vorbei. Erstaunlicherweise bringt sie in ihrem Beisein kaum einen Satz heraus, und wenn doch, dann klingt sie angriffslustig. Den Kuchen, den sie mitbringen, spült Tabea in der Toilette runter. Ich verstehe sie nicht und würde alles dafür geben, wenn meine Mutter sich mehr für mich interessieren würde. Seit ich in der Klinik bin, bemüht sich Falkenberg darum, sie zu einer gemeinsamen Sitzung zu bewegen.

Und tatsächlich weht Mutter eines Mittags im Dunst einer Tonne Haarspray ins Zimmer. Sie drückt mir keinen Kuss auf die Stirn und sieht mir nicht in die Augen. Arnaud sinkt seufzend auf einen Stuhl und bestätigt mir den Tod seines Sohnes, dessen Überlebenskampf in einem Krankenhaus endete. Ich habe diesem Kind also wirklich kein Haar gekrümmt. Meine Tränen fließen vor Erleichterung. Mutter gelingt es, kein gutes Wort an mich zu richten. Ich fühle mich wie eine Verwundete und möchte unbedingt von ihr gehalten werden. Aber Fehlanzeige.

»Hast du mein Koalakostüm mitgebracht?«, frage ich.

»Mach dich nicht lächerlich«, sagt sie.

Tabea verdreht die Augen und verlässt das Zimmer mit einem Buch unter dem Arm. Arnaud tätschelt meine Hand. Falkenberg schneit wie zufällig herein und schlägt noch einmal ein angeleitetes Mutter-Tochter-Gespräch vor. Aber sie sieht sich nicht als Teil meines Problems.

»Es würde den Prozess Ihrer Tochter erleichtern, wenn Sie sie tatkräftiger unterstützen«, versucht er es weiter.

Mutter lacht laut auf und spricht ihm die Kompetenz ab.

»Ellis ist in den Swimmingpool gesprungen, weil ihre Nerven mit ihr durchgegangen sind«, entgegnet Falkenberg und zeigt sich unbeeindruckt von Mutters Angriffen gegen ihn. »Karlfrieds Tod war ein zusätzliches hochtragisches Erlebnis.«

Mutter erweist sich als resistent, egal, wie gut der Doktor argumentiert.

Auch den Rauswurf aus dem Haus und die Möbel-Attacke reiht der Doppeldoktor auf der Schnur meiner Traumen auf. Mutters Gesichtszüge frieren ein, und Arnaud beginnt damit, verwelkte Blüten aus Tabeas Blumenstrauß zu picken. Ich schweige, auch als Falkenberg die beiden nach draußen geleitet.

»Entschuldige bitte, aber deine Leute haben einen gehörigen Sprung in der Schüssel«, schimpft Tabea später.

Ich verteidige Mutter. Aber meine Zimmergenossin wiegelt ab und bezeichnet sie als egomanisch. Ich bin empört und gleichzeitig beeindruckt, dass Tabea so deutliche Worte findet.

Mutter und Arnaud belassen es bei dem einen Überfall.

Ich werde stabilisiert, bis ich mich selbst halten kann. Mit erlernten Techniken, die mich stärken. Bewusstes Atmen hilft mir, eine Verbindung zwischen Körper, Geist und Seele herzustellen. Drehbücher, die ich für jeden Tag verfasse, geben mir Struktur. Anfangs liste ich auch so banale Dinge auf wie Zähneputzen und Duschen. Meine Klogänge lege ich fest und halte mich penibel an Zeiten. Schon minimalste Abweichungen bedeuten ein Risiko. Aus diesem Grund protokolliere ich alles möglichst detailliert, fertige zudem lange To-do-Listen an und lege Prioritäten fest. Es gibt Dinge, die ich erledigen muss. Jetzt oder in der Zukunft.

Gegenüber der Fähigkeit, die Arbeit eines einzigen Tages sinnvoll zu ordnen, ist alles andere im Leben ein Kinderspiel, sagt der Doppeldoktor und zitiert damit Goethe.

Solche Sprüche fachen meine Ängste an. Tabea empfiehlt mir, Falkenberg mit meinen Unsicherheiten zu konfrontieren, und ich höre auf ihren Rat. Er lobt mich dafür, beklatscht auch kleinste Schritte und schärft mir ein, dass es vor allem die Wiederholungen sind, die zu meiner Stabilität beitragen und mich vor Haltlosigkeit bewahren.

Die Gruppentherapie führt mir vor Augen, dass mein Erleben kein Einzelfall ist. Dort werden viele Schleier angehoben, die über Familien liegen. Was sich darunter verbirgt, kann ich kaum fassen. Es fühlt sich gut an, Teil einer Gemeinschaft zu sein, in der ich einen festen Platz einnehme und wahrgenommen werde.

In einem euphorischen Anfall habe ich Tabea meine Drehbücher lesen lassen. Beim Mittagessen in der Kantine will sie mir ein Feedback geben. Ich hänge an ihren Lippen, doch ihre Rückmeldung fällt wenig schmeichelhaft aus.

»Du veranstaltest bei deiner Schreiberei ja den reinsten Seelenstriptease.«

»Aber das ist doch Sinn und Zweck der Übung. Wir sollen uns doch offenbaren.«

»Ach Scheiße, ich schreibe nichts auf, was die gegen mich verwenden können.«

»Die Einträge liest doch kein Mensch.«

»Trotzdem posaune ich denen nur vor, was sie hören wollen.«

Das kann ich nicht glauben. Tabea arbeitet mit und ist in den Gruppensitzungen eine der aktivsten Teilnehmerinnen. Ihre Einlassungen bringen die Leute zum Weinen, ihre Rückmeldungen haben Hand und Fuß.

»Alles Show«, sagt sie und klopft auf ihr Herz. »Wie es da drinnen aussieht, ist topsecret.«

»Aber du warst in der letzten Versammlung völlig aufgelöst! Du hast im Rollenspiel deinem Vater verziehen, das Stellvertreterkissen angeschrien und dich mit deiner Schwester versöhnt.«

»Schauspieltalent!« Sie grinst. »Ich weiß eben, wie der Hase läuft.«

»Nein, du belügst dich selbst«, sage ich laut und deutlich.

»Und du bist noch beschränkter, als ich dachte.«

Ich will nicht heulen und kann es nicht verhindern.

»Ich haue übrigens ab«, flüstert Tabea und schiebt mir ihren Vollfettjoghurt über den Tisch. »Ich spaziere einfach durchs Tor. Kommst du mit? Das Gelaber hier bringt doch nix.«

Mir ist nie in den Sinn gekommen, Dr. Falkenberg oder einem der anderen Therapeuten etwas vorzumachen. Mutter belüge ich andauernd, aber hier bin ich ehrlich. Die Klinik tut mir gut, ich will nicht weg.

Kurz darauf ist Tabea verschwunden. Zwei Wochen später wird mir eine Postkarte ausgehändigt, auf der sie mir mitteilt, dass sie wieder bei ihren Eltern lebt, die doch im Grunde ganz wunderbare Menschen sind. Ich kann es nicht glauben und begutachte die Zeilen. Kein Zweifel, es handelt sich um Tabeas Schrift. Ich fühle mich verraten und verstehe nicht, warum.

Mit meiner neuen Zimmergenossin will ich nicht warm werden, und ich weigere mich, mir ihren Namen zu merken. Tabea fehlt. Ich hatte gehofft, dass wir Freundinnen bleiben, auch über die Klinikzeit hinaus. Aber Tabea entpuppt sich als geplatzte Seifenblase. Ich wische sie weg und verharmlose den Verlust Falkenberg gegenüber. Den Doppeldoktor anzulügen ist tatsächlich kinderleicht. Wohl fühle ich mich dabei nicht.

da nach

Sie kann die Messingschilder im Baumarkt abholen und fährt mit dem Bus zum Verteilerkreis, der am Rand eines Industriegebiets liegt. Von dort muss sie eine knappe halbe Stunde neben einer Schnellstraße entlanglaufen. Außer Atem betritt sie das Geschäft. An der Abholstelle erklärt ihr der Verkäufer umständlich, dass die Messingplättchen nur mit einem dünnen Schutzlack überzogen sind und sich deshalb nicht für draußen eignen. Sie bleibt an seinen pechschwarzen Augen hängen, die unnatürlich glänzen, und startet den Versuch, ihm zu sagen, dass sie die Schilder nicht im Freien benutzen möchte. Aber er hört nicht zu und ereifert sich. Im Verkaufsbereich herrscht gähnende Leere. Sie ist eine Kundin, die ihm die Zeit vertreibt.

»Sehen Sie, ich habe die Bohrlöcher angebracht, wie Sie es wollten«, sagt er eifrig und tippt auf die kleinen Bohrungen. »Auf Wunsch führen wir übrigens auch Gravuren mit einem Laser durch. Die Schriftart können Sie aus über siebzig Vorlagen auswählen.«

»Nein, danke«, sagt sie und fühlt sich unwohl.

Der Mann lehnt sich über die Verkaufstheke, die schwarzen Augen blitzen. »Sie haben Glück. In dieser Woche bieten wir unseren Kunden einen echten Knallerpreis. Ich kann Ihnen die Messingplaketten für die Hälfte beschriften. Wenn Sie einen Moment warten, führe ich die Lasergravur sofort durch.«

»Nicht nötig«, presst sie hervor.

Er gibt nicht auf und zieht einen Prospekt hervor. »Im Augenblick haben wir auch Rabatte auf Fahrradzubehör.« Er klingt, als wäre sie die Einzige, mit der er dieses Geheimnis teilt.

Sie steckt die Messingtafeln ein und fragt unnötigerweise nach Kurzwaren. Knöpfe, Wolle, Garn und Ähnliches. Er lässt die Schultern hängen, die Augen verlieren den Glanz. Sie empfindet Mitleid mit ihm und kommt auf die Fahrrad-Sonderangebotswoche zurück. Am Ende kauft sie ein komplettes kabelloses Lichtsystem für vierzig Euro. Obwohl sie kein Fahrrad besitzt. In solche Situationen gerät sie andauernd. Sie ist leichte Beute, lässt sich bei Verkaufsgesprächen beschwatzen. Kürzlich hat sie ein Zeitungsabonnement abgeschlossen. Quartalsmäßig schneit ihr seit zwei Monaten ein Golfmagazin ins Haus, dabei hat sie mit dem Sport nicht das Geringste zu tun.

Als sie wieder am Busbahnhof ankommt, schaut sie im Asian Shop vorbei um vegetarische Frühlingsrollen zu kaufen. Der Chinese, der den Laden betreibt, sitzt an der Kasse und ist in sein Smartphone vertieft. Ein Mann klein und ganz dürr. Blitzschnell steckt sie eine Packung Erdnusspulver ein. Klauen ist sonst gar nicht ihre Art, aber in diesem Fall muss sie eine Ausnahme machen und hat sofort ein schlechtes Gewissen. Sie ist überzeugt, dass ihr der Verkäufer den Diebstahl ansieht. Aber er kassiert die Frühlingsrollen ab und beachtet sie nicht weiter.

Im nächsten Geschäft geht sie seit ihrer Kindheit ein und aus. Der alte Herr mit den Wurstfingern ist ein höflicher Kautz. Er führt den altertümlichen Laden in fünfter Generation und gibt jedem ein nettes Wort mit auf den Weg. Solange sie denken kann, deckt sie sich bei ihm mit Bastelzubehör ein. Kleber, Farben, buntes Papier, Stifte. Auch Nähgarn und Wolle kann sie hier erstehen. In letzter Zeit kauft sie überschaubare, unspektakuläre Mengen, die in vielen Haushalten üblich sind. Nichts, weswegen Verdachtsmomente aufkommen könnten.

Als sie zahlt, hätte sie dem Ladenbesitzer beinahe die Hand gegeben. Es ist ein Abschied. Für immer. Davon ahnt der Greis nichts, über dessen Lippen niemals eine abfällige Bemerkung in ihre Richtung kam. So etwas weiß sie zu schätzen, und dafür möchte sie ihm danken, bevor sie zahlt. Er lächelt sie über den Brillenrand an. Sie druckst herum, verschluckt die Danksagung und schafft nur die üblichen Floskeln.

Auf der Rückfahrt fällt ihr der Chinese wieder ein. Ein

Mensch leicht wie Papier. Origami-Mann. Sie wünscht sich seine Statur, schämt sich wegen des geklauten Erdnusspulvers und tröstet sich mit dem Gedanken, dass sie ihn nie wiedersehen wird.

Zu Hause steigt sie, obwohl sie todmüde ist, in ihren Overall. Sie hat sich vorgenommen, zwei weitere Homes fertigzustellen, auch wenn sie dafür die ganze Nacht durchmacht. Ihre Wohnung wird von weiteren Obstfliegen bevölkert. Sie schwirren umher und rauben ihr den letzten Nerv. Dieses Problem bekommt sie nicht in den Griff, obwohl sie darauf achtet, keine Früchte mehr herumliegen zu lassen.

Der Ausflug hat sie geschafft, und eigentlich will sie nur schlafen. Sie muss sich zusammenreißen, sich Finns und Ginos Homes widmen und sogar parallel an den beiden Ein-Zimmer-Boxen arbeiten, um einigermaßen im Zeitplan zu bleiben. Konzentriert verlegt sie Schaltkreise, tapeziert und probiert verschiedene Inneneinrichtungen aus. Die einfachere Bauweise der Modelle kommt ihr entgegen, aber nachlässiger arbeiten will sie nicht. Auch in diese Homes steckt sie Herzblut und lässt sich Besonderheiten einfallen.

Finns Zuhause ist ein schickes Ein-Raum-Apartment, das durchaus als Loft in Manhattan durchgehen könnte. Die Puppeneltern tragen feinen Zwirn, auf dem Esstisch liegt eine Koksline. Es handelt sich um Backpulver, das sie mit Uhu festgeklebt hat. Die Kordeln der Gardinen sind hochwertig. Für fünf Meter Schnur hat sie knapp zwanzig Euro bezahlt. In der Schlinge, die sie um Finns Hals zieht, leuchten effektvoll einzelne Goldfäden.

Ginos Tragödie spielt sich in einem Badezimmer mit Edelarmaturen ab. Vater und Tochter liegen in der Badewanne. Ohne Wasser. Ihre Hände sind aneinandergetackert. Die beiden tragen kleine Plastiksonnenbrillen. Die Sichtfelder sind völlig verkratzt. Gino ist im Schlafanzug und hängt kopfüber in der Toilette mit aufgeklapptem Deckel. Seine Arme baumeln schlaff in Wadenhöhe der Mutter, die sich die Haare föhnt. Auf dem

Boden liegen jede Menge feuchte Handtücher und Schmutzwäsche. Dazwischen Kinderspielzeug, Matchboxautos, zwei Mini-Plastikpistolen und eine Piratenflagge.

Sie ist wie im Rausch und arbeitet sehr effektiv. Jeder Handgriff sitzt, und auch emotional steckt sie das Ganze viel besser weg als zu Beginn des Projekts.

Als der Morgen dämmert, gießt sie Tee auf und isst Cornflakes aus der Packung. Nach ein paar Stunden Schlaf stellt sie Ginos und Finns Homes endgültig fertig und bereitet die Ein-Raum-Wohnungen für Hassan und Igor vor. Am Folgetag vervollständigt sie mit Janoschs Home vorerst das Kabinett.

Abends hängt ein Unwetter über der Region. Zwischen Blitz und Donner liegen höchstens zwei Sekunden. Sie trennt jeden Stecker vom Netz. Nur die kleine Schreibtischlampe lässt sie eingeschaltet. Vor Gewittern hat sie einen Heidenrespekt. Ihre Hände sind heiß. Die Wärme drückt sich durch ihre Einweghandschuhe, während sie die Homes in alphabetischer Reihenfolge aufstellt.

Summend verteilt sie eine beachtliche Anzahl getrockneter Obstfliegen auf alle Boxen und fixiert die Insekten mit Klarlack. Die Homes erstrecken sich über den gesamten Schreibtisch und einen aufgeklappten Campingtisch. Ihr ist feierlich zumute, als sie das Licht der Schreibtischlampe ausschaltet. Nur die beleuchteten Puppenstuben erhellen die Kammer. Wie gerädert, aber zufrieden betrachtet sie jede Holzbox. Ihr Projekt hat Kraft gekostet, nun ist es abgeschlossen. Fast.

da vor

Ich habe mich in der Alltagserprobung bewährt und Zeit bei Mutter zu Hause verbracht, ohne dass Katastrophen über mich hereingebrochen sind. Mit ausdrücklicher ärztlicher Genehmigung durfte ich danach von der stationären Behandlung in die Tagesklinik wechseln. Also gondele ich zwischen meinem Zuhause und der Ambulanz. Mein Leben besteht aus Essen, Schlafen, Busfahren, Gruppentherapie und Gesprächen mit dem Doppeldoktor. Mutter hat mich zähneknirschend aufgenommen. Ich weiß nicht, wie Falkenberg das geschafft hat. Aber sie hat sich gefügt und sogar ein gutes Wort für mich an meinem Arbeitsplatz eingelegt, damit ich meinen Job als Software-Entwicklerin zurückbekomme.

Mutter ist seltsam fröhlich und steckt mir neuerdings Geld zu. Sie schiebt Scheine in Umschläge und legt sie auf den Küchentisch. Wöchentlich dreihundert Euro. Damit du über die Runden kommst, sagt sie. Ich traue dem Frieden nicht und bin doch froh über den Waffenstillstand.

In den Therapiesitzungen gehen Falkenberg und ich ans Eingemachte und kehren finstere Ecken aus. Die Pillen, die ich einnehme, sind förderlich. Zu diesen Einzelsettings sind Stunden bei einer Psychologin dazugekommen, die mit Puppen und Kuscheltieren arbeitet. Auf ihren rechten Unterarm ist das Wort »BEGEISTERUNG« tätowiert, und ich frage mich, ob sie sich damit selbst anfeuert. Sie ist jung und vermutlich geradewegs von der Uni ins Arbeitsleben gesprungen.

In meiner ersten Sitzung hat sie mich aufgefordert, Stellvertreterfiguren zu finden, die meine Familie repräsentieren. Ich betrachtete das Regal, in dem Puppen in verschiedenen Größen neben anderen Spielzeugfiguren aufgereiht sind. Es gibt Babypuppen mit Hartplastikköpfen. Weichpuppen. Handpuppen. Barbies. Käthe-Kruse-Puppen. Interaktive Puppen mit Sprachfunktion. Baby-Dolls in allen Variationen. Daneben Handpuppen wie den Kasper, die Prinzessin und einen Schutzmann. Aber auch Playmobilfiguren wie einen Astronauten, TV-Gestalten, Phantasie- und Fabelwesen, Star-Wars-Figuren, Bestien, Saurier, Marionetten, Schleich-Tiere und Kuschelbären. Vater habe ich durch eine makellose Barbiepuppe repräsentiert. Gut gekleidet, smart, mit welligem Haar und sandbraunen Augen. Bei Mutter fiel die Wahl auf eine Handpuppe mit überdimensionalem Kopf, die sich innen flauschig anfühlt.

Ich fragte Mrs. Begeisterung, ob ich dieser Puppe den Mund mit Heftklammern zutackern darf. Abgelehnt. Sie gestattete mir auch nicht, die Knopfaugen abzureißen, und händigte mir stattdessen hellblaues Taping-Pflaster aus, mit dem ich das Gesicht der Puppe überklebte, bis weder Nase noch Augen noch Mund zu erkennen waren.

Mit einer Ernie-Puppe habe ich meinen toten Bruder dargestellt. Die »Sesamstraße« habe ich als Kind geliebt.

Mir fiel auf, dass alle Puppen, die ich ausgewählt hatte, gleich groß waren. Ich verpflanzte sie in ein hüfthohes Puppenhaus und verteilte sie auf unterschiedliche Zimmer. Ernie umwickelte ich komplett mit Mullbinden.

Mich selbst habe ich nicht durch eine Puppe verkörpert. Zu diesem Umstand hat mich die Psychologin eindringlich befragt. Ich bin anwesend, aber unsichtbar. Am ehesten fühle ich mich wie ein Geist.

Diese Äußerung und vor allem Mutter waren Stoff für viele weitere Sitzungen. In unserem letzten Gespräch habe ich die Mutter-Puppe feierlich von den Pflastern erlöst und am Blick meiner Therapeutin gesehen, dass sie denkt, einen wichtigen Durchbruch bei mir errungen zu haben.

Als Mrs. Begeisterung das Fenster zum Lüften öffnete und mir den Rücken zudrehte, riss ich die angenähten Augen mit zwei kurzen Bewegungen aus der Puppe und stopfte sie in meine

Hosentasche. Das fühlte sich richtig gut an. Die Aktion hatte kein Nachspiel.

Immerhin lerne ich durch die verschiedenen Therapiesitzungen und eine konsequente Medikamenteneinnahme, zwischen meiner Phantasie und der realen Welt zu unterscheiden. Nach und nach akzeptiere ich, dass ich einen großen Teil meines Lebens erfunden habe. Die Akademie, Billy und sogar die Zuckerfee. Die Fotos, auf denen ich mit anderen Menschen zu sehen bin, habe ich selbst manipuliert. Es gibt kaum etwas auf meiner Facebook-Seite, das der Wahrheit entspricht. Ich habe Fiktionen fabriziert.

Falkenberg wagt sich mittlerweile auf jedes brisante Gebiet.

»Ist Ihnen der richtige Name von Arnauds Sohn wieder eingefallen?«, fragt er heute.

Immer kann ich dem Doppeldoktor trotz aller Fortschritte nicht folgen.

Die Sonne schaut ins Behandlungszimmer. Mutter hat sich tags zuvor dafür bedankt, dass ich ihr morgens Brötchen backe, und mir gestanden, dass sie sich schon abends darauf freut. Sie scheint gar nicht böse zu sein. Obwohl Arnaud mit dem endgültigen Einzug zögert. Vorerst hat er einen Rückzieher gemacht, und es erstaunt mich, dass Mutter mich dafür nicht verantwortlich macht.

***

»Ich denke, es wird Zeit, dass wir über Marvin sprechen«, sagt Falkenberg.

Sein Ton verheißt nichts Gutes. Ich habe vermieden, an meinen Freund zu denken. Zuerst war ich sauer, weil er sich nicht gemeldet hat. Mittlerweile gelingt es mir, ihn zu verdrängen.

»Zeigen Sie mir die Fotos, die Sie von sich und ihm gepostet haben«, sagt der Doppeldoktor.

Ich finde das Selfie, auf dem Marvin und ich im Licht der Straßenlaternen auf der Pont de l'Archevêché stehen. Zwei umschlungene Körper. Marvin ist athletisch, und ich bin chic gekleidet. Der vertraute C-Ton fliegt heran und besetzt meine Ohren, dazu mischt sich Gelächter. Falkenberg und ich können jedes Thema anschneiden. Das bedeutet nicht, dass ich ohne Symptome bleibe.

»Sie haben Ihren Beziehungsstatus damals von ›Single‹ zu ›Verlobt‹ geändert«, sagt der Doktor und übertönt den Lärm in meinen Gehörgängen spielend.

Ich bin auf der Hut.

Falkenberg sieht mich an. »Sie haben gesagt, dass Marvin ein Furry-Fan ist, stimmt das?«

»Ja.«

»Können Sie mir einen der YouTube-Clips zeigen, die er von sich ins Netz gestellt hat?«

Ich klicke einen Film an, der auf meinem Computer gespeichert ist. Zuerst sehe ich nur einen Schreibtisch, auf dem Bastelmaterial bereitliegt. Davor steht eine Kamera auf einem Stativ. Es dauert ein paar Sekunden, bis ein junger Mann erscheint. Sein Shirt spannt an den Oberarmen. Das Deckhaar fällt ihm ins Gesicht, die Seiten sind kurz geschnitten. Seine Haut ist auffallend blass, der Blick melancholisch. Die Hände feingliedrig.

Der Doktor hält das Video an. »Ist das Ihr Freund?«

Ich ziehe es vor, nicht zu antworten.

»Haben Sie diese Aufnahme schon mal gesehen?«

Meine Fingernägel kratzen über meine Oberschenkel, auch der Stoff dieser Leggings hat zerschlissene Stellen. Wortlos befehle ich dem C-Ton zu verschwinden.

»Darf ich?«, fragt Falkenberg und greift nach der Maus.

Marvin sitzt jetzt kerzengerade und fängt mit dem Pinsel einen Tropfen auf, der an der Außenseite seines Modells herunterläuft. Die Konstruktion lässt Rückschlüsse auf das Endprodukt zu. Er baut an einem Wolfskopf und spricht über Kostümideen, in die er Leuchtelemente einarbeiten möchte.

»Auf der nächsten Furry-Convention werde ich meine neueste Kreation präsentieren«, sagt er. »Das wird sicher der Knaller.«

Er legt den Pinsel zur Seite, schiebt die Kanten des Styropormodells bündig aneinander und hält sich die zusammengeklebte Konstruktion vors Gesicht. »Schau mal.« Seine Stimme klingt dumpf. »Meine Black-Wolf-Maske lässt sich bereits erkennen, oder? Bis auf den Unterkiefer sind alle Stücke geleimt.« Er hält das übrig gebliebene Styroporypsilon hoch. »Das Gelenk soll ja beweglich bleiben. Okay.«

Er schiebt seinen Schreibtischstuhl nach hinten und erhebt sich mit Blick auf die Armbanduhr. »Jetzt muss das Ganze zwölf Stunden trocknen.«

Der Doktor stoppt das Video abermals und sieht mich an. Ich ahne, worauf er hinauswill.

»Der Kopf dieses Mannes wurde in alle Fotos kopiert, die auf Ihrer Facebook-Seite zu sehen sind«, sagt Falkenberg und klickt meine Bilder an.

Ich schließe die Augen.

»Der Name des Fursuit-Bauers lautet Adrian, so bezeichnet er sich im Netz«, fährt der Doktor fort. »Sehen Sie, hier steht sein Name. Sie kennen ihn nicht persönlich.«

»Sie lügen«, schreie ich. »Wenn ich den Clip weiterlaufen lasse, werden Sie hören, dass er meinen Namen sagt, laut und deutlich.«

Falkenberg stellt den Film wieder an und macht den Ton lauter. Der Furry-Bastler nennt meinen Namen nicht. Egal, wie oft der Doppeldoktor zurückspult.

»Ellis, Sie sind ihm nie begegnet«, sagt er.

Mir fehlen die Worte.

»Ist Marvin von Anfang an ein Furry-Fan gewesen?«, will der Doppeldoktor wissen.

Ich spüre einen Stich in meinem Kopf.

»Wie haben Sie sich kennengelernt?«

Er tauchte eines Tages aus dem Nichts auf. Oder sind wir uns zum ersten Mal begegnet, als ich ein Glätteisen kaufte?

»Er arbeitet in einem Laden«, sage ich.

»Wo?«

Die Straße fällt mir nicht ein.

»Welcher Stadtteil?«

Ich kann mich nicht erinnern.

»Wie heißt Marvin mit Nachnamen?«

Ich sehe, dass sich eine Schlingpflanze über den Teppich auf mich zubewegt.

»Ellis, schauen Sie mich an.« Falkenberg rückt mit seinem Stuhl wenige Zentimeter heran. »Kontrollieren Sie Ihre Atmung.«

Ich atme. Ein und aus. Die Schlingpflanze stoppt. Mutter mochte es nicht, wenn ich von Marvin erzählte. Karlfried wurde ungehalten, sobald ich von ihm anfing. Meine Akademie existiert nicht, und doch konnte ich sogar den Schweiß riechen, der nach dem Training über dem Umkleideraum lag. Ich habe eine dramatische Vorstellungskraft, sagt Falkenberg. Ist Marvin ein weiteres Produkt meiner Phantasie? Ist mein Freund ein Wunschtraum? Ich weigere mich, klarer zu sehen. Mein Mund ist wunderschön. Wunderschön. Wunderwunderschön.

Ich muss jetzt höllisch aufpassen, ansonsten klaut Falkenberg mir die Liebe und meinen Traum vom Glück.

»Ich verstehe, dass es schwer ist, sich von all diesen Konstruktionen zu verabschieden, aber es ist ein notwendiger und wichtiger Schritt, glauben Sie mir.«

Alles ist futsch, in Sekundenschnelle. Marvin. Seine Familie. Die Furry-Bewegung. Alles ist futsch, wenn ich es zulasse. Und ich kann nichts anderes tun, als zu atmen.

Tränen rollen über meine Wangen und laufen den Hals hinab. Ich finde Trost in der Vorstellung, dass der Doppeldoktor nicht alles von mir weiß. Dank Tabea bewahre ich mir Geheimnisse. Mutter bekocht mich jeden Abend, und ich lange ordentlich zu. Ich heble Falkenbergs Diätplan aus und lüge ihm ins Gesicht. Das hat er davon, wenn er mir alles stiehlt.

»Sie kannten einen Jungen, der Marvin hieß«, sagt der Doktor behutsam.

In dem Moment findet mein verirrter Geist das passende Puzzleteilchen. Arnauds Sohn. Sein Name war Marvin. Oder nicht? Doch, bestimmt. Meine Gedanken rattern. Falkenberg legt einen Arm um meine Schultern, und ich lasse es zu.

Marvin existiert nicht. Ich habe keinen Freund. Es gibt keine Hochzeit und kein gemeinsames Leben. Ich schließe die Augen. Ich habe niemanden, dem ich etwas bedeute. Nichts erwartet mich. Nichts füllt meine Stunden, und nichts begleitet mich. Die Erkenntnis reißt ein Loch in mein Herz. Und zu alldem schweigt die Stille. Es dauert, bis ich einen Strohhalm finde.

»Ich … ich habe Arnauds Sohn nichts getan.«

»Nicht das Geringste.«

»Ich bin einsam.«

»Ich weiß.«

»Ich habe mir so sehr einen Freund gewünscht.«

Die Armbanduhr des Doppeldoktors tickt rhythmisch an seinem Handgelenk und bringt meinen Puls durcheinander.

»Marvin hat mich kritisiert«, sage ich leise. »Er war nicht immer freundlich. Warum habe ich mir keinen Märchenprinzen ausgedacht?«

»Was glauben Sie?«

Ich verschränke die Arme vor der Brust.

»Sie kennen die Antwort«, ermuntert mich Falkenberg.

Die Erkenntnis überschwemmt mich und drückt mich in eine tiefe Niedergeschlagenheit. Einen lieben Mann habe ich nicht verdient, nicht einmal in meiner Phantasie. Ich fühlte mich einsam und habe Marvin erfunden. Ich wollte leicht sein und wurde Ballerina. Ich finde keine Worte.

»Sie haben allen Grund, sich bei Ihrer Phantasie zu bedanken«, sagt Falkenberg. »Sie hat Ihnen das Leben gerettet.«

Es fällt mir schwer, den Doppeldoktor zu verstehen. Aber ich bleibe bei ihm, während er meine Fragen beantwortet und mich auffängt. Er schaut nicht auf die Uhr und überzieht die Sitzung. Bis ich stabil bin und mich in der Lage fühle, mein Gleichgewicht allein zu halten. Ich verkrafte mich. Diese Tatsache gibt mir Hoffnung und versetzt mich ehrlich in Erstaunen.

Das »Petit Törtchen« ist ein kleiner Laden mit französischem Touch und befindet sich direkt am Busbahnhof. Im Verkaufsraum haben höchstens vier Kunden gleichzeitig Platz. Die Speisen hinter der blitzblanken Thekenvitrine wechseln täglich. Ich habe mich systematisch durch die Angebotspalette geschlemmt. Völlig angstfrei. Die Leckereien in dieser Brasserie sind nach Unverträglichkeiten sortiert. Es gibt ein Riesenangebot an erdnussfreien Schlemmereien.

Wie ein Containerschiff auf Kurs steuere ich das Ladenlokal an und drücke meine Nase an die Fensterscheibe. *Pain au chocolat*, *Éclairs à l'amande*, *Endives au jambon* und *Brioche parisienne* lachen mir entgegen. Ein Gedicht sind auch die Macarons, gefüllt mit einer sündhaft leckeren Buttercreme. Sie sind täglich ausverkauft, bevor für die meisten Leute die Mittagspause beginnt.

Ein Kunde verlässt das Geschäft. Crêpes-Duft weht mir entgegen. Ich esse sie am liebsten mit Beeren-Quark-Füllung, einer weiteren Spezialität des Hauses.

Nach jeder Sitzung mit dem Doppeldoktor versuche ich, das »Petit Törtchen« zu ignorieren, während ich auf den Bus warte. Es gelingt selten. Bereits beim Anblick des Ladens erhöhen meine Speicheldrüsen die Produktion.

Dank Dr. Falkenberg sehe ich klarer, als ich möchte. Frustesserin. Im Alter von fünf Jahren habe ich damit begonnen, kontinuierlich an meiner Schutzschicht zu arbeiten. Negative Gefühle lotsen mich geradewegs in die Essattacken. Ein Kreisverkehr, in dem die Ausfahrten Scham, Schuldgefühle, erneute Essattacke und wieder Scham heißen. Langsam durchschaue ich die Ausweglosigkeit der Situation, beginne Ursache und Wirkung zu erkennen. Ja, Verhaltensänderung ist mein innigster Wunsch.

Das sagt sich leicht, aber es ist ein schwieriger Prozess. Manchmal gelingen mir erstaunliche Fortschritte, und dann, im nächsten Moment, zerschelle ich an klitzekleinen Klippen. Zumindest widerstehe ich heute dem Verlangen, das »Petit Törtchen« zu betreten. Obwohl ich gerade eine harte Therapiesitzung gestemmt habe. Ich veranstalte ein Ausweichmanöver und verschwinde in der Filiale einer Bäckerei-Kette, in der ich ebenso Stammgast bin.

Beide Verkäuferinnen tragen fransige Kurzhaarschnitte mit lila gefärbten Spitzen. Es sind Zwillinge mittleren Alters, die Brötchen nach Wunsch belegen. Mit Butter. Ohne Tomate, dafür Gurke und ordentlich Remoulade. In der Nullachtfünfzehn-Bäckerei muss ich keine Angst haben, dass ich zu viel Platz beanspruche. Wenn ich an der Reihe bin, ordere ich zügig.

Auf Croissants verzichte ich, seitdem ich weiß, dass sich in einem einzigen so viele Kalorien verstecken wie in zehn Brötchen. Meine Ernährungsberaterin wettert erfolgreich gegen Plattenfett, diesen billigen Buttersatz, der viele Transfettsäuren enthält, Viszeralfett begünstigt und den Cholesterinspiegel negativ beeinflusst. Ihre unermüdliche Aufklärungsarbeit hinterlässt Spuren. Schokoladenmuffins kann ich heute allerdings nicht links liegen lassen, bestelle drei und einen Caffè Latte XL mit Karamellsirup.

Als ich aus der Bäckerei komme, rollt der Linienbus, den ich normalerweise nehme, an mir vorbei. Schwer plumpse ich auf die überdachten Hartschalensitze der Haltestelle und esse. Durch den Zucker legt sich die Anspannung. Ich kann nicht verhindern, dass meine Gedanken zu Billy fliegen, der sich als Arnauds Sohn entpuppt hat. Ich kann es immer noch nicht glauben. Alles wirkte so real.

Damit lande ich unweigerlich bei Marvin, der Adrian heißt und kein Teil meines Lebens ist. Ich bin einem YouTube-Bastler gefolgt, habe mir ein Leben mit ihm erträumt und jede Begegnung mit allen Sinnen erlebt. Paris, unsere Treffen in der Flamingo-Bar. Das Essen bei seinen Eltern. Die Telefonate, die vielen Gespräche und die Berührungen sind Auswüchse meiner Phantasie. Mir dämmert, dass es ohne Marvin-Adrian niemanden in meinem Leben gibt, der mich vermisst, tröstet oder aufbaut. Die Sehnsucht nach einem Freund lässt sich mit

Schokoladenmuffins und süßem Kaffee nur für einen Augenblick in Schach halten.

Paul taucht aus dem Nichts auf. Er trägt sein weiches Fell. Mager ist er, wie ein ausgehungerter Hund. Seine Umhängetasche trägt er quer über der Schulter, und die Ohren kreisen. Mit einer Pfote hält er ein knallrotes Mountainbike. Ich verschlucke mich an meinem Latte XL. Er klopft mir eifrig auf den Rücken.

Unsere letzte Begegnung ist Wochen her. Ich freue mich ehrlich, ihn zu sehen, bis ich mich frage, ob er wirklich existiert. Zu meiner Verunsicherung gesellt sich Scham. Ich fühle mich splitternackt und ausgeliefert. Wenn Paul wirklich vor mir steht, dann sieht er mich hier und jetzt, wie ich bin, meinen unverpackten, unansehnlichen Körper. Ich frage mich, wie er mich ohne Fursuit erkannt hat, obwohl ich weiß, wie leicht ich zu identifizieren bin. Meine Wiedersehensfreude verfliegt endgültig.

»Was willst du von mir?«, fahre ich ihn pampiger an als gewollt. Ich habe keinen Bock mehr auf diesen Furry-Mist. Die ganze Geschichte erinnert mich an Adrian, und an ihn möchte ich nicht denken.

Paul parkt sein Rad, öffnet die Tasche, zieht ein Stück Papier hervor und händigt es mir mit übertriebenem Gehabe aus. Er fordert mich auf, den Papierbogen auseinanderzufalten, und ich riskiere einen Blick. Das Bild ist mit Kohlestift gezeichnet. Es ist eine Koala-Figur. Das Erscheinungsbild entspricht zweifellos meiner Statur. Ich knülle das Blatt zusammen und werfe es in hohem Bogen in den nächsten Mülleimer. Paul fischt es wieder hervor.

»Ich bin nicht in der Stimmung für deine Mätzchen«, fauche ich. »Lass mich in Ruhe!«

Er stemmt seine Pfoten in die Seiten, wackelt mit dem Kopf, stellt sich neben mich und überreicht mir den Papierbogen zum zweiten Mal. Ich stecke ihn ein und hoffe, dass Paul sich verzieht. Er geht in die Hocke, und für einen Moment erkenne ich seine echten, wirklichen Augen hinter der aufgeklebten

Husky-Version. Sie sind königsblau und wirken unecht. Sofort beginne ich an meiner Wahrnehmung zu zweifeln.

Von Trugbildern und konstruierten Realitäten habe ich die Nase gestrichen voll. Ich raffe meine Sachen zusammen und flüchte in den Bus, der direkt vor mir hält. Es ist purer Zufall, dass ich in der richtigen Linie lande. Paul winkt und dreht sich zum Abschied um die eigene Achse. Ich presse mich in den Sitz.

Einige Haltestellen später ziehe ich seine Zeichnung hervor, betrachte jeden Strich und bin gerührt. Paul hat mich wunderbar getroffen, und ich bereue, dass ich ihn so angeschnauzt habe. Nur traue ich meiner Wahrnehmung nicht mehr.

Zu gern würde ich den Mann ansprechen, der in der Reihe vor mir sitzt, und ihn fragen, ob er sieht, was ich mir einbilde zu sehen. Er hat seine Rastalocken zu einem schweren Zopf gebunden, Kopfhörer auf und wippt zu einem Beat, den ich gedämpft höre. Ich traue mich nicht, ihn zu stören. Ziemlich weit hinten hockt eine ältere Frau. Viereckiges Gesicht. Ellipsenförmige Brille. Sie ist damit beschäftigt, ihren Einkaufstrolley zu bändigen, der bei jeder Kurve beachtlich schwankt.

Ich verpasse beinahe die Haltestelle am Friedhof. Eigentlich kann ich noch eine Station weiterfahren, aber ich habe Eduard länger nicht besucht. Außerdem verschwimme ich dort mit dem Grau. Sobald ich das Tor öffne und schmale Wege mich leiten, bin ich für meine Umgebung unsichtbar. Auch aus diesem Grund komme ich nach den Therapiesitzungen gern her. Die Menschen, die sich an diesem Ort aufhalten, gießen, pflanzen, säubern, suchen innere Einkehr und behalten den Rest für sich.

Ich sitze an Eduards Grab und vergesse die Zeit. Es beginnt zu dämmern, als ich meinen Bruder der Entenarmee überlasse und mich zu Karlfrieds Ruhestätte begebe. Es ist schön, dass sich in der Nähe eine Bank befindet. Ich halte kurz vor Karlfrieds Grab inne, auf dem ein solides Steinkreuz steht, darauf erkenne ich Dreifachspiralen, die ineinanderlaufen. Bitterer Pelz legt sich auf meine Zunge.

Ein Zwiegespräch kann ich mit Karlfried immer noch nicht

führen. Sein Tod schmerzt. Er fehlt mir so sehr. Ich hinterlasse keine persönliche Note auf seinem Grab. Karlfrieds Frau möchte es schlicht halten, und diesen Wunsch respektiere ich, gehe ein paar Schritte rückwärts und sinke auf die Bank. Das Holz ist feucht. Kälte drückt sich durch meine Leggings. Ich bin zu erschöpft, um ein trockenes Fleckchen zu suchen, bleibe unter den hängenden Zweigen der Kiefer sitzen und versuche, nichts zu denken.

Einatmen. Ausatmen.

Auf dem Friedhof bin ich vor Fressattacken sicher, egal, wie lange ich bleibe. Hier kann ich spüren, dass ich weder Maschine noch willenloses Monster bin.

Ich ziehe Pauls Zeichnung erneut hervor, streiche sie glatt und frage mich wieder, ob unsere Begegnung stattgefunden hat. Mein Geist steckt in dieser Überlegung fest. Unterdessen wandert mein Blick die Allee entlang. Unsicherheit schwebt heran, verteilt sich wie Nebel unter den Erlen und Kiefern, berührt die Spitzen der Tannen.

Es beginnt zu regnen. Ich muss auf die Beine kommen und noch einmal nach Eduard sehen, vielleicht die Entchen leeren. Aber das Zementgrau des Nachmittags drückt mich auf die Sitzfläche der Bank. Meine Beine sind ein einziges Taubheitsgefühl, und ich komme nicht hoch.

Jugendliche grölen in der Nähe. Sie treffen sich nicht weit von hier, belagern die Kletterstange des Spielplatzes und blockieren den Zugang für alle Kinder, die Rolle vorwärts üben wollen. Sie trinken, rauchen und pöbeln. Die Kleinen können sich ohne ihre Eltern dort kaum blicken lassen. Vielleicht war das kleine Mädchen mit den Krümelmonster-Stiefeln neulich deshalb so früh unterwegs.

Für mich ist der Spielplatz ebenfalls verbotene Zone. Der Weg an den Kletterstangen vorbei ist eine Abkürzung zum Bäcker. Aber die Halbstarken stürzen sich wie Aasgeier auf mich, sobald ich auftauche.

Brudermörderin. Diesen Stempel trage ich wie ein Gesichts-Tattoo. Dafür hat Mutter gesorgt. Noch Jahre nach Eduards Tod ist sie durch die Nachbarschaft gelaufen, hat die Last, die ich bedeute, rausposaunt, um Trost abzusahnen. Den Rest hat die Presse erledigt. Damals wie heute. Manchmal stehen Reporter vor der Tür, um im Dreck zu wühlen. Sie wollen Fotos schießen von der Dicken, die den süßen kleinen Fratz getötet hat. Der Jahrestag der Ereignisse spült mit Regelmäßigkeit alle Widerwärtigkeiten an die Oberfläche. Ansonsten bin ich ein Niemand. Lügen ist alles, wozu ich fähig bin. Lügen und leiden. Leiden und lügen. Pingpong.

Duy Huynhs schwebendes Mädchen fliegt zwischen den Erlen heran. Beim Näherkommen erkenne ich, dass ihr Gesicht zerknittert ist wie ein zusammengedrücktes Bild. Marvin ist Fiktion. Paul vermutlich auch. Wie gern wäre ich unter einer Tonne Erde vergraben. Bewacht von einer Quietscheentchen-Armee.

Ich löse mich von der Bank. Mit schweren Schritten schlurfe ich heimwärts und glaube Paul zu sehen, der mir in gebührendem Abstand auf seinem Fahrrad folgt.

Lasst mich in Frieden, ihr blöden Trugbilder!

Ich schaue mich um. So lange, bis mir Paul abhandenkommt.

Mit hängendem Kopf betrete ich unser Grundstück und nehme den Weg durch den Rosengarten zum Haus. Meine Sachen lagern im Heizungskeller. Ich muss wieder neben dem fensterlosen Raum mit den Uhren schlafen, die ich jede Nacht ticken höre, obwohl ich weiß, dass keine von ihnen aufgezogen wird. Mutter duldet mich nur, bis ich stabiler bin. Mehr gesteht sie mir nicht zu. Was hinterher mit mir passiert, steht in den Sternen.

Sie schwärzt mich bei Arnaud an, flüstert ihm am Telefon zu, dass ich unberechenbar bleibe. Er hat sich weitere Bedenkzeit auserbeten. Aus Selbstschutz, wie er betont, jedenfalls höre ich Mutter sagen, dass sie dieses Wort hasst. Sie hat mir die Hausschlüssel abgenommen. Ich soll mich wie ein ungebetener Gast fühlen. Nach jedem Besuch in der Tagesklinik, jedem Spaziergang und den Arbeitstagen muss ich mich misstrauisch beäugen lassen.

Zaghaft drücke ich den Klingelknopf und warte durchnässt auf Einlass. Ich rieche nach Friedhof. Mutter öffnet und stellt mir ihr geschientes Bein in den Weg. Sofort ist mir klar, dass die Waffenruhe vorbei ist.

»Heute ziehst du endgültig aus!«, schleudert sie mir entgegen. »Von allein kommst du ja nicht auf die Idee.«

Ich stehe festgepflanzt wie eine Eiche. Mutter attackiert mich mit Worten. Mein Kopf hat keine Ohren, bis sie mir ins Gesicht schlägt. Hart und unkontrolliert.

»Und sag dem Spinner in dem Husky-Kostüm, dass ich die Polizei rufe, wenn er weiter hier herumlungert!«

Ich sehe über meine Schulter und entdecke Paul, der am Tor lehnt, raucht und winkt. Mein Herz macht einen Satz. Wenn Mutter ihn sehen kann, ist er real. Es gibt ihn wirklich. Das freut mich unheimlich.

»Es ist mein Ernst!« Mutter packt mich unsanft an den Schultern. »Ich habe deinen Krempel rüberschaffen lassen.«

»Wohin?«, frage ich zerstreut. Ich will mich nicht von Paul lösen.

»In die Doppelgarage«, sagt sie.

da nach

Zu Alfies Home hat sie ein spezielles Verhältnis. Vermutlich, weil sein Zuhause der Beginn der Reihe war und sie dieses Modell aus einem Schuhkarton gebastelt hat. Eine stümperhafte und wackelige Angelegenheit. Dagegen sind die Holzboxen wirklich professionell. Alfie ist längst von seinem Pappzuhause in ein stabiles Home umgezogen, das aus Küche und Kinderzimmer besteht. In beiden Räumen ist Sommer. Sonnenblumen stehen in einer Vase. Alfies drei Wände sind ein kleines Paradies. Carrerabahn. Schaukelpferd. Das Bett hat die Form eines Rennautos und besitzt echte Reifen anstelle von langweiligen Holzfüßen. Rot und Schwarz sind die dominierenden Farben. Tagelang hat sie damals an diesen Kleinigkeiten gearbeitet.

Alfie liegt auf einem giftgrünen Kinderteppich mit Fußballmotiv. Zwei Tore und etliche Bälle. Der Kleine ist mit einem Trikot bekleidet. Rote Sporthose. Azurblaues Shirt. Fußballsocken und Turnschuhe. Alfie wurde erwürgt. Das symbolisieren die blauvioletten Flecken an seinem Hals.

Den nächsten Schritt hat sie sich lange überlegt. Sie öffnet ihr Notfallset, das sie wegen der Nussallergie stets parat hat. Sie entnimmt die Injektion, schiebt die Spritze unter Alfies Puppenbett und achtet darauf, dass die in Folie eingeschweißte Nadel auf den ersten Blick zu sehen ist. Genauso will sie mit dem Antihistaminikum verfahren, doch die Schachtel mit den Kapseln passt nicht mehr unter Alfies Bettchen. Deswegen legt sie die Packung in den Kleiderschrank und lässt die Tür weit offen. Sowohl die Spritze als auch die Medikamentenschachtel wirken durch ihre Größe fehl am Platz. Die Kortisonsalbe, die dem Notfallset beiliegt, behält sie zurück. Ihre Hände und

Füße, der Hals und die Brustwarzen jucken seit Tagen. Mit der Creme wird sie sich Linderung verschaffen.

Nach dem Mittagessen wickelt sie die Messingtafeln aus der Packseide, mit der der Verkäufer des Baumarkts die Ware neulich eingepackt hat. Sie hat die Täfelchen doch nicht selbst gravieren können. Im letzten Moment ist ihr aufgefallen, dass sie sich durch ihre Schrift verraten würde. Heilfroh ist sie, dass ihr dieser Fauxpas nicht unterlaufen ist. Diese Arbeit hat sie den Inhaber eines Geschäfts ausführen lassen, der sein Geld überwiegend mit dem Handel mit gebrauchten Handys verdient und sich darüber hinaus als Einbruchsfachmann bezeichnet. Sie hat den Laden zufällig entdeckt und muss zugeben, dass der Mann den Auftrag ordentlich erledigt hat.

Sie trägt Einweghandschuhe, als sie neun Tafeln nacheinander an die Holzwände der Homes schraubt. Anschließend poliert sie die Messingflächen mit einem Tuch blitzblank, damit jedes Wort fleckenlos lesbar ist. Alfies Home. Bertis Home. Christophers Home. Daniels Home. Finns Home. Ginos Home. Hassans Home. Igors Home. Janoschs Home.

Die provisorischen perlmuttweißen Kärtchen mit den Vornamen der Jungen, die bisher in den Homes standen, reißt sie in klitzekleine Schnipsel und verbrennt sie in der Spüle. Die zehnte Messingtafel wickelt sie nicht aus. Dieses Schild ist für das letzte Home vorgesehen, mit dem sie bald beginnen wird.

Noch zögert sie das Vorhaben heraus. Es wird aufschlussreich werden, doch es stehen Dinge an, die sie im Vorfeld erledigen muss. Vor allem die Sache mit ihrem Freund steht ganz oben auf der Liste. Das bevorstehende Gespräch mit ihm liegt ihr im Magen. Sie muss überzeugend auftreten, und es ist durchaus möglich, dass er überzogene Forderungen stellt.

Fakt ist, dass das letzte Home die Reihe komplettieren wird. In ihrer Phantasie ist es längst fertiggestellt. Es wird ihr persönlichstes Werk sein, ein spezielles Zuhause.

Ellis' Home.

da vor

Mein neues Zuhause hat zwei Eingänge. Eine unscheinbare Tür befindet sich an der Nordseite und führt in den Garten. Die andere wurde in eines der Blechtore gefräst und ermöglicht mir den direkten Zugang zur Straße. Beide Schwingtore sind an die Rahmen genagelt und lassen sich nicht hochschieben. Die Alubeschichtung schlägt bei jedem Windzug an die Rollschiene und bringt die Tore zum Klappern.

Ich erfasse die wenigen Quadratmeter. Als ich ein Kind war, habe ich das letzte Mal einen Fuß hier hineingesetzt. Damals stand im hinteren Teil der Garage eine Werkbank, und im Winter war die Hälfte des Platzes für Mutters Blumenkübel reserviert, die der Gärtner jeden Herbst wieder herschleppen musste. Vati fuhr seinen Wagen die Auffahrt hinauf. Das Auto meiner Mutter parkte stets hier unten.

Jetzt ist die Doppelgarage in einen größeren Raum und ein fensterloses Kabuff unterteilt. Die komplette Ostwand ist von Schimmel befallen. Benzingeruch liegt in der Luft, gepaart mit einer muffigen Feuchtigkeit, die mir direkt auf den Magen schlägt. Was das angeht, bin ich sehr empfindlich. Die Umzugskisten aus dem Heizungskeller sind in Zweierreihen in der Mitte meiner neuen Bleibe aufeinandergestapelt. Bei den unteren Kartons ist die Bodenpappe durchweicht. Vermutlich haben sie während des Transports auf feuchtem Untergrund gestanden.

Auch meine wenigen Möbel wurden abgeladen, dazu ein Zweiplattenherd, Mutters alte Gefrierkombination und die ausrangierte Mikrowelle mit integriertem Grill. Mein Bett ist netterweise aufgebaut. Heizen kann ich mit zwei Radiatoren, altertümlichen Stromfressern, die irrsinnige Kosten verursachen und die Bude niemals behaglich wärmen werden. Die Duschkabine hat Mutter neu installieren lassen, früher gab es sie jedenfalls nicht. Sie steht in einer Ecke neben der Spüle mit Unterschrank, die die Toilettenschüssel abschirmt. Einen anderen Sichtschutz gibt es nicht.

Mir dämmert, warum die Fahrzeuge von Installateuren und anderen Handwerkern tagelang die Einfahrt blockierten. Mein neues Zuhause ist im Eilverfahren von örtlichen Firmen hergerichtet worden. Warum die Männer die Toilette und die Dusche nicht in dem fensterlosen, schlauchähnlichen Raum untergebracht haben, ist mir unbegreiflich. Er ist so schmal und klein, dass nicht einmal mein Bett hineinpasst.

Ich sinke auf die Matratze. Dieser furchtbare Tag will einfach nicht enden. Was ich mir wünsche, ist eine Schulter zum Anlehnen. Falkenberg fällt mir ein. Er hat mir eingebläut, dass ich in Notfallsituationen nicht zögern soll. Ich wähle seine Nummer. Die Mailbox springt an. Durch den Ansagetext erfahre ich, dass sich der Doppeldoktor auf einem Kongress befindet. Er verspricht zurückzurufen. In jedem Fall.

Paul wäre auch eine Option. Aber ich kenne ihn kaum und rufe nicht an. Mit Sicherheit würde er Fragen stellen und zwangsläufig Einblicke erhalten, die ich ihm nicht gewähren möchte.

Von Mutter kann ich keinen Trost erwarten. Sie fügt mir munter weitere Kerben zu und stellt mir in einem Handstreich diese inakzeptable Ersatzunterkunft zur Verfügung. Dagegen kann ich nirgends aufbegehren. Auch nicht bei Dr. Falkenberg. Diese Verbannung verstößt gegen keine Abmachungen.

Immerhin sitze ich nicht auf der Straße. Sie toleriert mich netterweise weiter auf dem Grundstück. Trotzdem – kein Mensch lebt freiwillig an so einem Ort. Hier grinsen mir schon nach wenigen Minuten die eigenen Ängste hämisch entgegen. Die Situation ist deprimierend. Ich kann unmöglich bleiben.

Ich rappele mich auf und stürme aus meiner Notunterkunft. Ich muss kämpfen, ich werde mich ändern, Versprechen, die ich gebe, einhalten. Versuchen, die Tochter zu sein, die ich nicht bin, vorzeigbar, und meine besten Eigenschaften wachrufen. Die ich besitze, wenn ich Falkenberg und Mrs. Begeisterung glauben kann.

Ich haste über Baumstümpfe Mutters Villa entgegen, durchquere den Garten und visiere dabei die Haustür an. Ich fühle mich wie ein Rammbock, bereit, Türen und Mauern einzureißen. Und. Pralle. Ab. Egal, wie viel Schwung ich hole. Meine Durchschlagskraft verpufft an der Tür.

Der Wunsch, wieder aufgenommen zu werden, verhallt. Mutter zeigt sich nicht. Auch nicht, als ich Steine gegen die Fensterscheiben werfe und Glas splittert. Wie ein geprügelter Hund schleiche ich schließlich in die Garage zurück, schlucke die übliche Ration Tabletten und schnappe mir einen Stuhl. Stummer Protest kann wirkungsvoll sein.

Ich platziere mich neben dem Swimmingpool, der mit einer Plastikplane abgedeckt ist. Auch wenn ich Wurzeln schlage, werde ich mich nicht von der Stelle bewegen. Die Wunden der verschwundenen Bäume treiben mir Tränen in die Augen. Ihr Anblick macht meine Lage hoffnungsloser. Mutter liebte ihre Bäume und jeden Strauch. Trotzdem hat die Abholzung stattgefunden.

Um mich ist es nicht gut bestellt, ich brauche jetzt einen Hoffnungsschimmer. Mutter muss mich zurücknehmen. Wer backt sonst ihre Brötchen? Wer fährt sie zum Frisör? Wer kümmert sich um den Haushalt und weicht nicht von ihrer Seite, wenn die Dämonen kommen und sie in den Würgegriff nehmen? Wer schaltet die Lichter in den Uhren ein und aus? Wer verscheucht ihre Einsamkeit und legt den Arm um sie, wenn sogar Arnaud das Weite sucht?

Vier Stunden halte ich durch. Heftige Regengüsse zwingen mich zur Aufgabe meines Widerstands. Eine geschlagene Stunde stehe ich unter der Dusche und versuche vergebens, die Wärme des Wassers zu spüren.

Später wälze ich mich unter der Bettdecke. Die Straße, die

direkt an der Garage vorbeiführt, ist viel befahren. In der Villa hört man nichts vom Fahrzeuglärm. Hier unten rasen die Autos quasi durch die Wohnung. Bei jedem Lkw, der vorbeibraust, vibriert der Fußboden. Kein Wunder, eine Ecke der Doppelgarage steht fast auf der Straße. Vor einigen Jahren ist ein Lastwagen der Stadtwerke aus der Kurve geschleudert und in unsere Garage gedonnert. Da war bestimmt überhöhte Geschwindigkeit im Spiel. Der Schaden am Mauerwerk war gering, aber uns saß der Schock in den Gliedern. Daran muss ich jetzt denken und bibbere jedes Mal, wenn ein Auto vorbeifährt. Ich ziehe die Decke über den Kopf, die bereits die Feuchtigkeit aufgenommen hat und sich klamm anfühlt.

Das Klopfen gegen die Fensterscheibe halte ich für Regen. Als es unrhythmisch und penetranter wird, setze ich mich auf. Ich sehe einen Schatten und höre Schritte auf dem Kiesel. Gleichzeitig klingelt mein Handy, und ich bekomme beinahe einen Herzinfarkt. Ich kann mich nicht erinnern, wann ich jemals angerufen wurde, und natürlich denke ich zuerst an Dr. Falkenberg.

»Bist du noch wach?« Die Stimme ist tief. »Ich bin's, Paul.«

»Ich denke, Furries sprechen nicht.«

»Es gibt Ausnahmen«, sagt er.

»Was willst du?«

»Ich stehe vor deiner Wohnung. Lässt du mich rein?«

Es ist eine Sache, im Elend zu hausen. Eine ganz andere ist es, jemandem Einblick in diese Misere zu gewähren. Und woher weiß Paul von der Garage und meinem Elend?

»Verschwinde und hör bitte auf, mir nachzuspionieren.«

»Okay. Aber wenn du es dir anders überlegst, ruf mich an. Ich bin für dich da.«

Ich beende das Gespräch, klettere aus dem Bett, schleiche zum Fenster und spinkse hinaus. Paul steht auf der anderen Straßenseite unter der Laterne neben dieser verflixten Joggingschuh-Werbefläche, die mich verhöhnt, weil ich kaum gehen kann, ohne Atemnot zu bekommen. Neben ihm ist eine Enduro aufgebockt. Er hält einen Motorradhelm in der Hand, trägt Jeans und Lederjacke. Kein Husky-Kostüm. Er schaut zur Garage und winkt. Sein Gesicht kann ich auf diese Entfernung nicht erkennen. Der Typ schleicht mir nach. Was will er bloß von mir?

Ich krieche ins Bett zurück. Aus unerfindlichen Gründen scheine ich Paul etwas zu bedeuten. Das weißt du nicht sicher, geben meine Zweifel zu bedenken. Aber für diesen Augenblick lasse ich das Misstrauen nicht größer werden und klammere mich an den Gedanken, dass ich auf dieser Welt nicht völlig verloren bin. Gut gemacht, höre ich Falkenberg flüstern, bevor ich einschlafe.

***

»Ich kann dich unmöglich bei mir aufnehmen«, sagt Karlfrieds Frau und lässt keinen Zweifel daran, wie absurd sie meine Idee findet.

Ich habe sie seit dem Tod ihres Mannes nicht gesehen. Nun erzählt sie mir, dass sie das Haus verkauft hat und zu ihrer Tochter nach Kanada zieht. Schon bald wird ihr Inventar nach Übersee verschifft. Anfang August sitzt sie im Flieger.

»Du kannst dir von Karlfrieds Sachen nehmen, was du magst. Das Schachbrett, sein Werkzeug oder meinetwegen das Puppenhaus.«

Von einem Puppenhaus weiß ich nichts und frage Karlfrieds Frau, was es damit auf sich hat.

»Er hat es für unsere Tochter gebaut«, klärt sie mich auf. »Stundenlang hat er gesägt, geklebt, tapeziert und die Elektrik verlegt. Die meisten Möbel sind selbst gemacht. Als sie nach Kanada zog, saß Karlfried wochenlang da und stierte das Puppenhaus an. Er hat unheimlich darunter gelitten, dass sein Liebling ausgewandert ist. Wie gesagt, wenn du es haben möchtest, gehört es dir.«

Ich möchte lieber einen sicheren Ort, an dem ich sein kann. Aber da bin ich bei Karlfrieds Frau fehl am Platz.

»Ich habe Zuckervorräte im Keller gefunden«, schimpft sie. »Mein Mann hat das Gift gehortet, und du hast bestimmt davon gewusst.«

Ich streite es ab. Karlfrieds Frau taugt nicht zur Verbündeten. Füllig und hart befiehlt sie sich durch die schwere Zeit und erwartet dasselbe von ihrem Gegenüber. Schwarzer Kaffee und gute Ratschläge. Anscheinend ist es unmöglich, mehr von ihr zu bekommen.

»Du gehst doch hoffentlich weiter zum Psychiater?«, fragt sie und wendet sich wieder ihrer Arbeit zu. Den Haushalt nach fünfzig Ehejahren aufzulösen ist kein Pappenstiel.

Als ich zur Garage zurückkomme, steht Paul auf der anderen Straßenseite in der Nothaltebucht, direkt neben einem wuchtigen Betonfahrmischer. Der Lkw ist ein oranges Ungetüm. Auf der rotierenden Trommel prangt der Schriftzug »Lohmeyer & Sohn«. Paul trägt kein Kostüm, sondern einen blauen Arbeiteroverall und eine Wollmütze. Er ruft mir etwas zu, aber ich verstehe kein Wort. Achselzuckend zieht er an seiner Zigarette, tritt sie aus, steigt ins Führerhaus und fährt davon. Ich sehe ihm nach, bis er in der Kurve verschwindet. Es imponiert mir, dass er sich blicken lässt und gleichzeitig Distanz hält.

Am gleichen Tag beginne ich damit, meine Unterkunft halbwegs gemütlich zu gestalten. Ich entwickele richtig Tatendrang, lasse mir Gipsfaserplatten liefern und nagele sie an die Wände, um die Zugluft sowie das heftige Klappern bei Wind einzudämmen. Tagelang arbeite ich durch, trotz Schwielen an den Händen.

Das Chaos lichtet sich kaum. Beachtliche Mengen an Gipsplatten nehmen mir den ohnehin spärlichen Platz weg. Schnell türmen sich zudem Farbeimer und Verpackungsmaterial auf. Immerhin habe ich es geschafft, eine Ecke des großen Raumes in eine Behelfsküche zu verwandeln. Mikrowelle, Gefrierkombination und Zweiplattenherd sind funktionstüchtig. Nach und nach packe ich die Kisten aus. Ebenso wie die Müllsäcke, in die

Mutter meine Klamotten hineingestopft hat und die mit einem großen G gekennzeichnet sind. Jeden einzelnen Beutel hat sie mit diesem Buchstaben versehen.

Paul ist schon wieder da, parkt den Betonmischer an der gleichen Stelle und fährt erst weg, als ich zu ihm hinüberwinke. Ich weiß nicht recht, was ich von seiner Hartnäckigkeit halten soll.

Mutter hat mir eingetrichtert, dass es Typen gibt, die eine Präferenz für übergewichtige Frauen mit hohen gesundheitlichen Risiken haben. Sie schleuderte mir sogar den Fachbegriff entgegen. Fat Admiring. Damals dachte ich, dass sie mir Angst machen will. Aber in der Gruppentherapie kämpfte sich eine Patientin aus der Beziehung mit einem Mann, der sich bei genauer Betrachtung als Körperfett-Bewunderer entpuppte und jede ihrer Diäten untergrub. Der Kerl bekochte sie täglich mit Lieblingsspeisen und fror Mengen an fettigen Mahlzeiten auf Vorrat ein, wenn er verreisen musste. Die Mitpatientin brauchte Jahre, um die wahre Absicht hinter seinem auf den ersten Blick umsorgenden Verhalten zu durchschauen. Er hatte sie regelrecht gemästet.

Pauls zugewandte Art weckt mein Misstrauen. Falkenberg ist von seinem Kongress zurück und gibt mir zu verstehen, dass ich niemals Kontakt zu anderen Menschen aufbauen kann, wenn ich mich weiterhin verschließe. Ich äußere die Befürchtung, dass Paul mich verletzen wird, wenn ich mich auf ihn einlasse. Das ist das Dilemma von Beziehungen und Liebe, meint der Doppeldoktor. Von Liebe möchte ich in Bezug auf Paul nicht reden. Fakt ist, dass er ein realer Mensch in meinem Leben ist, und das bezeichne ich als Fortschritt. Alles Weitere wird sich finden.

Mutters Rauswurf aus der Villa bewertet der Doktor positiv. »Es ist erfreulich, wenn Sie sich voneinander lösen«, sagt er. Falkenberg hat gut reden.

Ich schreibe Tagespläne, versuche, Erlebnisse und Gefühle zu sortieren. Gern würde ich die Aufzeichnungsarbeit schwänzen, aber ich bin zu feige. Solche Versäumnisse können meine Struktur ins Wanken bringen, und ich traue mich nicht, dieses

Risiko einzugehen. Wenigstens habe ich mich von dem Zwang verabschiedet, jede winzige Kleinigkeit festhalten zu müssen. Den Zeitpunkt für meine Klogänge überlasse ich neuerdings meinem Darm, und ich schaffe es, pünktlicher zu sein, seitdem jede Uhr in meinem Umfeld eine Stunde vorgeht.

Kleine Tricks helfen, den Alltag zu meistern. Dr. Falkenberg ist ganz begeistert, und meine Tante hat mir tatsächlich eine Stundenerhöhung vorgeschlagen. Ihrem Software-Unternehmen geht es besser. Ich habe ihr Angebot abgelehnt. Ich will mich nicht stressen lassen. Nicht von ihr, nicht von Mutter, nicht von halb angebrachten Gipsfaserplatten oder einem Typen, der mich aus sicherer Distanz beobachtet.

Karlfrieds Frau steht vor der Tür. Ich habe nicht damit gerechnet, dass wir uns je wiedersehen. Happy End, hoffe ich. Vielleicht hat sie kalte Füße bekommen und den Flug nach Kanada gecancelt.

Im Geiste sehe ich mich aus der Garage ausziehen, um bei ihr unterzukommen. Ich fordere sie auf, sich in der Doppelgarage umzusehen. Die kleine Kammer ist tabu. Darin herrscht das reinste Chaos. Aber den großen Raum kann sie gern unter die Lupe nehmen. Das biete ich ihr nicht ohne Hintergedanken an. Mein Exil ist armselig. Aber Karlfrieds Frau wirft nur einen scheuen Blick auf das Mobiliar und bezieht keine Stellung.

»In einer Woche streiche ich endgültig die Segel«, sagt sie und zerstört damit meine Hoffnungen. »Ich habe das Arbeitszimmer meines Mannes noch nicht ausgeräumt, irgendwie bringe ich diesen letzten Schritt nicht … Komm einfach vorbei und nimm dir, was du haben möchtest.«

Mir fällt das Puppenhaus wieder ein. Es interessiert mich tatsächlich.

Karlfrieds Frau bleibt im Türrahmen stehen. Sie hat eindeutig noch etwas auf dem Herzen. Ich warte. Der Orangeton wächst ihr langsam aus den Haaren. Er wiederholt sich in der Strickjacke und im Muster ihres Faltenrocks.

»Ich möchte dich …« Sie verschränkt die Arme vor der Brust und sieht an mir vorbei. »In meinem Haus wartet jemand. Sie möchte mit dir reden und hat dafür einen weiten Weg auf sich genommen. Einer ihrer Verwandten hat sie gefahren. Sie muss dich sehen und hat sich nicht getraut, am Tor der Villa zu klingeln. Deine Mutter hätte sie sowieso nicht empfangen, und eigentlich ist sie auch nicht erpicht darauf, sie zu sehen … Aber dich, dich muss sie dringend sprechen.«

Ich bin irritiert. Karlfrieds Frau erscheint mir konfus. So habe ich sie noch nie erlebt.

»Wer … ist es?«

»Teresa. Sie hat bei uns geklingelt, dachte, Karlfried könnte ihr … Sie wusste nicht, dass er … von uns gegangen ist.«

Völlig unerwartet schlage ich in der Kindheit auf. Teresa. Knallrote Schuhe. Schwarzes Haar, das nach Pfirsichen duftet. Gütige karamellbraune Augen. In ihren Armen habe ich mich geborgen gefühlt. Teresa hat meine Locken gebändigt und mich gefunden, wenn ich verloren ging. Mutter hat sie »die Señora« genannt. Und dann ist sie verschwunden, einfach so. Ohne Abschiedswort aus meinem Leben entschlüpft. Ich hatte keine Möglichkeit, Kontakt mit ihr aufzunehmen.

»Was will sie denn von mir?«

»Ich weiß es nicht. Aber Teresa ist … verändert. Möchtest du sie überhaupt sehen?«

Ich bin mir nicht sicher. Ihr Verschwinden ist eine Falte im Stoff meiner Kindheit, die ich nie herausbügeln konnte. Falkenberg würde mir raten, die Gelegenheit zu nutzen, um Erinnerungslücken zu schließen, Fragen zu stellen. Widerwillig stimme ich zu.

Teresa schlurft über einen Rollator gebeugt Schritt für Schritt in meine Welt. Sie schnauft und prustet. Nichts und niemand kann sie davon abhalten, sich ein Bild von meiner Absteige zu machen. Beschämend, wie du haust, murmelt sie und atmet dabei so schwer, dass ich Probleme habe, sie zu verstehen.

Gemächlich sinkt sie auf mein Bett. Mir fallen die ausgetretenen Schuhe mit den schiefen Absätzen auf und der zerschlissene Mantel, unter dem der Saum ihres Kleides hervorlugt. Eine schlampige Erscheinung, würde Mutter sagen.

Karlfrieds Frau lässt uns allein. Teresa versucht, den gekrümmten Rücken aufzurichten, und scheitert. Ich lasse mich vor ihren Füßen nieder, mustere die eingefallenen Wangen und das spitze Kinn, auf dem ich dunkle Stoppeln entdecke. Mit offenem Mund versuche ich, die Teresa von einst in diesem Gesicht zu erkennen, nehme die Nickelbrille wahr und bleibe an ihren Augenringen hängen. Es handelt sich um lehmbraune schattierte Kreise. Ihre Nase ist lang und gebogen, und ich frage mich, warum mir der Höcker darauf früher nicht aufgefallen ist. Die ehemals langen schwarzen Haare sind ergraut und kurz geschnitten. Teresas Erscheinungsbild gleicht heute eher als damals einer Hexe oder einer steinalten gerupften Krähe.

»Ich bin krank, Kindchen«, krächzt sie nach einem Hustenanfall so leise, dass ich Mühe habe, ihr zu folgen. »Der Herrgott wird mich zu sich holen …«

Ich greife nach ihren knochigen Händen, die die Griffe ihrer Gehhilfe umschließen. Teresas Nägel sind erstklassig manikürt. Sie entzieht sich vorsichtig, öffnet den Druckknopf der altmodischen Handtasche, die am linken Griff des Rollators baumelt, zieht ein mausgraues Kuvert hervor und hustet sich in eine beängstigende Verfassung. Die Augen tränen, die Hände zittern. Ich erhebe mich umständlich, fülle ein Glas mit Leitungswasser und reiche es ihr. Teresa ist gesundheitlich massiv angeschlagen, um das zu erkennen, benötige ich kein Medizinstudium.

»Ich habe alles aufgeschrieben«, stößt sie trotz einer erneuten Hustenattacke hervor und pocht mit ihrem Zeigefinger auf das Kuvert.

Ich entnehme dem Umschlag einen Papierpacken und sehe die Seiten flüchtig durch. Zwölf handgeschriebene Bögen. Am Ende ihre Unterschrift. Schwungvoll und groß. Daneben eine Handynummer.

»Damit du dich melden kannst, wann immer dir danach ist.«

Ich blättere zur ersten Seite zurück. Eine Anrede suche ich vergebens. Dafür registriere ich das Datum. 21. Juni 2008. An dem Tag bin ich achtzehn Jahre alt geworden. Ich ziehe die Stirn in Falten.

»Ich habe vor Ewigkeiten damit begonnen, den Brief zu verfassen«, keucht sie.

Mir springt die Rechtslastigkeit ihrer Schrift ins Auge. Solche Schreiber gelten als unbeständig und disziplinlos. Eine weitere Auffälligkeit sind die großen Lücken, die zwischen den Wörtern klaffen. Die Anfangsbuchstaben sind verkümmert und deuten auf Kontaktprobleme sowie Vereinsamung hin. Vorschnell und pauschal geurteilt. Ich überfliege den ersten Absatz.

»Kinder sterben bei Stürzen aus großer Höhe, weil ihr Kopf schwerer ist als der Körper. Sie schlagen mit dem Schädel zuerst auf. Deshalb haben sie kaum eine Überlebenschance. Ich habe mir nie Gedanken darüber gemacht. Bis Eduard genau so starb.«

Die Zeilen verschwimmen vor meinen Augen. Ich höre Teresa schnaufen. Es dauert, bis ich mich gesammelt habe, weiterlesen kann und mich in der nächsten Formulierung verfange.

Du warst kein Mädchen, dem Herzen zuflogen.

Tränen sind wie auf Knopfdruck zur Stelle und verwässern die Tinte. Meine Finger sind Erbsen, rund, zu nichts zu gebrauchen. Sie können das Papier nicht halten. Der Brief fällt zu Boden. Verstört betrachte ich die lose Blattsammlung, die wie ein Fremdkörper zwischen meinen und Teresas Füßen liegt. Ich stiere auf den handgeschriebenen Text, aus dem sich Sätze lösen.

Du und die Señora. Zwei tickende Zeitbomben.

Die verhassten Schlingpflanzen sind zur Stelle, wickeln meinen Körper ein wie ein Paket und halten mich im Klammergriff. Ich schicke stumme Schreie an Teresa vorbei, die an den Leichtbetonwänden abprallen. Die Vergangenheit rattert wie ein Schnellzug in mein Bewusstsein, und ich springe auf den erstbesten Waggon auf, als hätte ich keine Wahl. In meinem Abteil sitzt ein Teil meiner Kindheit und textet mich mit Episoden zu, von denen ich nichts hören will. Ich versuche mir die Ohren zuzuhalten, aber die Schlingpflanzen haben meine Arme fest verschnürt.

Teresa sitzt vor mir wie ein kleiner Hügel und mustert mich durch Gläser, die mir völlig blind erscheinen. Eine Krähe mit nutzloser Brille.

»Ich bin hergekommen, damit du endlich die Wahrheit erfährst.«

Mir ist mehr als mulmig zumute.

»Du wurdest damals einfach weggebracht, einen Tag nach dem … Ich verlor meine beiden Schützlinge auf einen Schlag und damit die Freude am Sommer. Seither kann ich ihn nicht mehr riechen, und irgendwie empfinde ich das als gerecht. Ich habe dich verraten. Mein Judaslohn war der Pool, dieser wunderbare Rosengarten und der Hauch von Luxus. All das verlor für mich schon wenige Wochen nach Eduards Beisetzung an Wert. Im darauffolgenden Herbst packte ich freiwillig meinen Kram, obwohl die Señora mit Geldscheinen wedelte, mir eine zweite Reinigungskraft zur Entlastung und ein eigenes Auto in Aussicht stellte. Aber diesmal blieb ich standhaft.«

Ich höre Teresa reden, lese zudem die Worte von ihren Lippen und bin nicht sicher, was sie von mir erwartet. Applaus? Stehende Ovationen? Ich spüre, dass sich die Schlingpflanze fester um meinen Körper zieht.

»Versteh mich nicht falsch«, sagt Teresa jetzt. »Es fiel mir leicht, zu gehen, nach all dem. Über der Villa hing eine Schwere, die mich in die Knie zwang. Es gab Tage, an denen ich kaum von der Stelle kam. Die Kinderzimmer konnte ich nicht mehr betreten, spätestens seit mir durch euren Gärtner klar wurde, welche Ungerechtigkeit dir widerfahren war. Ich habe …«

Sie hustet wieder, sammelt sich und fährt fort: »Etliche Wochen nach dem schrecklichen Ereignis erfuhr ich die Wahrheit. Von dem Zeitpunkt an wich das schlechte Gewissen nicht mehr von meiner Seite, das kannst du mir glauben. Aber anstatt für dich zu kämpfen, lief ich davon und verkroch mich im Haus meiner Mamita, die, obwohl sie Witwe war, nichts mehr von Deutschland hören wollte. Als der Weg zurück in ihr Heimatdorf durch den Tod ihres Mannes frei war, hat sie sich entschieden, in Spanien zu bleiben. Die Gräber ihrer heimgegangenen Mädchen wollte sie nicht sich selbst überlassen. Aber ich habe dich zurückgelassen. An Eduards Todestag trennten sich unsere Wege. Und jedes Jahr zur Sonnwende verdunkelt sich seither meine Welt.«

»Wieso hättest du für mich kämpfen sollen? Und welche Ungerechtigkeit meinst du?«

»Entschuldige, ich schweife ab.«

Die Krähe strapaziert meine Geduld. Früher habe ich sie gemocht, daran kann ich mich erinnern. Diese alte Verbundenheit veranlasst mich, sie gewähren zu lassen.

»Ich bin nach Madrid zurückgegangen«, sagt sie. »In den ersten Jahren traute ich mich kaum auf die Straße, zerfloss abwechselnd vor Scham und Selbstmitleid. Täglich habe ich den Cementerio de la Almudena besucht und damit das Erbe meiner Mutter angenommen. Ich goss die verstorbene Familie. Die Ereignisse um dich und deine Sippe immer im Schlepptau. Ich sah dich vor mir, mein Mädchen, in dem Kleidchen, an dem das Blut deines Bruders klebt. Lange habe ich mit meinem Gewissen gekämpft, sämtliche Kirchen Madrids besucht und jede geweihte Statue um eine gerechte Strafe bekniet. Nun endlich scheinen die Heiligen mich erhört zu haben. Fachärzte bezeichnen meinen Zustand als kritisch und raten zu Sofortmaßnahmen. Das lehne ich ab. Ich habe nicht vor, Gott und den Heiligen ins Handwerk zu pfuschen. Ich bin bereit für den Cementerio de la Almudena.«

Ich verliere die Geduld und reiße mich zusammen, spüre, dass sich Teresa dem Kern nähert, und weiß nicht, wie ich mich verhalten soll.

»Nur mit dir, da bin ich nicht im Reinen«, sagt sie leise. »Ich wollte dich sehen, ein letztes Mal, bevor ich gehe. Und ich bin froh, dass ich mich aufgemacht habe. In meiner Vorstellung bist du immer neun Jahre alt geblieben.«

Ich habe tausend Fragen. Meine Gedanken fahren Karussell. Teresas Andeutungen machen mir Angst.

In dem Moment schlendert Tukukino herein und lässt sich so ungezwungen auf dem Bett neben Teresa nieder, als käme er jeden Tag vorbei. Mein Mund klappt auf. Ich starre ihn und Teresa abwechselnd an. Der Psychiater trägt einen dunklen Anzug, ein schlichtes Oberhemd und einen kaktusgrünen Schlips mit blassgelben Punkten. Die Zähne sind immer noch alabasterweiß. Ich habe Tukukino das letzte Mal gesehen, als ich zehn Jahre alt war, und verspüre den Impuls, ihm um den Hals zu fallen. Er hält Abstand. Professionell und konzentriert. Vertraut und doch anders. Im Schummerlicht erfasse ich seine Gesichtsfalten, feine Linien, spiralförmige Tattoos.

Wie geht es dir?

Er klingt wie immer, und doch ist etwas anders als früher. Tukukinos knorpellose Ohne-Haar-Kaninchen-Finger ruhen auf seinen Oberschenkeln. Er schaut mich an. Zuwendung, die ich gierig einatme. Jetzt endlich könnte ich ihm das Foto des Stammesführers der Maori zeigen. Die Geheimniskrämerkiste mit den Überbleibseln meiner Kinderzeit schlummert in einem der unausgepackten Kartons. Er lächelt.

Ich bin nervös und fürchte mich vor seiner nächsten Frage. Wie ein Harpunier besitzt Tukukino die Gabe, Schmerzpunkte zielsicher zu treffen. Daran wird sich nichts geändert haben.

Er ist barfuß. Genau wie Dr. Falkenberg, der Stein und Bein schwört, Schuhe zu tragen. Vielleicht ist es ein Zeichen von Kompetenz, wenn Psychiater barfuß sind, ein wahrnehmbares Erkennungszeichen, eine Art Privileg, nachdem sie eine bestimmte Anzahl an Menschen heilen konnten. Tukukinos Füße lassen auf römische Vorfahren schließen. Die beiden dicken Zehen und die direkten Nachbarn sind gleich lang und geben dem gesamten Fuß eine eher quadratische Form. Nur jeder zehnte

Europäer hat solche Füße, und damit hebt sich Tukukino auch in dieser Hinsicht ab. Seine nackten Füße zieren Linien. Die Kreise reichen bis an seine Zehen. Welche Füße Teresa wohl hat? Sie sitzt da und wirkt wie erfroren.

Wie geht es Eduard? Siehst du ihn manchmal?

Tukukino spricht mit der gleichen Ruhe, die mich schon als Kind besänftigen konnte. Ich nicke.

Zu dir kommt nur, was du erträgst, sagt er und deutet auf die Papierbögen, die auf dem Boden liegen.

Ich entscheide mich, den Satz nicht für bare Münze zu nehmen. Menschen zerbrechen und werden von Belastungen erdrückt, um die sie mit Sicherheit nicht gebeten haben. Längst glaube ich nicht mehr alles, was man mir sagt. Ich bin reifer geworden.

Du solltest den Brief lesen.

Tukukino rückt nah an Teresa heran und berührt mich vorsichtig am Arm. Es fühlt sich an wie ein leichter elektrischer Schlag. Wärme durchströmt meinen Körper. Mit langsamen Bewegungen liest Tukukino den Brief vom Boden auf und legt ihn mir in die Hände. Meine Finger könnten Löcher ins Papier brennen, so heiß ist meine Haut.

Ich betrachte meinen alten Psychiater intensiv, und in dem Moment kann ich die Veränderung einordnen. Tukukino hat keinen Mund. Zwischen Nase und Kinn gibt es nur eine waagerechte tätowierte Linie, die höchstens acht Zentimeter breit ist. Ein reich verzierter Strich, mit Abzweigungen und knospenähnlichen Enden. Tukukino spricht mundlos. Ich nehme diese Tatsache ohne Gefühlsregung zur Kenntnis und richte meine Aufmerksamkeit auf Teresas Zeilen.

Ich fliege über die Worte, und mein Geist versucht zu begreifen, was der Brief offenbart. Während ich lese, reise ich zurück in meine Kindheit.

***

Ich liege im Bett. Über mir an der Wand hängt ein Abreißkalender. Es ist der 21. Juni. Ich habe Geburtstag. Mich erwarten Schokoladenwettessen, Sackhüpfen und pinke Ballons im Garten.

Herzlichen Glückwunsch. Dorothy gratuliert und reißt die Vorhänge auf. *Los, raus aus dem Bett, die Sonne scheint.*

Eduard schickt seinen Zorn über den Flur unter der Zimmertür hindurch, bis zu meinem Bett.

Der gibt nie Ruhe.

Dorothy scheucht mich aus den Federn. Holzdielen knarren unter meinen Füßen, als wir das Zimmer verlassen. Ich laufe vor. Das Gebrüll meines Bruders ist allgegenwärtig. Armes Bruderherz.

Dorothy hüpft singend hinter mir her. *Kleiner Schelm bist du …*

Die letzten Meter hopsen wir Hand in Hand, wollen mit Schwung zu dem Schreihals hinein und prallen gegen eine verschlossene Tür. Ich erkenne den Fehler, bevor Dorothy die Lage peilt.

Wir stehen nicht vor Eduards Tür, sondern vor Vatis Arbeitszimmer. Eintritt unerwünscht. Das Verbot gilt immer und besonders an diesem Morgen. Hier sind meine Geburtstagsgeschenke versteckt. Dorothy rüttelt an der Türklinke und spinkst durchs Schlüsselloch. Ich bin ganz aufgekratzt, fasse Dorothy am Arm und ziehe sie vor Eduards Zimmer. Der Schlüssel steckt. Außen. Dorothy dreht ihn. Linksherum und rechtsherum. Die Tür lässt sich nicht öffnen.

Das ist unmöglich. Ausgeschlossen und unlogisch.

Ich stimme zu, während Eduards Wutanfall hinter der Tür an Fahrt gewinnt.

Er sollte besser die Klappe halten. Ein für alle Mal.

Dorothy spricht mir aus der Seele. Es gibt nichts, was ich mir sehnlicher wünsche. Eduards Gekreische macht mich wahnsinnig. Ich hänge mich mit meinem ganzen Gewicht an die Klinke und drehe den Schlüssel in beide Richtungen. Die. Tür. Springt. Auf. Wir sind beide perplex.

Ich betrete das Kinderzimmer hinter Dorothy. Hauchdünne Vorhänge fangen die Morgensonne ab. Eduard steht in seinem Bettchen. Die Hände umfassen die Sprossen des Seitengitters. Der kleine Gnom brüllt wie am Spieß. Ich fliege ihm entgegen und drücke Küsse auf seine tränenfeuchten Wangen, quetsche sie durch die Gitterstäbe hindurch. Eduard lässt sich auf die Matratze fallen und hämmert brüllend mit seinen Füßen gegen die Stangen des Bettes. Ich ziehe die Spieluhr auf. *Der Mond ist aufgegangen.* Sein Geschrei verebbt, als Dorothy ihm einen Keks in die Hand drückt.

Ich schiebe die Gardinen zur Seite und öffne eines der Fenster weit, lehne mich hinaus, spüre die Geburtstagskühle des Geburtstagsmorgens auf meinen Wangen und erspähe Teresa. Sie läuft über die Wiese und hält ihre Schuhe in der Hand. Ich winke, aber sie reagiert nicht. Auf der Fensterbank liegt »Pippi Langstrumpf«. Ich verziehe mich mit dem Buch in Eduards Kleiderschrank und drücke mich in die Bodenkissen.

Eduard quengelt und brüllt sich wieder ein.

Ich flüchte zu Pippi und gehe an Bord eines mächtigen Dreimasters. Ihr Papa ist Südseekönig und will Kurs auf ein weit entferntes Eiland nehmen. Ich darf die Crew begleiten, höre jetzt schon das tiefe Bumm-Bumm der Südseetrommeln und sehe mich am Lagerfeuer sitzen. Dorothy schmollt. Sie mag es nicht, wenn ich allein unterwegs bin, und zupft mich am Ärmel.

Eduard quiekt wie ein Ferkel auf dem Weg zur Schlachtbank.

»Soll er doch!« Ich will Pippi nicht verlassen.

Ellis!

Widerstrebend hebe ich den Kopf und sehe Mami durch den Spalt der Kleiderschranktür, die Dorothy zwei Fingerbreit geöffnet hat. Mit Riesenschritten umkreist sie Eduards Bett. Sie trägt das marineblaue Kleid, auf dem kleine Segelschiffchen aufgetupft sind. Die Rockfalten schwingen bei jeder Bewegung, und das Kleidermeer fabriziert eine schäumende Gischt.

»Die Hoppetosse lichtet den Anker!«, ruft Pippi.

Ich springe schleunigst an Bord. Das spiegelglatte Meer

leuchtet türkis. Die Matrosen müssen rudern, weil sich kein Lüftchen regt. Ich stehe neben Pippi am Steuerrad. Kurs Südwest. Wir nehmen Fahrt auf. Ein schwacher Wind umspielt meine Locken. Pippis Zöpfe wippen.

Ellis, verdammt noch eins! Dorothy knufft mich in die Seite und deutet auf Mami, die den Schreihals aus dem Bett hebt.

Eduards giftige Zwergenmiene besteht aus Zornesfalten. In Mamis Rockfalten peitscht die See metallicgrün über Decks und Luken. Die Salzflut rollt auf, dreht die Segelschiffe auf tosenden Kronen geradewegs in Brandung und Regen. Eduard plärrt gegen sie an. Seine dicken Speckarme umschließen Mamis Hals. Sie löst die Umklammerung rabiat und versucht, meinen Bruder auf die Fensterbank zu stellen. Direkt vor das sperrangelweit geöffnete Fenster. Eduard verweigert sich. Schreit und will sich nicht deponieren lassen. Die Hände und der Kopf sind dunkelrot. Sein Bauch ist gebläht, der Rumpf jetzt nach hinten überstreckt, weit aus dem Fenster. Seine kräftigen Beine stemmt er gegen Mamis Brust. Ich kann sein Köpfchen nicht mehr sehen.

Obacht, Glasknochen! Eduard sollte nicht zu fest treten.

Ich stimme Dorothy zu. Mami muss sonst wieder bandagiert werden. Allein ihre Muskelkraft hält Eduards Körper vor dem Fenster in der Balance. Die Schiffsrümpfe auf Mamis Kleid spucken und ächzen. Alle Segel liegen hart am Wind. Sie werden bei der nächsten Böe bersten und die Planken an fünffachen Wellen zerschellen.

Mami hält Eduard und lehnt sich weit vor. Mein Bruder winkelt Arme und Beine an. Er versteift die Muskeln und kann den Mund einfach nicht halten, platzt schier vor Entrüstung. Seine Ärmchen rudern um Halt. Er hängt am hauchdünnen Faden. Wenn Mami ihn loslässt, stürzt er in die Tiefe. Er hat eindeutig Schlagseite. Eduard kreischt wie verrückt. Mamis Kleiderschiffe zerschellen reihenweise an schroffen Felsen.

Absolute Ruhe. Beruhigend und dröhnend zugleich. Mami rauscht aus dem Zimmer. Die See auf ihrem Kleid flüstert sich schwächer und zahm. Ich stecke den Kopf aus dem Schrank. Mein Brüderchen ist verschwunden.

Der ist über Bord gegangen.

Ich klettere mit Dorothy aus dem Schrank. Wir laufen aus dem Kinderzimmer, den Flur entlang, hinunter ins Erdgeschoss und raus auf die Terrasse. Pippi Langstrumpf habe ich mir unter den Arm geklemmt. Das Bumm-Bumm der Südseetrommeln hat den gleichen Rhythmus wie mein Herzschlag und steigert sich so gewaltig, dass sogar meine Zunge vibriert. Ich sehe das Bündel Bruder auf den Steinfliesen liegen.

Mann über Bord, sag ich doch.

***

Ich stopfe alles in mich hinein, was ich finden kann, und würge herunter, was mir in die Quere kommt. Grüne Oliven und Donuts. Schokobiskuitkuchen. Es interessiert mich nicht, dass Tukukino mich beobachtet. Ich backe Fertigbaguettes auf und gebe noch eine Extraportion Käse darauf. Im Kühlschrank finde ich eine Packung Heringsfilet in Dillsoße und schlinge sie hinunter. Teresa nuschelt unverständliches Zeug und schiebt die Nickelbrille auf die Nasenwurzel. Die Krähe ist mit sich selbst beschäftigt. Kra. Kra.

Ich frittiere Hamburger, die sowieso gegessen werden müssen. Das Haltbarkeitsdatum läuft ab. Genau wie beim Apfelstrudel, den ich zum Schluss verdrücke. Erst dann bemerke ich die Stille. Prompt sind Reue und Schuldgefühle zur Stelle. Ich falle neben Teresa und Tukukino auf die Matratze und sauge am Bettlaken, fühle mich vollgestopft und gleichzeitig leer.

Teresas Brief schildert ihr Leben in unserem Haus. Die Zeilen sind mit Andeutungen gespickt und lassen meine Erinnerungen an Eduards Todestag aufleben. Aber da ist noch mehr. Teresa will mir etwas sagen und verliert sich in endlosen Beschreibungen. Der Brief allein klärt nichts. Ich muss sie jetzt löchern, nachbohren, und schweige.

»Erinnerst du dich an Hugo, euren Gärtner, der ständig mit der Kamera durch den Garten rannte und Pflanzen fotografierte?«, keucht Teresa leise und streichelt mir über den Kopf.

Libelle, Libelle, flattre nicht ins Helle!

Tukukino hält meine Hand.

»An deinem Geburtstagsmorgen war er auf dem Grundstück unterwegs, um Teichrosen abzulichten.« Ihr Blick geht ins Leere. »Er hatte es auf die Blüten abgesehen. Zufällig kreisten Rohrweihen über eurem Garten.«

Mir wird speiübel, ich fühle mich miserabel. Ich denke an eine pinke, überdimensionale Torte, groß genug, um einen Menschen darin zu verstecken. Vielleicht einen Clown, der im passenden Moment hervorspringt. Tadaa!

»Es war ein irres Spektakel …«

»Was?«, frage ich stumpf.

»Die Sache mit den Greifvögeln. Sie haben eine Spannweite von knapp anderthalb Metern, unheimlich imposant, und Hugo schwenkte die Kamera von den Teichrosen zu den majestätischen Tieren. Sie stießen im Sturzflug zur Erde, um Kaninchen zu jagen. Er schoss Hunderte Bilder in der Minute, auch davon, wie sich die Greife an Ort und Stelle über ihre Beute hermachten. Beeindruckende Bilder, mit denen Hugo später einen Fotowettbewerb gewann. Das war nur der Auftakt zu einer Reihe von Preisen, die er mit seinen Aufnahmen später eingeheimst hat.«

Die Torte tanzt vor meinen Augen. Ich nasche vom pinken Zuckerguss. Er schmeckt scheußlich. Teresas Mund ist ein schwarzer gekrümmter Schnabel. Krakra.

»Während Hugo die Vogelserie ablichtete, hielt er zufällig auch den Moment fest, als dein Bruder aus dem Fenster stürzte.«

Ich schiebe die Torte weit von mir weg. Aus ihr wird kein Clown hervorspringen. Allerhöchstens Pennywise. Stephen Kings schreckliche Kreatur. Ich drücke mich in die Senkrechte. Etwas Ungeheuerliches braut sich zusammen. Etwas Zerstörerisches. Teresas Besuch ist kein Plausch, keine gewöhnliche

Stippvisite, die zu einem Schwatz verkommt. Natürlich nicht. Ich sollte wegrennen, solange ich noch kann, und unternehme nichts. Tukukinos Hände sind kaninchenfellweich.

»Hugos Fotos sind schnell hintereinander aufgenommene Bilder, die den exakten Ablauf der Geschehnisse wiedergeben, ähnlich wie ein Daumenkino.« Teresas milchige Augen finden meinen Blick. »Ellis, die Señora hat Eduard auf die Balustrade gehoben und ihm den tödlichen Schubs verpasst. Sie ist eindeutig auf den Bildern zu erkennen. Ich bin mir absolut sicher, sonst würde ich für immer schweigen.«

Tadaa! Ich höre Pennywise dreckig lachen, und gleichzeitig ergießt sich Zusammengebrautes aus dem Inneren der Torte auf den kalten Estrich der Garage, läuft in Teresas Schuhe und umschließt meine Beine. Rasant steigt die stinkige, zähe Masse an. Tückisches breiiges Hochwasser. Teresas Waden hat es schon verschluckt. Die Reifen ihres Rollators ebenfalls. Mir bleibt nicht viel Zeit, um Fragen zu stellen. Das Zusammengebraute wird sie und mich komplett vereinnahmen. Ansteigen, Mund, Ohren und Augen verschlucken. Um Tukukino macht die zähflüssige Pampe einen Bogen.

»Ich verstehe nicht … Wie lange weißt du … Wann hast du die Fotos gesehen?«

»Hugo hat sich um mich gekümmert, nachdem sie dich weggebracht hatten«, weint Teresa. Ihre Tränen berühren mich nicht. »Und eines Tages zeigte er mir die Bilder vom Seerosenteich, präsentierte mir stolz unzählige Blüten. Darunter waren auch die Aufnahmen von den Rohrweihen auf Kaninchenjagd, die mich mehr interessierten und die ich aus diesem Grund genauer ansah. Dabei habe ich die Ungeheuerlichkeit entdeckt, und glaube mir, ich war wie vor den Kopf geschlagen. Hugo war genauso verdattert wie ich und rannte los, um deine Mutter zu konfrontieren. Ich habe ihn mit ihr in der Küche gesehen. Sie schrien sich an. Hugo hielt ihr die Fotos unter die Nase. Ich wartete auf die Polizei. Eine ganze Woche.«

Tick. Tack. Mutters Uhren pirschen sich an. Sie schleichen

aus dem Keller der Villa die Treppe hinauf und durchqueren den Garten. Tukukino dreht den Kopf und sieht aus dem Fenster. Er hört sie bestimmt ebenfalls kommen. Tack. Tick. Teresas Krakra schafft es kaum, zu mir durchzudringen. Ich lehne mich vor, um sie besser verstehen zu können.

»Ich sprach Hugo selbstverständlich auf die Angelegenheit an. Er ist ausgeflippt, als ich drohte, selbst zur Wache zu gehen, und gestand mir, dass er die Bilder gelöscht hatte und Eduard ...«

Krakra.

»Was ...?«

Krakrakrakra.

»Ich verstehe kein Wort«, schreie ich mit weit aufgerissenen Augen.

»Eduard war Hugos Sohn«, krächzt Teresa laut. »Die Señora hatte eine Affäre mit eurem Gärtner.«

Libelle, oh Libelle.

»Ich war genauso entsetzt wie du jetzt«, versucht Teresa mich zu besänftigen. »Aber Hugos Offenbarung erklärte sein Gehabe und dieses großspurige Auftreten. Die Señora war erpressbar, und ich glaube, sie hat ihm mit Geld den Mund gestopft. Im Gegenzug hat er vermutlich die Festplatte des Computers und die Speicherkarte der Kamera gelöscht. Erst glaubte ich an einen blöden Witz. Aber Hugo hat nicht gescherzt. Fakt ist, dass er nur wenige Wochen nach Eduards Tod aus seiner Zwei-Zimmer-Wohnung ins Haupthaus umzog und später das Souterrain-Apartment mit Gartenblick bewohnte.«

Mami und die verflixte Libelle. Entsetzt bin ich nicht, da liegt Teresa falsch. Im Gegenteil, ich fühle mich irgendwie erleichtert. Vati hat uns vielleicht gar nicht meinetwegen verlassen. Mit einem Mal gibt es eine weitere Option.

»Ich hatte damals noch hin und wieder Kontakt zu der Reinigungskraft, die meinen Job übernahm, als ich aufhörte, für deine Eltern zu arbeiten. Laut ihr flog Hugo mehrmals im Jahr nach Gran Canaria und fuhr einen GTI, mit dem er sich eines Nachts um einen Baum wickelte. Du weißt sicher, dass er verstorben ist, und wenn sich zu dem Zeitpunkt noch Beweise auf seinem Rechner befanden, wurden sie nach seinem Tod endgültig vernichtet. Die Señora hat Hugos Habseligkeiten eigenhändig auf die Müllkippe gefahren, wie mir aus zuverlässiger Quelle berichtet wurde.«

Libelle, Libelle, flattre nicht ins Helle! Bedenke die Gefahren. Ich kann dich nicht bewahren.

Das Zusammengebraute reicht Teresa und mir nun bis zum Bauchnabel. Hugo ist Eduards Vater. Mein Vati ist mein Vati.

Die Uhren durchstoßen die Wände der Doppelgarage. Tick. Tack. Eduard hatte Grübchen, und auch wenn Hugo sein Vater war, ich habe ihn geliebt. Die roten Haare meines Bruders wurden jeden Tag penibel gescheitelt. Er trug Matrosenanzüge, und die Füße steckten in niedlichen weichen Lederschuhen.

Tukukinos Hände ruhen in meinen. Nicht mehr und nicht weniger. Tack. Tick.

Eduard war erstaunlich flink auf den wackeligen Beinen. Mit leisen Sohlen trippelte er über die Holzdielen unseres Hauses. Ich bin so unsagbar müde. Tick. Tack. Mein ganzes Sein gründet auf der Tatsache, dass ich den kleinen Fratz getötet habe. Seit ich neun Jahre alt bin, quälen mich Selbstvorwürfe. Wegen dieser enormen Schuld bin ich zur Expertin für zerstörerisches Handeln mutiert.

Das Zusammengebraute steht mir und Teresa jetzt bis zum Hals. Tukukino bleibt unversehrt. Tack. Tick.

Ich habe mir Schmerz zugefügt, mich schlagen lassen und Gehässigkeiten ertragen, die sich wie giftige Perlen auf eine endlose Schnur reihen.

»All die Jahre«, sage ich leise. »Du kanntest die Wahrheit, hast diesen Brief geschrieben, ihn mit Andeutungen gespickt und nicht einmal darin wirklich etwas gesagt. Selbst wenn du ihn mir geschickt hättest – es steht überhaupt nichts Wesentliches drin.«

»Ich war feige, aber jetzt bin ich hier«, krächzt die Krähe.

»Mord verjährt nicht!«, schreie ich los.

Teresa zieht den Kopf ein. »Es war wohl eher Totschlag oder fahrlässige Tötung.«

»Glaubst du, das macht für mich einen Unterschied?« Mein Körper vibriert wie ein riesiger Gong. »Wie konntest du nur?«

»Ich weiß, es ist unverzeihlich, aber es gab keine Beweise, mein Wort stand und steht gegen ihres ...«

Krakra.

Das Zusammengebraute erreicht Teresas Kinn. Gleich wird ihr Gesicht verschwinden. Ich sehe, wie sie versucht, ihr Rückgrat durchzudrücken, und bin sicher, dass sie keins besitzt.

Krakrakra.

Teresa ist erbärmlich.

»Ich werde sterben ... Ich bin sehr krank und –«, flüstert sie eindringlich, und mir ist klar, dass mich ihre Worte milde stimmen sollen, dabei stoßen sie meine Wut an.

Das Zusammengebraute schießt in Teresas Mund. Entsetzt reißt sie die dunkel schattierten Augen auf. Ich hätte große Lust, der Krähe die Augäpfel herauszupicken. Trotz meiner körperlichen Einschränkungen komme ich erstaunlich flink auf die Beine, wälze mich durch das Zusammengebraute, zerre Teresa hoch und befördere sie samt Rollator vor die Tür. Zimperlich gehe ich nicht vor.

Ich erwarte nicht, dass Tukukino applaudiert, und er belässt es tatsächlich bei einem Kopfnicken.

Krakra. Das ist das Letzte, was ich von Teresa höre.

Teil 3

Sie betrachtet Magdalena Kohn, die ihr am Küchentisch gegenübersitzt und eine Liste für den Wocheneinkauf im Supermarkt schreibt. Madame kränkelt. Jahrelang hat diese Person sie für dumm verkauft. Schon allein, wie sie glotzt, dahockt oder sich beim Gehen an der Wand abstützt. Um Haltung ringt, Gebrechlichkeit heuchelt mit ihrer lächerlichen Beinschiene, extra kurze Kleider trägt, damit jeder das Ding sieht und Mitgefühl hat. Mit dieser Mörderin. Alles an ihr ist intrigant.

Die Sonne hat sich über der Kirschlorbeerhecke erhoben und spiegelt sich im Gesicht der scheinheiligen Kriminellen. Wie oft hat sie mit ihr hier in dieser Küche gesessen und sich von ihr mit Schuldgefühlen beladen lassen. Sie durchforstet Magdalena Kohns Züge nach einem Hauch von Güte, Freundlichkeit oder Wärme. Aber die Mimik dieser Frau ist vereist.

Sie sitzt stocksteif und fühlt sich wie in einem Falltraum. Haltlos, ungefestigt und randvoll mit Wut.

Als Brudermörderin hattest du eine Identität, flüstert Dorothy.

Ihre Freundin ist zurück. Angekommen in dem Moment, als sie Teresa aus ihrem Domizil verfrachtet hat. Was für ein Segen Dorothy doch ist. Sie weicht ihr nicht von der Seite. Sie kichern, foppen sich gegenseitig und erinnern sich an alte Zeiten. Natürlich erteilt sie wieder Ratschläge, und auch das fühlt sich vertraut an, als wäre ihre Gefährtin niemals fort gewesen.

Einvernehmlich haben sie Racheideen durchgespielt. Hart und konsequent. Dorothy und sie sind der Meinung, dass Magdalena Kohn büßen muss. In Karlfrieds Schuppen liegt bestimmt noch etwas von dem Rattengift. Vielleicht geht Dorothy aber auch mit dem Küchenmesser auf sie los. Oder erschlägt sie mit dem Spalthammer, den Hugo früher zum Teilen von Brennholz benutzte.

Wenn Magdalena Kohn tot ist, trifft es endlich zu, dass man dich als Mörderin stigmatisiert, scherzt Dorothy.

Muttermörderin. Mit diesem Etikett könnte sie leben.

Die Einkaufsliste wird ellenlang. Seelenruhig besteht Magdalena Kohn auf Extrawünschen. Sie sollte sich schämen und denkt nicht daran.

Du bist ihr körperlich überlegen, sagt Dorothy.

Es stimmt. Spielend kann sie ihr jeden blöden Glasknochen einzeln brechen.

Auch geistig kannst du es mit ihr aufnehmen, trumpft Dorothy auf. *Es ist von Vorteil, dass sie dich für beschränkt hält.*

»Hugo hat Fotos geschossen«, sagt sie und bemüht sich um eine feste Stimme. »An dem Tag, als Eduard starb.« Ihr Blick fällt auf den Fußboden. Schwarz-weiße Fliesen. Schach. Magdalena Kohn zeigt keine Reaktion.

Sie holt tief Luft und schaut Dorothy an, die hinter Magdalena Kohn sitzt und aufmunternd lächelt.

»Du hast Eduard aus dem Fenster geworfen!«

Magdalena Kohns Miene bleibt maskenhaft. Ohne Hast versucht sie aufzustehen und kommt nicht hoch.

»Die Fotos wurden unwiederbringlich gelöscht«, fährt sie ohne Dramatik in der Stimme fort. »Du hast dafür gesorgt, dass die Beweise, die gegen dich sprechen, verschwinden.«

»Ellis! Brauchst du eine Extraeinladung?«

Sie zuckt zusammen und schreckt hoch. Ihr Mund ist wie ausgedörrt. Bisher hat sie keinen Ton gesagt. Ihre Lippen hält eine Riesenklammer verschlossen.

»Wo bist du nur mit deinen Gedanken?«, fragt Magdalena Kohn.

Hasenherz, stichelt Dorothy.

Blitzartig wird ihr klar, dass sie diese Frau nicht töten kann. Sie ist ihre Mutter, egal, was sie ihr angetan hat, gleichgültig, wie immens ihr Hass auf sie ist. Abgesehen davon möchte sie nicht im Gefängnis landen. Inhaftiert ist sie bereits, solange sie denken kann, und nicht auf eine Fortsetzung erpicht.

Du redest dich heraus, Schisser.

»Ellis?« Magdalena Kohn klingt ungeduldig.

Elendiger Schwächling.

»Du hast Eduard getötet«, verkündet sie, so laut sie kann, und fühlt, dass sie die Worte diesmal wirklich ausspricht. Ihre Halsschlagader schwillt an. »Ich war der perfekte Sündenbock.«

Stehend und mit ruhiger Hand ergänzt Magdalena Kohn die Einkaufsliste um eine Flasche Rotwein.

»Du hast meinen Bruder umgebracht«, beharrt sie mit brüchiger Stimme.

»Das ist alles so lange her.« Magdalena Kohn klingt tatsächlich gelangweilt. »Was glaubst du, wen diese Geschichte noch interessiert?«

»Mich! Und die Polizei! Teresa wird gegen dich aussagen, ich muss sie nur bitten. Sie hat Hugos Fotos damals gesehen und –«

Magdalena Kohn lächelt und reicht ihr wie nebenbei die Liste über den Küchentisch.

»Mord verjährt nicht«, zischt sie.

»Nur zu, nimm dir einen Anwalt. Ich gebe allerdings zu bedenken, dass es aktenkundig ist, was für einen Haufen psychischer Probleme du hast.«

»Dafür hast du von Kindheit an gesorgt! Wer weiß, vielleicht war meine lückenlose Krankenakte Teil deines Plans. Eduards Leiche könnte exhumiert werden, es wird leicht sein, Hugos Vaterschaft nachzuweisen.«

»Ach, darum geht es?« Sie macht eine abfällige Handbewegung. »Ja, Eduard war der Sohn des Gärtners. Na und? Ende der Geschichte.«

»Hat Vati es gewusst? Hat er es herausgefunden? Ist er deshalb in einer Nacht-und-Nebel-Aktion verschwunden? Du hast immer behauptet, dass er sich für mich geschämt hat. Aber mittlerweile bin ich davon überzeugt, dass er nicht geglaubt hat, dass ich Eduard etwas angetan habe. Hätte Vati mir ansonsten diese wunderbaren Briefe schreiben können?«

»Glaub, was du willst.«

Sie steht auf und lehnt sich vor. »Du wirst bezahlen! Für alles!«

»Dann lass dich nicht aufhalten, schnapp dir Teresa, die, soweit ich gehört habe, nicht mehr lange zu leben hat! Lauf mit der alten Schachtel zur Polizei und blamiere dich.«

»Ich habe Teresas Brief«, drohe ich, obwohl er nichts Greifbares enthält.

Dieser Satz erregt Magdalena Kohns Aufmerksamkeit. Ihre Augen werden zu schmalen Schlitzen. Sie belauern sich wie Hyänen.

Am liebsten würde sie ihr die Halsschlagader durchbeißen.

Ich werde dich nicht davon abhalten, flüstert Dorothy.

»Verschwinde«, sagt Magdalena Kohn unaufgeregt. »Lass dich therapieren, friss dich zu Tode, versink im Selbstmitleid. Das interessiert mich alles nicht. Und solltest du jemals wieder einen Fuß über die Türschwelle dieses Hauses setzen, kontaktiere ich meine Anwälte. Sie werden dich in einer Einrichtung unterbringen. Schließlich bist du selbstmordgefährdet, und man weiß nie, was in deinem Kopf vorgeht. Habe ich mich klar und deutlich ausgedrückt?«

Sie rudert nicht zurück. Keinen Millimeter.

Ja, wir haben uns verstanden. Dummerchen.

***

Ihre Blutgefäße weiten sich und setzen Entzündungsstoffe im Gehirn frei. Nur mit Mühe schafft sie es zur Spüle, trinkt Wasser aus dem Hahn und schluckt Triptane. Ohne Migränemittel überlebt sie keine Minute. Zwei Tage ist sie nicht aus dem Bett gekommen. Als sie endlich aus ihrer Garagenbude tritt, fällt Kälte vom Himmel. Sie ist viel zu dünn angezogen.

Muss der Besuch unbedingt sein?, motzt Dorothy und trottet ihr hinterher.

»Ich habe gar nicht mehr mit dir gerechnet«, sagt Karlfrieds

Frau, als sie die Tür öffnet. »In drei Tagen kehre ich Deutschland den Rücken.«

Gemeinsam steigen sie in den Keller hinab.

Sie hatte das Arbeitszimmer größer in Erinnerung. Wände und Boden sind tabakbraun gekachelt. Der Raum wirkt niedrig und wenig einladend. Sie entdeckt das Puppenhaus. Es ist dreigeschossig mit Satteldach. Fünf Zimmer. Komplett eingerichtet. Aufmerksam betrachtet sie Einzelheiten. Eine Mini-Kuckucksuhr, Mini-Bügelbrett, karierte Puppenbettwäsche, und es gibt einen Bollerofen.

Karlfrieds Frau überlässt ihr das Feld. Dorothy sieht sich vorwitzig um. Interessant sind die Kartons auf dem Schreibtisch, in denen Ordner liegen. Zwei Aktendeckel springen ihr ins Auge. Auf einem Etikett steht ihr Name in Großbuchstaben.

Dorothy guckt ihr über die Schulter, während sie den grasgrünen Ordner hervorzieht und aufklappt. Er enthält Zeitungsberichte, Artikel, Meldungen. Alles, was abgeheftet ist, hat etwas mit Eduards Tod zu tun. Jeder noch so kleine Schnipsel steckt in einer Klarsichtfolie und ist mit Datum versehen. Der Pressespiegel ist chronologisch geordnet, manche Wörter sind mit einem Textmarker unterstrichen, an einigen Stellen stehen Randnotizen. Sie liest die Überschriften, ohne dass es Worte in ihr Bewusstsein schaffen.

Den Fotos kann sie sich nicht entziehen. Es sind Schnappschüsse dabei, die wahrscheinlich von Pressevertretern gemacht wurden. Sie zeigen sie als Mädchen an der Hand ihres Vaters vor ihrem Haus. Umringt von Polizeibeamten. Magdalena Kohn, die in der Auffahrt steht, mit ihrer Stahlhelmfrisur, und zerknirscht dreinschaut.

Darunter sind auch Fotos, die ohne Zweifel aus ihrem privaten Besitz stammen. Sie als Zweijährige mit einem Teddy im Arm. Bei der Einschulung mit Zuckertüte und bei einem Ausflug in den Tierpark an der Hand von Teresa. Die Vergangenheit drückt sie auf Karlfrieds alten Schreibtischstuhl.

Sie versucht, seine Bemerkungen zu entziffern, und scheitert. Seine Buchstaben sind deutlich und aufrecht, aber die Handschrift ist verblasst. Auffällig sind die aufwärtsgerichteten T-Striche und die i-Punkte, die grundsätzlich mit dem Folgebuchstaben verbunden sind. Das Schriftbild spiegelt tatsächlich Züge aus Karlfrieds Charakter. Seine Begeisterungsfähigkeit, das Streben nach höheren Zielen, dieses gute Urteilsvermögen, seine Stabilität und den gelegentlichen Hang zur Übertreibung.

Sie vermisst ihn furchtbar.

Dorothy streichelt ihre Hand.

Aufgewühlt zieht sie den zweiten, roten Ordner hervor. Er enthält ebenfalls Zeitungsartikel, aber diese Berichte haben nichts mit ihr zu tun. Es handelt sich um Fakten über Kindstötungen in allen Facetten. Die Sammlung wird von einem Inhaltsverzeichnis angeführt, das Karlfried mit Schreibmaschine getippt hat. Vierundsiebzig Fälle. Fein akribisch geordnete Namen, Tathergänge, Polizeiberichte, Fotos. Manche Artikel sind laminiert.

Das reinste Horrorkabinett, sagt Dorothy.

Wie auf Knopfdruck steigert sich ihre Migräne zu unaussprechlichen Schmerzen, und auch andere Symptome sind zur Stelle. Pfeifton. Zitternde Hände, Nadelstiche, die ihre Schläfen attackieren. Die verhassten Schlingpflanzen kriechen heran. Ihr Frühstück schiebt sich die Speiseröhre hoch. Sie sinkt vom Stuhl auf die kühlen Fliesen. Mit geringer Geschwindigkeit, wie in Zeitlupe. Ihre Beine sind kraftlos und die Hände nicht vorhanden. Sie liegt ausgestreckt auf den Fliesen und versucht, Karlfrieds Beweggründe für die Zusammenstellung zu verstehen, und kann sich keinen Reim darauf machen.

Dorothy findet eine abwegige Erklärung. *Vielleicht hatte der alte Kauz nicht alle Tassen im Schrank.*

Karlfrieds Frau kniet unvermittelt neben ihr. »Was ist mit dir?«

Sie hilft ihr auf die Füße, bringt sie in die Küche und löchert sie mit Fragen, die sie einsilbig beantwortet.

»Lass uns eine letzte Tasse Kaffee zusammen trinken«, schlägt Karlfrieds Frau vor.

Der Aufgebrühte ist schwarz und bitter. Sie kann ihn unmöglich trinken.

»Magdalena Kohn hat Eduard getötet«, sagt sie. »Teresa ist gekommen, um es mir … zu beichten. Sie hat alles, was damals geschehen ist, aufgeschrieben, na ja, man muss schon genau lesen.«

Karlfrieds Frau zögert, greift dann über den Tisch und drückt ihre Hände. Diese Reaktion irritiert sie, bis sie begreift, dass Karlfrieds Frau keineswegs überrascht ist.

»Du hast es gewusst?«

»Nein, wir haben es immer geahnt. Also nicht, dass sie es absichtlich gemacht hat, aber wir dachten, es würde uns nicht wundern, wenn es ein tragischer Unfall gewesen ist.«

»Wirklich?« Sie entzieht ihr die Hände. »Und warum habt ihr dann … Karlfried hat nie etwas gesagt.«

Traurigkeit überschwemmt sie wie ein Platzregen. *Anscheinend hat dich jeder Mensch verraten, sogar dein einziger Freund.*

»Du kannst ihm daraus keinen Vorwurf machen. Karlfried konnte deiner Mutter nicht einfach etwas unterstellen, und deine Unschuld ließ sich nicht beweisen. Letztlich zählt doch nur, dass er dich immer für eine reine Seele hielt.«

Feiglinge, flüstert Dorothy. *Karlfried und seine Frau sind erbärmlich.*

»An deiner Mutter hat sich jeder die Zähne ausgebissen. Sie ist mit allen Wassern gewaschen, und ihre Anwälte hätten uns wegen Verleumdung vor Gericht gezerrt, niemals wären wir gegen sie angekommen. Außerdem hatten wir Angst um dich. Wir trauten ihr zu, dass sie dich endgültig in die Psychiatrie abschiebt, abgesehen davon fürchteten wir die Hölle auf Erden. Immerhin sind wir Nachbarn.«

Stinkende Duckmäuser, alle beide.

»Weshalb hat Karlfried diese Ordner angelegt?«, fragt sie und schluckt ihre bittere Enttäuschung vorerst herunter.

»Deine Geschichte … Eduards tragisches Ende … ist ihm

sehr nahgegangen. Auch wenn er schon früher mit Familientragödien in Berührung gekommen ist, als Lehrer ist das kein Wunder. Aber bei dir war er persönlich betroffen. Als du nach Eduards Tod in die Klinik kamst, hat er angefangen, sich mit Einzelschicksalen von Kindern zu beschäftigen, und ihre Fälle gesammelt. Er war aktives Mitglied im Kinderschutzbund und hat sich auch in anderen Hilfsprojekten engagiert.«

Wie nobel.

Karlfrieds Frau steht auf und nimmt sie tatsächlich in den Arm. Sie macht sich stocksteif.

»Du könntest ebenfalls fortziehen und von vorn beginnen«, schlägt Karlfrieds Frau vor. »Leg dich nicht mit ihr an. Du ziehst den Kürzeren.«

Ja, steck den Kopf in den Sand, gluckst Dorothy. *Mach es wie wir. Friede. Freude. Eierkuchen. Und ja nicht fluchen.*

»Ich will das Puppenhaus«, sagt sie.

Karlfrieds Frau schüttelt den Kopf. Sie hat es inzwischen ihrer Tochter versprochen. Es ist ja ein Andenken an ihren Vater.

So viel zu: Nimm dir, was du willst, meckert Dorothy.

Karlfrieds Frau kritzelt ihre Handynummer auf ein Stück Papier und geleitet sie zur Tür.

»Deine Mutter ... Ich will ihr Verhalten nicht rechtfertigen, wirklich, versteh mich nicht falsch, aber sie war dabei, als ihr eigener kleiner Bruder mit seinen Schlittschuhen im Weiher einbrach. Sie konnte ihm nicht helfen und musste zusehen, wie er im kalten Wasser ertrank.«

Ach so! Dorothy ist außer sich. *Und das gibt ihr das Recht, andere Menschen zu quälen.*

Natürlich kennt sie die Geschichte. Ihr Großvater hatte bei der Nachricht vom Tod seines einzigen Sohnes einen Schlaganfall erlitten und nie wieder ein Wort mit ihrer Mutter gesprochen. Der alte Patriarch konnte seine Tochter nicht lieben, hat Oma ihr vorgejammert. Warum war ausgerechnet dieses immer kränkelnde Kind unversehrt vom Schlittschuhlaufen heimgekehrt? Aus dieser Enttäuschung hat Großvater zeitlebens kein

Geheimnis gemacht und seinen Frust in die Gegend posaunt. Beim Stammtisch, auf der Bowlingbahn und in jedem Bierzelt.

»Die arme Magdalena hat allen leidgetan«, sagt Karlfrieds Frau, die um einiges älter ist als ihre Mutter und schon immer in der Nachbarschaft lebte. »Manche meinen, dass deine Mutter damals einen ziemlichen Knacks erlitten hat.«

Macke. Knall. Schaden.

Sie hatte ihr schon den Rücken zugedreht, fährt jetzt herum und spuckt Karlfrieds Frau ins Gesicht. Die ist zu perplex, um zu reagieren, steht da und glotzt entgeistert.

»Ich hoffe«, brüllt sie, »dass dein Flugzeug auf dem Weg nach Kanada ins Meer stürzt!«

Sie eilt davon, wirft die Handynummer von Karlfrieds Frau in den Mülleimer. Sie weiß sicher, dass sie diese Person nie kontaktieren wird.

Bravo! Großartig! Der hast du es aber wirklich gezeigt! Dorothy ist ganz aus dem Häuschen, beruhigt sich schließlich und flüstert: *Manche meinen, dass Ellis seit dem Tod ihres Bruders einen Knall hat. Wie die Mutter, so die Tochter. Knacks. Knall. Fall.*

***

Sie liegt weich und inhaliert den erdigen Geruch. Der Boden unter ihr ist bitterkalt. Feuchtigkeit saugt sich in die Kleidung. Sie heftet den Blick auf den Hügel, der sich in Reichweite erhebt und bis zum Horizont ausdehnt. Wenn sie genau hinsieht, kann sie erkennen, dass sich der Berg sachte hebt und senkt. Es ist ihr Körper, doch fremdes Gebiet und ihr unmöglich, über ihn hinwegzusehen. Der Kopf wiegt einen Sack Zement, und sie versucht erst gar nicht, ihn anzuheben. So gesehen ist es nicht nur die Masse, die sie niederdrückt. Sie wünscht sich Wasser. Einen Ozean oder das Tote Meer. Salz auf der Haut. Am liebsten würde sie abtauchen wie eine faltige Seekuh. Schwerelos über Algen gleiten.

Sie leckt sich über die Lippen, die spröde sind, extrem trocken und rissig. Die verkrusteten Hautschuppen schmecken nicht nach Salz, sondern blutig.

Vorsichtig dreht sie den Kopf und betrachtet die Quietscheentchen, die ihre Kontur einrahmen. Sie schnattern aufgeregt. Einige leuchten in der Dunkelheit. Eduard ist ihr nah, besonders hier auf seinem Grab. In zwei Metern Tiefe. Links, keine Handbreit entfernt, liegt die Mutter-Puppe, die sie aus der Klinik entwendet hat, und torpediert sie mit giftigen Blicken, obwohl sie blind ist. Die Puppenlippen hat sie mit Sicherheitsnadeln durchstoßen.

Brudermörderin a. D.

Sie hat ihre Identität verloren. Ihr Leben gründete auf der Annahme, dass sie getötet hat. Nun realisiert sie, dass ihr die Schuldgefühle Sicherheit gaben, auch wenn es ihr schwerfällt, diese Wahrheit zu akzeptieren.

Du hast Eduard nicht getötet. Du nicht. Nicht du.

Dorothys Anwesenheit stärkt sie. Die Freundin streichelt ihr über das feuchte Haar. Ihre Vertraute aus Kindertagen ist nie ganz fort gewesen. Tukukinos Auftauchen hat sich dagegen als Gastspiel erwiesen.

Teresa liegt im Krankenhaus. Die Krähe hat es nicht nach Spanien zurückgeschafft. Sie hat versucht, sie anzurufen, um sie zu bitten, mit ihr zur Polizei zu gehen. Ein Verwandter hat das Gespräch angenommen und sie angeschrien. Seine Tante liegt im Koma. Es ist höchst unwahrscheinlich, dass sie wieder aufwacht.

Sie schließt die Augen.

»Wenn du nicht aufstehst, wirst du erfrieren.« Es ist Paul, der neben ihr in die Hocke geht und ein welkes Blatt aus ihren Haaren zieht.

»Warum trägst du dein Husky-Kostüm nicht mehr?«, fragt sie.

»Keinen Bock.«

Seine Augen sind tatsächlich königsblau, die Haare strohig und gelb wie Honig. Das Kinn ist markant, sein Gesicht wird nach oben schmaler. Seine Kiefer überragen einander, die oberen Zähne schieben sich über die untere Zahnreihe. Pickel hat er auch, sogar ziemlich viele. Solche Lappalien sind bedeutungslos.

Paul hilft ihr hoch. Er zieht sie fort von Eduards Grab und begleitet sie nach Hause. Sie denkt, dass ihm Fragen auf der Seele brennen, aber er zieht es vor, zu schweigen.

Dorothy hält gebührenden Abstand. Sie ist sauer. Die Sache mit Paul gefällt ihr nicht.

Er ist ein Stalker.

Und sie fragt ihn tatsächlich lieber nicht, woher er wusste, dass er sie auf dem Friedhof findet.

Schon von Weitem sieht sie, dass etwas vor ihrer Tür liegt. Zwei Ordner. Grasgrün und rot. Karlfrieds Frau hat sie zurückgelassen, bevor sie abhob.

»Kann ich dich wirklich allein lassen?«, fragt Paul und zündet sich eine Zigarette an.

Sie nimmt die Aktenordner und lächelt tapfer, obwohl ihr zum Heulen ist.

»Soll ich nicht besser mit hineinkommen?«, beharrt er und öffnet den Reißverschluss seiner Lederjacke. »Ich kann dir Tee kochen.«

»Ich möchte schlafen.«

»Kein Problem. Du ruhst dich aus, und ich verwöhne dich kulinarisch.«

»Ich bin auf Diät.«

»In Ausnahmesituationen dürfen Regeln gebrochen werden«, sagt Paul, lächelt und streift wie zufällig ihren Bauch.

Prompt weicht sie zurück. Er tritt näher heran. Schweißgeruch schlägt ihr entgegen. Sie vermutet, dass er nicht so cool ist, wie er sich gibt, und schiebt ihn auf Abstand.

»Ich mag dich sehr«, sagt er, zieht den Kopf ein, dreht sich um und läuft über die Straße zu seinem Motorrad, das gegenüber ihrer Wohnung parkt.

Sie schließt die Haustür auf, betritt die Doppelgarage mit

Karlfrieds Akten unter dem Arm und bleibt abrupt stehen. Jemand ist hier gewesen. In ihrem Reich. Kleinigkeiten sind verändert. Die Schublade der Spüle ist nicht ganz geschlossen, und die großen Pappkartons standen näher an der Wand. Sie öffnet den Kühlschrank und macht das Gefrierfach auf. Teresas Brief hatte sie zwischen den Erbsenbeutel und das Vanilleeis geschoben. Er ist verschwunden.

Magdalena Kohn bläst zum Kampf.

Sie schäumt vor Wut. Schlägt mit der Faust gegen die Wand. Bis Dorothy sie ins Bett packt und stichelt, vermutlich um sie abzulenken. *Ich heiße Paul, mag dich und will dein Freund sein. Blubberblubber.*

In der Nacht bekommt sie Fieber. Ihr Körper wringt jede Körperflüssigkeit aus ihr heraus. Ohne Teresas Brief ist die Schlacht schwieriger zu gewinnen. Sie muss in die Villa, den Brief suchen, möchte sich aufrappeln und kommt nicht hoch. Dorothy drückt sie in das Kissen zurück und legt die Hände auf ihre eiskalte Stirn. Schlaf findet sie, weil ihre Freundin sie behütet. Als sie aufwacht, gerät sie in Panik. Die Arme kleben am Körper fest.

Alles ist gut. Einatmen. Ausatmen.

Es fällt ihr schwer, die Lungen mit Luft zu versorgen, und sie kann sich nicht aufrappeln. Am liebsten würde sie für immer schlafen. Zwei Tage liegt sie im Delirium. Dorothy flüstert.

Du brauchst nur eine Erdnuss zu essen, dann kratzt du von ganz allein ab, und Magdalena Kohn steht auf dem Siegertreppchen.

Sie teilt den Humor ihrer Freundin nicht immer.

Draußen schält sich die Sportschuh-Werbung aus der Plakatwand. Regen perlt von den Fensterscheiben. Endlich schafft sie es, sich im Bett aufzusetzen, und sieht den orangen Betonmischer auf der anderen Straßenseite stehen.

Paul ist eine Klette, findest du nicht?

Sie kann Dorothys Abneigung nachvollziehen. Was Paul betrifft, schwankt sie zwischen Ablehnung, Unbehagen und

Anziehung. Mattigkeit überkommt sie. Schwer sinkt sie in die Kissen zurück, fühlt sich kraftlos und schläft ein.

Stunden später erwacht sie mit einem faden Geschmack im Mund. Pauls Lkw ist verschwunden. Obwohl sie es nicht will, versetzt ihr diese Tatsache einen Stich.

Ellis ist verknallt.

Und Dorothy redet manchmal Müll.

Am späten Nachmittag ist sie in der Verfassung, sich Karlfrieds Akten vorzunehmen, und vertieft sich in die Sammlung der Abscheulichkeiten, die er zusammengetragen hat. Dabei spürt sie seine Anwesenheit körperlich, während sie die geballten Kindstötungen im Zeitraffer betrachtet. Besonders berührend findet sie die Fälle, die im familiären Umfeld stattgefunden haben.

Manche Artikel sind mit Fotos versehen, auf denen Ausschnitte der Wohnungen zu erkennen sind, in denen das Verbrechen geschah. Zuerst nimmt sie nur winzige Details aus den Zimmern wahr, die zu Tatorten wurden, und beginnt schließlich, die Bilder regelrecht nach Anhaltspunkten zu durchforsten. Sie achtet auf Hinweise, die Rückschlüsse auf das Leben der Familie zulassen, in der sich die Tragödie abgespielt hat, den Ort, der gefährlicher sein kann als jeder Wald.

Irgendwann erträgt sie die Berichte und Bilder über die Kinder nicht mehr, die alle ähnliche Schicksale erleiden mussten wie ihr Bruder. Sie steht auf und beginnt, den großen Schuhkarton leer zu räumen, in dem sie Postkarten verwahrt hat. Ihre Hände wissen, was zu tun ist.

Sie schneidet eine Seite komplett aus dem leeren Karton heraus. Den Boden verstärkt sie mit der Rückwand eines Zeichenblocks und verfährt ebenso mit den Wänden. Die Pappschachtel ist ansonsten zu instabil. Sie trennt zwei rechteckige Löcher aus der Rückwand und pinselt die Pappseiten mit gelbem Dekor-Acryllack ein, sie kann keine andere Farbe finden.

Die Bastelarbeit entspannt sie. Leise summt sie Lieder mit, die im Radio laufen. Nach und nach fertigt sie Einrichtungsgegenstände aus Fimo an. Ein Bett, vier Stühle, einen Tisch. Sie versucht sich auch an filigranen Dingen. Wie Kochgeschirr, Blumenvasen und Bücher. Getrocknet und bemalt können sie die Resultate dann nicht überzeugen. Sie ist sogar ein bisschen enttäuscht. Sie hatte sich mehr von dem Projekt versprochen.

Zwischendurch bestellt sie Pommes und nimmt ihre Ration Tabletten. Dorothy hockt auf einem Schemel in der Ecke. Sie mault und fühlt sich ausgegrenzt.

Als sie versucht, einen neuen Termin bei Dr. Falkenberg zu vereinbaren, wird Dorothy richtig wütend.

Dein Psychiater hasst mich.

Die letzten beiden Sitzungen hat sie abgesagt, und sie will nicht, dass er unangemeldet vor ihrer Tür steht. Das ist ihm zuzutrauen, und sie muss es unbedingt verhindern. Die Sekretärin erklärt ihr, dass der Doppeldoktor verreist ist. Er wird ein paar Wochen weg sein. Sie erinnert sich, dass er sie darauf hingewiesen hat, und erhält die Nummer seines Vertreters.

Dorothy schmollt weiter. Genau wie früher. Wenn sie so drauf ist, ignoriert man sie besser.

Die Begeisterung über ihre selbst gebaute Stube hält sich in Grenzen. Das Resultat kann nicht mit Karlfrieds Puppenhaus mithalten. Aber sie fühlt sich ihm nah, wenn sie schneidet, klebt und bastelt.

Obwohl er dich verraten hat.

Klappe, Dorothy.

Sie findet Ruhe in der Tätigkeit, und es ist ihr möglich, klare Gedanken zu fassen. Nachts kreist sie um das Unrecht, das ihr widerfahren ist. Die Wut auf Magdalena Kohn ist so groß, dass sie Durchfall bekommt. Gerechtigkeit. Es ist fast unmöglich, an etwas anderes zu denken.

Vor ewigen Zeiten hatte sie ein Gespräch mit Dr. Falkenberg, bei dem es um den Sinn des Lebens ging. Diese Erörterung war existenzieller als die, die sie mit Karlfried geführt hat. Der Arzt fragte sie, wie es um die Sinnhaftigkeit des Freitods bestellt wäre. Sie hatte noch nie Angst vor dem Sterben und freut sich auf Eduard, Karlfried und Vati. Aber unbestritten steht sie mittlerweile auf dem Standpunkt, dass eine Selbsttötung, gerade in Anbetracht der Umstände, einen Nutzen für Eduard und sie haben sollte. Dieser Gedanke hat sich in ihrem Bewusstsein festgesetzt.

Dorothy beschränkt sich auf einen Satz. *Eine Erdnuss genügt.* Anscheinend hat sie überhaupt nicht verstanden, worum es hier geht.

An den Folgetagen wirft sie Aufputschmittel ein. Sie schluckt mehr als die empfohlene Dosis, obwohl sie unter Drehschwindel, Heißhungerattacken und Mundtrockenheit leidet. Solche Nebensächlichkeiten können sie nicht aufhalten. Hauptsache, sie behält die Kontrolle, im Augenblick gibt es nichts Wichtigeres. Sie ruft Falkenbergs Vertreter an und vereinbart einen Termin.

Dorothy motzt. Dabei will sie nur Goodwill demonstrieren, damit Falkenberg nach seiner Rückkehr sieht, dass sie stabil ist und sich an Regeln hält. Dorothy rafft das nicht. Sie trifft eine Abmachung mit ihr. Sie wird dem Ersatz-Psychologen nichts erzählen, weder von der Freundin aus Kindertagen, die wieder in ihrem Leben aufgetaucht ist, noch wird sie Teresa erwähnen.

Versprich es. Kein Wort. Sonst leitet der Psychoheini Schritte ein, die er für notwendig hält und dir nicht gefallen werden, glaub mir!

Dorothy argumentiert stur. Zuerst fühlen sich die Einwände und ihr Flehen falsch an, aber dann kann sie dem Anliegen durchaus etwas abgewinnen und erscheint nie bei Falkenbergs Vertreter. Er gleitet ihr schlichtweg aus den Gedanken.

***

Den Kripobeamten, der die Ermittlungen in Eduards Fall leitete, hat sie positiv in Erinnerung. Er ist ein sympathischer Typ mit Kinnbart. Sie erkennt ihn sofort an seiner tiefen Stimme, obwohl es Jahre her ist, dass sie mit ihm gesprochen hat, damals, während sie die Akten einsah. Glücklicherweise lag seine Visitenkarte noch in ihrem Schmuckkästchen.

Er klingt überrascht, als sie sich meldet, erinnert sich aber an die Familie. Klar, so einen Fall vergisst niemand.

Zuerst redet sie um den heißen Brei. Dann fragt sie nach dem juristischen Unterschied zwischen Mord und Totschlag. Er haut ihr seinen Fachjargon um die Ohren, spricht von Mordmerkmalen, niederen Beweggründen, Heimtücke, lebenslanger Freiheitsstrafe und Haftstrafen, die etliche Jahre dauern können.

Sie möchte wissen, ob grundsätzlich die Möglichkeit der Wiederaufnahme eines Verfahrens besteht, und wird ernüchtert. Bei Falschaussagen gibt es die Chance nur, wenn der Zeuge nachweisbar falsche Angaben gemacht hat.

»Der Casus knacksus ist die Beweisführung«, betont der Kommissar und versucht ganz offensichtlich, durch wenige Fragen die Motivation ihres Anrufs zu erfassen.

Sie vermeidet Schuldzuweisungen und erwähnt Magdalena Kohn zuerst nicht. Kalkuliert deutet sie an, dass sie manchmal unter diffusen Ängsten leidet und sich bedroht fühlt.

Der Kommissar horcht auf. »Ich verstehe nicht ganz, wer sollte Ihnen etwas antun?«

Die Angst vor Magdalena Kohn platziert sie dann dosiert. Der Kommissar geht nicht darauf ein und teilt ihr seine E-Mail-Adresse mit. Fragen beantwortet er grundsätzlich auch online. Sie versteht den Wink und lässt sich trotzdem hinreißen, noch einmal von Magdalena Kohn anzufangen. Der Kripobeamte fühlt sich offenbar genötigt, sie zu warnen.

»Üble Nachrede und Verleumdung sind auch Straftatbestände«, sagt er. »Letzteres bedeutet, dass niemand ehrverletzende Behauptungen über eine Person aufstellen darf, wenn sie unwahr sind.«

Witzig! Dorothy empört sich im Hintergrund. *Dir ist doch genau diese Scheußlichkeit widerfahren!*

»Das Leben ist nicht immer fair«, gibt ihr der Beamte noch mit auf den Weg.

So eine bescheuerte Floskel.

Da muss sie Dorothy zustimmen.

***

Sie wird Magdalena Kohn mit ihren eigenen Waffen schlagen. Dazu gehören eine feste Struktur und Medikamente.

Schach und matt.

Dorothy ist ihr Coach. *Du schaffst alles, was du dir vornimmst.*

Sie ist aufgeregt und bucht einen Mietwagen mit geräumigem Kofferraum. In einem Fachmarkt kauft sie ein neues Türschloss. Außerdem ersteht sie ein Werkzeugset mit verschiedenen Hämmern, Meißeln, Drillbohrern, Zangen, dazu einen Zollstock, Schleifpapier, eine Schutzbrille, Schraubzwingen, Tapetenreste, Einwegkleidung, Sperrholzplatten und eine Stichsäge mit unterschiedlichen Blättern. Sie zahlt bar.

Online mietet sie ein Wochenendhaus. Den Fotos nach zu urteilen, liegt es ab vom Schuss. Sie fühlt sich wie damals, als sie zehn Jahre alt war und mit der Schulklasse für ein paar Tage auf den Bauernhof fuhr. Reiten, Nachtwanderungen und Schwimmbadbesuche halfen, Distanz zu bekommen. Von ihrem toten Bruder, einem Kinderpsychologen und den streitenden Eltern. Die Klassenfahrt hat sie in positiver Erinnerung. Auch wenn ihr einige Mitschüler Zettel zusteckten, auf denen Gemeinheiten standen. »ELLIS IST EIN MONSTER«. Kinder können grausam sein. Sie hat alle verpetzt.

Bevor sie für Tage verschwindet, wechselt sie das Türschloss aus. Magdalena Kohn kann sie kreuzweise.

Was ist mit Teresas Brief?

Er spielt keine Rolle.

Sie telefoniert mit Paul, erzählt ihm etwas von Bewerbungsgesprächen und einem Kurzurlaub bei einem Onkel. Er klingt nicht begeistert und äußert die Vermutung, dass sie sich mit Marvin treffen will. Paul hat ihren imaginären Exfreund abgespeichert, seitdem sie bei ihrer ersten Begegnung von ihm gesprochen hat, und bekommt ihn nicht aus dem Kopf. Egal, was sie sagt. Paul besteht darauf, dass sie sich zwischendurch meldet.

Bevor sie losfährt, muss sie sieben Mal auf die Toilette. Um ein Haar bläst sie die ganze Sache ab. Es ist die Vernunft, die siegt, und die Erkenntnis, dass sie ihr Vorhaben besser an einem anderen Ort in die Tat umsetzt.

Das Auto ist voll beladen. Selbst Dorothy findet kaum Platz, schimpft, macht sie halb wahnsinnig und bringt sie dazu, ruppig zu reagieren. Allein die Fahrerei macht sie schon nervös genug. Dorothy weiß haargenau, wie sehr sie Autofahrten überfordern. Ein Wort gibt das andere, sie schnauzen sich ziemlich an. Es ist dunkel, als das gemietete Blockhaus in Sicht kommt. Vier Stunden hat sie für zweihundert Kilometer gebraucht und ist völlig erledigt.

Das Mietobjekt steht, wie im Internet beschrieben, einsam am Hang. Dahinter erhebt sich ein Wald. Der Schlüssel liegt unter der Matte. Die Barzahlung soll bei Abreise erfolgen. Darauf hat der Vermieter am Telefon Wert gelegt. Dorothy steigt nicht aus dem Wagen. Sie ist unterwegs flöten gegangen. Vielleicht am letzten Rastplatz. Sie macht sich darüber keine Sorgen. Ihre Weggefährtin ist ein Bumerang.

Besonders gemütlich ist die Bleibe nicht. Die Möbel sind in die Jahre gekommen. Es dauert, bis sie ausgeladen hat und todmüde ins Bett fällt. Die Laken riechen nach Mottenkugeln. Erstaunlicherweise schläft sie hervorragend. Das Frühstück fällt spartanisch aus.

Den Vormittag verbringt sie damit, Bauanleitungen für Puppenhäuser zu studieren, die sie sich zu Hause ausgedruckt hat, falls das Internet in der Einöde nicht funktioniert. Sie wird eines Bessern belehrt. Im hinterletzten Winkel des Hauses hat sie guten Empfang.

Nach einem Einkauf im Ort streift sie den Einwegoverall über. Konzentriert beginnt sie zu messen und sägt mit Hilfe von Pappschablonen die Wände aus dem mitgebrachten Holz. Das Gerät verursacht einen Höllenlärm und führt ihr die Notwendigkeit der Abgeschiedenheit vor Augen. Sie schmirgelt, leimt und hämmert, was das Zeug hält. Spät in der Nacht verbindet sie die ersten beiden Holzboxen miteinander.

Am Folgetag blättert sie Karlfrieds Akte durch und macht sich mit dem Schicksal eines Jungen vertraut, der in Süddeutschland lebte. Er ist nur vier Jahre alt geworden und hieß Tobias (* Name von der Redaktion geändert). Laut Obduktion wurde er mit einer Plastiktüte erstickt. Dieses Kind wird das erste sein, das ein Home bekommt. Sie tauft es in Alfie um. Den Namen mochte sie schon immer.

Die Innenausstattung für sein Zuhause kauft sie in einer dreißig Kilometer entfernten Kleinstadt, zu der ein altertümlicher Spielwarenladen gehört. Sie ersteht ein Bett mit Kopfkissen und Plumeau. Holzstühle mit ausgesägten Herzen in der Rückenlehne. Eine rustikale Küche mit allem Schnickschnack und einen Specksteinofen. Lampen, Leuchter, Küchengeschirr. Das Angebot ist erstaunlich vielfältig. Puppen legt sie sich ebenfalls zu. Mutter. Vater. Und ein Geschwisterpaar. Alfie und seine Schwester. Der Rumpf der Puppen besteht aus Plastik. Füße und Hände sind aus Stoff. Beide tragen Kommunionskleidung. Sie kauft weitere Anziehsachen und besorgt sich Lebensmittel in einem kleinen Supermarkt.

Zurück im Blockhaus, sägt und leimt sie wie besessen an den Holz-Homes. Um die Boxen später beleuchten zu können, verlegt sie einfache Stromkreise und klebt die Mini-Tapetenstreifen über die Kabel. Die Arbeitstage enden damit, dass sie bis tief in die Nächte Crime-Serien auf dem Laptop anschaut. Besonders interessiert sie dabei die Spurensicherung. Sie saugt alle Informationen auf. Abend für Abend. Bis ihr die Augen zufallen.

Als acht Tage vorbei sind, schickt der Vermieter seinen Sohn zum Abkassieren. Der Jugendliche nimmt die Kopfhörer nicht von den Ohren, auch nicht, als er das Haus checkt. Mit abwesendem Blick schiebt er das Geld in die Brusttasche seiner Jeansjacke, und sie geht davon aus, dass er sich nicht mehr an sie erinnert, sobald sie in der nächsten Kurve verschwunden ist.

Das Wochenendhaus hat sie picobello übergeben. Nicht ein Fitzelchen Sägemehl bleibt zurück. Vorsichtshalber hat sie ihren Staubsauger von zu Hause mitgebracht. Eine gute Entscheidung. Das vorhandene Gerät hatte kaum Power. Der gesamte Müll, den sie während ihres Aufenthalts produziert hat, liegt im Kofferraum. Sie wird die Säcke unterwegs an verschiedenen Raststätten entsorgen.

Überall im Auto stapeln sich die Holzboxen. Alfies Home steht auf dem Beifahrersitz. Es ist fertig und komplett eingerichtet.

Zu Hause wird sie Bertis Home in Angriff nehmen. Auch von seinem Heim hat sie bereits klare Vorstellungen. Insgesamt wird sie neun Homes bauen. Streng genommen würden drei oder vier reichen. Nur, die Arbeit beruhigt sie ungemein und macht ihr Freude. Zudem ist es ein schönes Gefühl, den getöteten Kindern kleine Denkmäler zu errichten und sie authentisch, aber auch wohnlich zu gestalten.

Paul hat ihr in den letzten Tagen vierundzwanzig Kurznachrichten geschickt. Es wird höchste Zeit, dass sie antwortet. Es ist sonnenklar, dass sie nicht auf ihn verzichten kann.

Dorothy befindet sich in Kansas, oder weiß der Kuckuck, wohin sie verschwunden ist. Sie wünscht sich die Freundin herbei, aber Dorothy folgt eigenen Regeln und lässt sich nicht drängeln. Trotzdem ruft sie nach ihr, lockt sie mit Erinnerungen aus der Kindheit und Versprechungen. Nichts hilft. Sogar den Kosenamen, den Dorothy gern benutzt, vermisst sie.

Dummerchen.

***

Ellis' Home besteht aus einem Wohnzimmer mit Plexiglasfront. An die Wände klebt sie Bahnen einer längs gestreiften Strukturtapete. Über der rechten Fensterhälfte fehlt die Gardinenstange samt Vorhang. Auch den Teppich verlegt sie nur zur Hälfte und franst die Schnittstelle sichtbar aus. Auf den Couchtisch klebt sie eine Vase mit Rosen, dabei handelt es sich um täuschend echte Stoffblumen, die einen leichten Duft nach Rosenextrakt verströmen. Sie hat sie mit Parfüm beträufelt. Blumen gehören in jedes ordentliche Heim.

Die Arbeit an diesem letzten Home geht ihr unsagbar schwer von der Hand. Damit musste sie rechnen und ist doch überrascht. Nachts liegt sie wach und ruft nach Dorothy. Tagsüber versucht sie, in ihrem Rhythmus zu bleiben. Tabletten schlucken. Essen. Basteln. Schlafen.

Der Hygieneanzug müffelt nach Schweiß, und der Mundschutz riecht säuerlich. Die Haut unter den Einweghandschuhen beginnt wie verrückt zu brennen, als sie die kleine Mädchenpuppe in die Decke wickelt und auf dem Sofa ablegt. Weitere Figuren gibt es in diesem Home nicht. Vater und Bruder fehlen. Auch die Mutterpuppe spart sie aus. Von Bedeutung ist die Tasse, die sie auf dem Couchtisch abstellt. Darin befindet sich ein deutlicher Kakaorest. Das macht Ellis' Home perfekt.

Es bedarf keiner Modifikation.

Dorothy! Endlich, jetzt wird alles gut!

Krieg dich wieder ein.

»Ich bin so glücklich«, flüstert sie.

Ich lasse doch mein Mädchen nicht im Stich.

Energie durchfließt ihren Körper. Unverzüglich beginnt sie, die Doppelgarage aufzuräumen. Zuerst entsorgt sie den gesamten Abfall in großen Müllsäcken, kehrt die fensterlose Kammer aus, wischt Staub und reinigt die Arbeitsplatte. Anschließend klebt sie den Tisch zentimeterweise mit Klebeband ab, um jeden noch so winzigen Rest zu erwischen. Genauso verfährt sie mit dem Fußboden, arbeitet sich kniend vorwärts, bis ihre Beine schmerzen. Nach einer Pause putzt sie feucht durch und beseitigt alle Hinweise auf die Bastelarbeiten in separaten Müllbeuteln.

Am frühen Abend holt sie den bestellten Mietwagen ab.

Vor Aufregung ist mir ganz schwindelig, sagt Dorothy.

Sie stimmt ihrer Freundin zu, lädt einen Teil ihrer persönlichen Sachen sowie einen Haufen Müll ein und fährt zur nah gelegenen Deponie. Drei zum Bersten gefüllte Säcke landen in einer der gigantischen Entsorgungspressen. Auch die Einwegoveralls, der Handstaubsauger, sämtliches Verpackungsmaterial, alle Crime-Serien-DVDs, jede Notiz, die sie sich jemals gemacht hat, die handgeschriebenen Drehbücher, die ihr Struktur gaben, und selbst Karlfrieds Aktenordner übergibt sie der Vernichtungsmaschine. Auch das Koalakostüm. Samt Kopf.

Es hat dir kein Glück gebracht.

Konsequenterweise verabschiedet sie sich auch von ihrem Laptop. Dieser Schritt fällt ihr richtig schwer. Auf die Festplatte, auf der sich ihr ganzes Leben befindet, hat sie zuvor mit einem Hammer eingeschlagen. Mit ihrem Handy wird sie genauso verfahren. Es wäre blauäugig, bloß die SIM-Karte zu entfernen, auch wenn alle Fotos, SMS und Verläufe gelöscht sind. Solche Daten lassen sich wiederherstellen, deswegen wird sie auf Nummer sicher gehen und sich keine Gefühlsduseleien erlauben, wenn die Zeit reif ist.

Sehr geradlinig, lobt Dorothy.

Vor dem Treffen mit Paul ist sie aufgeregt. Jedes Wort muss sitzen. Er hat einen Tisch in einem chinesischen Restaurant reserviert. Dorothy quengelt. Paul ist und bleibt ihr rotes Tuch.

Sie entscheidet sich für ein schlichtes Outfit. Leggings und T-Shirt. In anderen Klamotten fühlt sie sich schnell unwohl. Chloé rät ihr zu unauffälligem Make-up.

Paul fährt pünktlich vor. Draußen weht ein laues Lüftchen. Der September entschädigt mit warmen Tagen, sozusagen als Ausgleich für das verregnete Frühjahr.

Sie nimmt zur Kenntnis, dass Paul nicht den Weg zum Chinesen einschlägt. »Ich habe es mir anders überlegt«, hört sie ihn sagen.

Er biegt auf die Schnellstraße ab, um sie an der vierten Ausfahrt wieder zu verlassen. Sie durchqueren ein hügeliges Waldgebiet. Im Radio läuft ein Bericht über den Klimawandel. Karlfried hätte ihn aufmerksam verfolgt und eine Diskussion mit ihr angefangen. Sie weiß nicht, ob Paul der Reportage lauscht. Er raucht, fährt schweigend und wirkt versunken.

Im Geiste geht sie ihr inneres Manuskript durch. Viel hängt davon ab, wie sie gleich rüberkommt. Sie transpiriert am ganzen Körper. Selbst die Ohrläppchen sind feucht. Verstohlen reibt sie die Innenflächen ihrer Hände über die Leggings. Am liebsten würde sie die Aktion abblasen.

Du hast keine Wahl, Dummerchen.

Sie drückt den Rücken in die Sitzpolster. Die Dämmerung berührt die Baumspitzen, als Paul den Wagen zielstrebig auf einen verlassenen Parkplatz lenkt und die Zigarette im übervollen Aschenbecher ausdrückt.

Galant hilft er ihr aus dem Auto, geht zum Kofferraum und wuchtet einen Picknickkorb heraus. »Ich habe dabei, was dein Herz begehrt«, sagt er lächelnd.

Von Mücken begleitet schreitet Paul voran. Sie müssen nicht lange gehen, bis sie eine Lichtung erreichen. Er breitet eine karierte Decke aus, verteilt bunte Glaswindlichter darauf und zündet Kerzen an.

Ach, ein Romantiker.

Sie findet Pauls Idee bezaubernd und lässt Dorothy spötteln. Niemand hat bisher so etwas Schönes für sie arrangiert.

Die Lichtung wird von mächtigen Tannen gesäumt, die wie Zuschauer wirken, die sie mit ihren tief hängenden Zweigen vom Rest der Welt abschirmen. Gierig saugt sie alles auf. Den Wald, die Wiese, die einbrechende Nacht. Das Zirpen der Grillen, selbst die Mücken, aber vor allem die sacht flackernden Kerzen, die ihr wie wuchtige Glühwürmchen erscheinen.

»Was haben wir denn hier?«, fragt Paul, holt gefüllte Einmachgläser aus seinem Korb, drapiert sie auf der Decke und mimt den Überraschten. »Lammfiletscheiben in Knoblauchjus, Thunfischcreme mit Kapern und eine sommerliche Ziegenkäse-Tomaten-Terrine. Dann gibt es noch Knoblauchbutter und Schlemmerröllchen auf Toast bestehend aus Schinken, Salami, Cherrytomaten und Basilikum.«

»Hast du das alles selbst gemacht?«

»Das meiste stammt aus einem Delikatessengeschäft«, gibt er zu, reicht ihr Serviette und Essbesteck. Gekonnt öffnet er eine Sektflasche und füllt zwei Gläser.

Wie stilvoll.

Sie prosten sich zu und halten Blickkontakt.

»Zum Nachtisch schlemmen wir eine französische Orangencreme mit Sahnehaube«, verrät Paul.

Seine Wangen glühen. Die Portionen sind üppig.

Er will dich mästen.

Falls Dorothy den richtigen Riecher hat, ist es egal, wirklich, es spielt keine Rolle mehr.

»Was wolltest du mit mir besprechen?«, fragt Paul.

Sie muss sich losreißen. Von den Bäumen und der romantischen Stimmung. Paul streift wie zufällig ihr Knie. Es ist Absicht, das spürt sie genau, und sie ahnt, worauf er hofft. Er möchte sie anfassen. Sex haben. Oder wenigstens die realistische Hoffnung darauf.

Wahrscheinlich kann er an nichts anderes denken, und deshalb spricht sie Worte aus, die er hören möchte. Paul drückt ihr einen Kuss auf den Mund. Zuerst ist er zaghaft, und sie muss zugeben, dass er sie angenehm überrascht. Seine Lippen sind weich.

Deshalb musst du dich ihm trotzdem nicht an den Hals werfen.

Paul wird zudringlicher. Seine Lippen fühlen sich nun an wie Schmirgelpapier. Sie muss an Mausefallen denken. Der Köder wird an einem Metallstift befestigt, und die vorher gespannte Feder löst bei Kontakt mit dem Lockmittel aus. So schnell kann keine Maus gucken. Paul wird noch mutiger, schiebt eine Hand unter das T-Shirt und massiert ihre Bauchschürze. Davon gerät ihr Körper in Bewegung, zittert, vibriert und schwingt unter Pauls Händen.

Sie rückt von ihm ab, als er kurz Luft holt. »Ich möchte, dass du mit deinem Betonmischer in die Doppelgarage rauschst«, sagt sie schnell, schafft es, wie auf Knopfdruck zu lächeln, und nascht von der Thunfischcreme.

Paul blinzelt. »Was? Welche Doppelgarage?«

»In der ich wohne.«

»Warum?« Paul zeigt ihr einen Vogel. »Spinnst du?«

»Es ist mein Ernst.«

»Aber ich kann doch nicht … Und außerdem wird der Lkw vielleicht Schrott sein. Mein Chef bringt mich um.«

»Es ist schon mal passiert, dass jemand die Ecke mitgenommen hat«, sagt sie mit fester Stimme und legt ihre Hand in seine. »Du musst ja keinem auf die Nase binden, dass es Absicht war.«

»Und wenn du dabei verletzt wirst?«

»Ich werde nicht zu Hause sein.«

Paul genehmigt sich einen großen Schluck Sekt.

Die Tannen wirken jetzt bedrohlich, und sie hat das Gefühl, dass sie näher rücken.

»Sag mir den Grund.«

Auf die Nachfrage ist sie vorbereitet.

»Ich möchte, dass meine Mutter mich wieder im Haupthaus aufnimmt. Die Doppelgarage deprimiert mich. Das ist doch keine Wohnung!«

Pauls Kinnpickel eitern.

Klappe, Dorothy.

»Ich will meinem Leben eine Wende geben«, legt sie nach und verdrückt zwei Salami-Schlemmerröllchen. »Mit dir an meiner Seite gibt es vielleicht eine Zukunft für mich, wenn –«

»Dann zieh bei mir ein.«

»Du wohnst mit deiner Schwester in einem winzigen Apartment.«

»Ich bitte sie auszuziehen.«
»Wann?«
»Bald.«
Never.
»So lange kann ich beim besten Willen nicht warten.« Sie räuspert sich. »Ehrlich, Paul, was findest du an mir?«
Er lässt sie nicht aus den Augen, zündet sich eine Zigarette an und inhaliert den Rauch. »Ich bewundere dich.«
»Du tickst doch nicht ganz richtig.«
»Nein, ehrlich. Du kämpfst um die Liebe deiner Mutter, begibst dich da voll rein. Ich raffe nicht genau, worum es dabei geht, aber ich wünschte, du würdest dich für mich, für uns genauso ins Zeug legen.«
Der lügt doch.
Paul legt einen Arm um sie und zieht sie nah heran. Es fühlt sich besser an, als ihr lieb ist.
»Ich hatte noch nie einen Freund.«
»Dann lass mich der erste sein.«
Bleib auf Kurs. Der Typ lullt dich ein.
»Du strahlst etwas Zartes aus«, flüstert Paul direkt in ihr Ohr.
»Hast du mich mal genau angesehen?«, pampt sie ihn an.
»Das sind doch nur Äußerlichkeiten.«
Blubberblabber.
Sie rückt ein wenig von Paul ab, denkt intensiv an die vielen traurigen Dinge, die sich in ihrem Leben ereignet haben. An Eduard, den Verlust ihres Vaters, Teresas Brief und an Magdalena Kohns Lügengerüst. Mit Erfolg. Wie erhofft fließen Tränen.
»Was ist, wenn ich verletzt werde?« Paul streichelt ihr über die Wangen. »Hast du daran auch gedacht?«
Sie widersteht dem Impuls, sofort zu antworten, schnäuzt sich die Nase und nascht von der Ziegenkäse-Terrine.
Fall nicht auf seine Schmeicheleien rein. Bleib bei deinem Drehbuch.
»Du fährst einen Lkw mit vier Achsen«, antwortet sie mit

trockener Kehle, kaut etwas Brot und gibt sich Mühe, ruhig zu sprechen. Das angelesene Wissen darf nicht auswendig gelernt klingen. »Das Fahrzeug wiegt schon mit leerer Trommel vierunddreißigtausend Kilo. Die Garagenwand besteht aus Leichtbeton. Das ist, als würdest du mit einem Traktor über einen Schuhkarton donnern.«

»Ich weiß nicht ... Es muss doch einen anderen Weg geben ...« Pauls Gesicht wirkt im Kerzenlicht blass und gespenstig. »Und wenn sich deine Mutter weigert, dich aufzunehmen?«

»Lass das meine Sorge sein«, sagt sie, stopft sich Cherrytomaten in den Mund und langt bei den Lammfiletscheiben zu. Knoblauchjus läuft ihr am Kinn hinunter. Sie tupft es mit einer Serviette ab. »Für eine Nacht wird sie mir schon Unterschlupf gewähren.«

»Und dann? Was hast du damit gewonnen? Ich kann den Sinn nicht erkennen.«

»Das musst du auch nicht.«

Er schließt die Einmachgläser. Mit ruckartigen Bewegungen landen sie im Korb, und eh sie sich versieht, steckt Pauls Zunge tief in ihrem Mund. Seine Hände erforschen ihren Körper. Sie hat sich immer gewünscht, dass jemand ihr Brachland besucht. Paul nimmt sich viel, aber längst nicht alles. Das wundert sie und nimmt sie für ihn ein, ohne dass sie ein Wort darüber verliert.

Es beginnt zu nieseln. Rasch wird der Regen heftig.

Wie in einem schlechten Film, lacht Dorothy.

Paul drückt ihr noch schnell einen weiteren Kuss auf die Lippen, schimpft auf den Niederschlag und packt mit lockeren Sprüchen den restlichen Kram zusammen. Sie ist völlig durch den Wind und stolpert hinter ihm her, durch die Dunkelheit, in der ihr die Orientierung fehlt. Ohne ihn wäre sie in die falsche Richtung gelaufen, gesteht sie ihm. Er nimmt sie an die Hand.

Paul, der Beschützer, lästert Dorothy. Sie kann einfach kein gutes Haar an ihm lassen.

Auf der Rückfahrt sprechen sie wenig.

Als Paul in ihre Straße einbiegt, drosselt er die Geschwindigkeit an der Garagenseite, in die er hineinrauschen soll.

»Und, kann ich mich auf dich verlassen?«

»Ich weiß nicht …«

»Du liebst doch den Kick. Deine Motocrossrennen sind –«

»Das ist etwas völlig anderes«, sagt Paul.

»Es ist das Einzige, um das ich dich je bitten werde.«

Wirklich clever, flüstert Dorothy.

Er beugt sich rüber und küsst sie auf den Mund.

»Für dich ist es doch keine große Sache«, fängt sie wieder an. »Bitte, ich muss Gewissheit haben.«

Paul raucht und schweigt. Sein Zögern überrascht sie. Sie hätte nicht gedacht, dass es so schwierig wird, ihn festzunageln.

***

Es ist der letzte Dienstag im Monat.

Paul ruft an und teilt ihr mit, dass er ihren Wunsch erfüllen wird. Heute um einundzwanzig Uhr dreißig. Da ist er, der Tag der Tage. Von jetzt an ist sie wie elektrisiert.

Paul stellt Bedingungen. Er will richtigen Sex. Nicht so eine kindische Fummelei wie auf der Lichtung.

Recht gehabt, triumphiert Dorothy.

»Soll ich vielleicht auch noch fülliger werden?«, möchte sie wissen.

»Was soll denn die Frage?« Er klingt wirklich verwundert.

Alles Show.

Sie verspricht Paul das Blaue vom Himmel. Er wähnt sich am Ziel und schickt Kurznachrichten, die er mit verbalen Liebkosungen spickt. Ein bisschen anzüglich ist seine Ausdrucksweise teilweise schon. Sie nimmt es lediglich zur Kenntnis.

Er ist einfach widerlich, aber er wird deinen Auftrag ausführen. Dorothy klingt ganz optimistisch.

Sie klammert sich an die Zuversicht ihrer Freundin, schluckt

Tabletten, setzt Kaffee auf und beschmiert Toastscheiben mit Leberwurst. Heute muss sie funktionieren wie ein Uhrwerk.

Sie ruft auf dem Kommissariat an. Der Beamte, der ihren Fall kennt, befindet sich auf einer Fortbildung. Sie lässt ihm Grüße ausrichten und deutet seinem Kollegen an, dass sie befürchtet, ihre Mutter könne ihr etwas antun. Die Formulierung hält sie vage, aber er wird sich an das Telefonat erinnern.

Die Doppelgarage ist längst klinisch rein. Auf der Arbeitsplatte liegen Computerzeitschriften und Belanglosigkeiten. Gegen Mittag packt sie Alfies erstes Schuhkarton-Home samt Fimo-Inventar in eine Tüte, fährt mit dem Bus in die nächste große Stadt und steigt am Bahnhof aus.

Ursprünglich hat sie diesen Prototyp auf Eduards Grab stellen wollen. Als letzten Gruß, einfach so. Aber durch solche Rührseligkeiten missglücken die besten Pläne, und unter Umständen gefährdet sie das gesamte Projekt, wenn sie Alfies erstes Home auf den Friedhof trägt. Sie war unvorsichtig und hat es im großen Raum stehen gelassen, neben ihrem Bett. Es ist nicht auszuschließen, dass Magdalena Kohn es gesehen hat. Wer weiß, wie oft sie in der Garage herumschnüffelte.

Gott sei Dank war die Kammertür immer verschlossen.

Ein Glück, wirklich. Auszuschließen ist jedenfalls nicht, dass Magdalena Kohn Fotos gemacht hat, von dem Pappding und anderen Sachen, die ihr merkwürdig erschienen.

Vorsicht ist die Mutter der Porzellankiste.

Crime-Serien können aufschlussreich sein.

Die Papp-Version passt problemlos in eines der Schließfächer. Den Schlüssel wirft sie von der Brücke in den Fluss.

Auf dem Rückweg hält sie die Aktion mit Alfies Papp-Home auf einmal für unklug. Die Depots werden geöffnet, wenn sie zu lange verschlossen bleiben.

Du hättest Alfies Home besser verbrannt, meckert Dorothy.

Bei der Vorstellung zieht sich ihr Herz zusammen.

Du verhältst dich inkonsequent.

Und wenn schon. Falls das Schließfach tatsächlich geöffnet

werden sollte, ließe der Inhalt unmöglich Rückschlüsse auf sie zu.

Wie du meinst, Dummerchen.

Zu Hause fällt sie ins Bett, schläft augenblicklich ein und wird nur wach, weil der Wecker klingelt. Sie verschlingt eine ansehnliche Portion Pommes.

Weil sie es in den vier Wänden nicht aushält, geht sie zum Friedhof, reinigt die Entchen auf Eduards Grab und besucht Karlfried. Um siebzehn Uhr ist sie zurück, isst mehrere Puddingteilchen und kann ihren Blick kaum von der Armbanduhr abwenden.

Du machst dich ja völlig verrückt.

Dorothy hat gut reden. Das Gelingen ihres Plans hängt von Faktoren ab, die sie nicht beeinflussen kann. Und nur wenn alles, aber auch wirklich jede Kleinigkeit wie am Schnürchen läuft, schnappt die Falle zu.

Sie schleicht durch die nächsten zwei Stunden und hat das Gefühl, dass die Minuten länger verweilen, als ihnen zusteht.

Ihr fällt ein Stein vom Herzen, als Magdalena Kohn pünktlich um neunzehn Uhr das Haus verlässt. Sie wartet, bis das Auto außer Sichtweite ist, streift Lederhandschuhe über und stiehlt sich nur wenige Minuten später die Kellertreppe der Villa hinab. An den Füßen trägt sie die Gartenschuhe der Hausherrin.

Sie schließt den Uhrensalon auf und fegt die gesamte Sammlung vom Tisch. Glas splittert. Zeiger, kleine Zahnräder, Spiralen, Metallteilchen und Fassungen fliegen zu Boden. Kein Stück bleibt verschont. Sie kostet den Augenblick aus. Auf diesen Moment hat sie ewig gewartet. Das Gefühl ist unbeschreiblich. Sie wünschte, dass der Doppeldoktor sie sehen könnte. Zu gern würde sie ihm ein Selfie schicken. Er hat probiert, sie zu erreichen. Zwei entgangene Anrufe werden auf dem Display ihres Handys angezeigt. Beide Versuche liegen wenige Stunden zurück.

Sie kehrt die Überreste der Uhren zusammen, geht in Magdalena Kohns Küche und holt das holländische Kakaopulver aus dem Schrank. Dabei zittern ihre Hände so stark, dass sie die Schachtel kaum halten kann. Sie atmet durch und mischt eine gehörige Portion des gestohlenen Erdnusspulvers aus dem Asian Shop unter den gemahlenen Kakao. Den halb leeren Erdnusspulverbeutel, den sie von jeglichen Fingerabdrücken gereinigt hat, schiebt sie tief in Magdalena Kohns Restmüllbehälter, der unter der Spüle steht.

Planmäßig geht sie ins Wohnzimmer, baut die GSM-Überwachungskamera auf und richtet die Linse auf das Ledersofa aus. Mit einer Ruhe, die sie selbst überrascht, lässt sie die Rollläden herunter, löst die Kamera aus, dimmt das Licht und setzt sich auf die Couch. Sie bemerkt die kleine, blinkende rote Lampe, die verrät, dass die Kamera eingeschaltet ist und im Infrarotmodus läuft.

Das Ergebnis ist akzeptabel, genau wie neulich, als sie die Funktion in ihrer Kammer getestet hat. Sie löscht die Probeaufnahme in der Kamera und bringt die Jalousien wieder in die Ursprungsposition.

Du hast alles im Griff. Dorothy klingt fast fröhlich.

Hastig schafft sie alle Müllsäcke aus der Doppelgarage raus in Magdalena Kohns Keller und stellt sie neben den zusammengekehrten Uhrenresten ab. Sie achtet darauf, dass die Gs auf den Tüten jedem Betrachter sofort ins Auge springen.

Die Homes trägt sie einzeln zur Villa. Vorbei am Swimmingpool und den Rosenbeeten. Sie geht chronologisch vor und beginnt mit Alfie. Ihr ist feierlich zumute, das lässt sich nicht leugnen. Sorgfältig baut sie die Homes nebeneinander auf dem Spiegeltisch im Souterrain auf, wechselt die Schuhe, sobald sie die Villa betritt, und schlüpft in Magdalena Kohns Gartenclogs. Sie muss vermeiden, dass sie Partikel aus der Garage in den Keller verfrachtet.

Sie gönnt sich keine Pause, obwohl die Arbeit mühsam ist und schnell zur Plackerei wird. Die Homes haben ein ziemliches Eigengewicht, gerade die ersten Stuben, die aus zwei Boxen bestehen. Außerdem muss sie darauf achten, dass sie kein Inventar verliert. Mehrfach liest sie getrocknete Obstfliegen von der Wiese auf. Als sie Daniels Home quer durch den Garten trägt, ist sie ziemlich aus der Puste.

Jetzt bloß nicht schlappmachen, treibt Dorothy sie an.

Zweimal muss sie Zwangspausen einlegen, weil Passanten unten am Tor vorbeigehen. Durch den Kahlschlag ist die Sicht auf das Grundstück von der Einfahrt aus möglich. Dieser Umstand bringt ihren Ablaufplan ein wenig durcheinander, aber gravierend ist der Zeitverlust nicht.

Am Ende befördert sie ihr gesamtes Werkzeug, Sperrholzreste, Bastelanleitungen, Stoff- und Tapetenreste, Farbdosen, Lacke, Kleber und andere Bastelsachen in Magdalena Kohns Kellerraum, der nun alle Homes beherbergt.

Sie schwitzt tierisch im Einwegoverall und kratzt sich die Finger wund, die unter den Handschuhen jucken. Am liebsten möchte sie schlafen. Sie muss ihren gesamten Willen aufbringen, um dem Bedürfnis nicht nachzugeben.

Reiß dich gefälligst zusammen, schnaubt Dorothy.

Ihre Kraftreserven gehen zur Neige. Sie spürt, dass ihr Blutzuckerspiegel absinkt, und schafft es trotzdem, die von ihr nicht benötigten Stücke der Puppenhauseinrichtung in die Villa zu schaffen. Beinahe liebevoll platziert sie die Überbleibsel ihrer Sammlung in das Regal neben dem Spiegeltisch. Der Kellerraum wirkt wie ein Bastelzimmer. Zum Schluss vergewissert sie sich, dass die Notfallinjektion in Alfies Home an Ort und Stelle liegt.

Du hast an alles gedacht. Dorothy hört sich zufrieden an.

Nacheinander schaltet sie die Lichter in den Homes ein und verharrt einen Moment vor jeder Tragödie. Mit den Augen verabschiedet sie sich von den Puppenjungen und ihren Schwestern.

Als sie die Tür hinter sich schließt, stellt sie die Gartenschuhe an ihren Platz und begibt sich in Magdalena Kohns Schlafzimmer.

Zibet und Sandelholz riechen scheußlich, keucht Dorothy.

Sie erträgt den Duft jetzt ebenfalls nicht und atmet durch den Mund. Unbeirrt schiebt sie Magdalena Kohns Mobiltelefon, das sie bei einem ihrer Dienstagsstreifzüge entwendet hat, unter die Kommode. Eine winzige Sekunde verspürt sie den Wunsch, sich zwischen den Laken zu verkriechen.

Du musst einen Abgang machen, drängelt Dorothy. *Willst du für solche Sentimentalitäten das ganze Projekt gefährden?*

Sie verlässt die Villa, verriegelt die Haustür ordentlich, geht in die Doppelgarage, zieht den Einwegoverall und die Handschuhe aus. Sie beeilt sich und verschwindet nur Minuten später durch die Vordertür.

Schnell, dir bleibt wenig Zeit, mahnt Dorothy.

Sie läuft zum Spielplatz. Dort randalieren zwei Jugendliche, treten laut grölend abwechselnd gegen den Sitz einer Schaukel und bewerfen sich gegenseitig mit Sand. Einen Augenblick befürchtet sie, dass sie von ihnen ins Visier genommen wird. Es trifft einen alten Mann, der sich einen Kommentar in Richtung der Teenager nicht verkneifen kann.

Eilig stopft sie den Beutel mit den verschwitzten Einwegklamotten tief in einen abgelegenen Mülleimer und eilt über einen schmalen Pfad zum Tümpel. Die Baumwurzel registriert sie zu spät, stolpert, fängt sich ab und verknackst sich den rechten Fuß. Schmerz fährt ihr kurz durch den ganzen Körper.

Pass doch auf!

Hinkend erreicht sie das schlammgraue Wasser. Es lädt nicht gerade zum Baden ein. Dafür ist das Gebiet ein Paradies für Vögel. Geschickt fingert sie die SIM-Karte aus ihrem Handy, wirft alles, auch das Mobiltelefon, im hohen Bogen in den Teich und verfährt genauso mit jedem Schlüssel, den sie jemals von der Villa nachgemacht hat.

So weit, so gut.

Dorothy hat die Worte kaum ausgesprochen, als sie die Detonation vernimmt. Es ist exakt dreiunddreißig Minuten nach einundzwanzig Uhr. Paul hat seinen Teil der Abmachung eingehalten.

Martinshörner ertönen. Laut und durchdringend. Sie schlendert zurück, lahmend. Mit dem rechten Fuß kann sie nicht richtig auftreten.

Schach.

***

»Einsturzgefahr, dass ich nicht lache.«

Magdalena Kohn wirft ihr ein Spannlaken vor die Füße, mit dem sie das Sofa im Wohnzimmer beziehen soll. »Ich dulde dich maximal zwei Nächte! Mir egal, was die Polizei oder sonst jemand für das Beste hält.«

»Okay.«

»Und dieser junge Mann kann von mir keinen Funken Mitgefühl erwarten. Hoffentlich nehmen sie ihm den Führerschein ab.«

»Ich glaube, er stand unter Schock.«

»Unsinn, das bisschen Blut haut einen richtigen Kerl nicht um. Die Polizei hat von einer Platzwunde gesprochen.«

»Sie haben ihn mit ins Krankenhaus genommen.«

»Für eine Nacht zur Beobachtung, du meine Güte!« Magdalena Kohn zieht die linke Augenbraue hoch. »Warum hinkst du?«

»Ich bin umgeknickt.«

»Zeig her.«

Sie sträubt sich, aber nur kurz, zieht die Socke aus und schiebt die Leggings bis zum Knie hoch.

»Der ist ja total geschwollen! Warum hast du den Fuß nicht gleich den Sanitätern gezeigt?«

»Vielleicht weil ich starr vor Schreck war!«, schreit sie los und rauft sich theatralisch die Haare. »Ein Laster ist in mein Zuhause gekracht. Was, wenn ich im Bett gelegen hätte? Tot könnte ich sein.«

Obacht, nicht zu sehr übertreiben.

»Beruhige dich, dir ist nichts geschehen.«

Paul ist mit dem Kopf gegen das Lenkrad geschlagen und hat sich die Schulter ausgerenkt.

Stümper.

Sie hatten zwei Minuten für sich, inmitten des Trubels. Er hat ihr zugeflüstert, dass seine Schwester das Feld räumt. Pauls Augen haben geglänzt, und er hat ihre Hand gehalten. *Allerhöchstens dreißig Sekunden.*

Er kam ihr glücklich vor.

Sein Dauergrinsen war eher dem Schlag geschuldet, den er abgekriegt hat.

Vielleicht ist etwas dran an dem, was er gesagt hat.

Wenn du versuchst, das rauszufinden, war alles für die Katz. Vor allem, wenn er sich doch als Niete erweist. Willst du das Risiko eingehen? Nur für einen Flirt? Die ganze Arbeit, dein Plan, die Indizien. Wie willst du alles rückgängig machen? Wie willst du all das erklären?

Sie gibt sich einen Ruck. Plane dein Handeln und handle nach Plan.

»Danke, dass du mich aufnimmst«, sagt sie leise, kriecht unter die Decke und starrt auf die Linien der Strukturtapete.

»Schlaf jetzt, und –«

»Bringst du mir meinen Kakao? Er steht in der Mikrowelle, ich habe ihn noch nicht heiß gemacht.«

»Ach, jetzt lassen wir uns auch noch bedienen?«

»Meine Beine zittern. Ich fühle mich so schlapp.«

»Und ich habe fast einen Herzinfarkt bekommen, als mich die Polizei anrief. Der Schreck sitzt mir jetzt noch in den Gliedern.«

Und die kommenden Tage werden für Mami auch kein Zuckerschlecken.

»Ich weiß, dass du es kaum glaubst, aber du bist mir ganz und gar nicht egal.«

Das sind ja ganz neue Töne. Fall jetzt bloß nicht darauf rein!

»Warum hast *du* mich nicht angerufen?«

»Ich konnte mein Handy nicht finden, und außerdem war ich nicht in der Lage, logisch zu denken.«

»Dass du deine Siebensachen nie beieinanderhast!«

»Bringst du mir jetzt meinen Kakao?«

»Bringst du mir meinen Kakao?«, äfft Magdalena Kohn sie nach und humpelt davon.

Und schon ist jeder Anflug von Nettigkeit wieder verpufft.

Sie hört sie in der Küche fluchen.

Lautlos erreicht Mami ihr Publikum nicht.

Im Regal blinkt das Lämpchen der Überwachungskamera unauffällig im Sekundentakt, während sie die Wolldecke bis zur Nasenspitze zieht.

Einatmen. Ausatmen.

Wie es Paul wohl geht?

An Paul wollen wir besser nicht denken. Okay? Wir konzentrieren uns auf das Jetzt und Hier.

Gut.

Die Indizienlage dürfte Magdalena Kohn erdrücken. Schon allein die Homes im Souterrain werden Fragen aufwerfen. Welcher psychisch stabile Mensch baut Puppenstuben mit erhängten, erstochenen und verhungerten Puppenkindern? Und Ellis' Home ist die exakte Rekonstruktion des Wohnzimmers der Hausherrin. Diesen Umstand soll sie mal der Polizei erklären. Natürlich wird sie abstreiten, die Boxen gebaut zu haben. Nur, es befinden sich ihre Haare, Hautschuppen und DNA-Spuren an allen Stuben und am Mobiliar.

Aber keine Fingerabdrücke.

Deshalb liegt ein Paar Einweghandschuhe aus der Küche unten neben den Homes auf dem Tisch. Den Gartenschuhen haften mikrofeine Glassplitter der Uhren an. Es wird Magdalena Kohns Glaubwürdigkeit erschüttern, wenn sie behauptet, ewig nicht im Keller gewesen zu sein. Auf dem Handy, das unter der Schlafzimmerkommode liegt, befinden sich Fotos, die den Bau der Puppenhäuser dokumentieren.

Ganze Bilderstrecken belegen die Entstehung der Homes.

Die Gs auf den Müllsäcken im Keller wurden von Magdalena Kohn geschrieben. In Alfies Home steckt das Set, in dem sich eine Adrenalinspritze und Antihistaminika befinden. Die einzige weitere Packung, die sich in der Villa befindet, ist in einem Raum weggesperrt, zu dem ausschließlich Magdalena Kohn den Schlüssel besitzt.

Sie kommt mit grimmigem Gesicht herein und stellt den heißen Kakao neben dem Sofa ab. Wortlos hebt sie die Decke an und legt ein Eispack auf den geschwollenen Fuß.

Diese kleine Geste bringt sie zum Weinen.

Zu wenig, zu spät, flüstert Dorothy. *Du darfst dich unter keinen Umständen einlullen lassen.*

Magdalena Kohn löscht das Licht, geht aus dem Zimmer und lässt ihren Duft zurück. Sandelholz und Zibet.

Du wirst jetzt nicht schwach. Nicht wegen des Dufts und schon gar nicht wegen Paul.

Warum fängst du wieder von ihm an?

Entschuldige.

Die Kamera schaltet sich in sechzig Minuten aus und verschickt die letzte Aufnahme an die gespeicherte E-Mail-Adresse. Darauf ist zu sehen, wie Magdalena Kohn ihrer Tochter eine Tasse heißen Kakao bringt. Dr. Dr. Falkenberg, aber auch der Hausarzt wissen von der Erdnussallergie. Das Obduktionsergebnis wird eindeutig sein und der Kommissar die richtigen Schlüsse ziehen. Für Magdalena Kohn dürfte es schwer werden, sich herauszureden.

Fast tut sie ihr leid.

Bloß nicht, die Frau ist von Bösartigkeit zerfressen.

Dorothy hält sie auf Kurs.

Schachmatt in wenigen Sekunden.

Das Ende wird qualvoll sein. An einem anaphylaktischen Schock zu sterben ist kein Spaziergang. Der Tod lauert schon ganz in der Nähe, sie spürt seine Anwesenheit.

Tukukino lehnt im Türrahmen. Barfuß. Karlfried sitzt im Sessel. Auf seinem Schoss liegt ein Schachbrett.

Du bist wütend auf ihn. Karlfried hat dich im Stich gelassen, wie alle anderen!

Sie hat ihn unheimlich gerngehabt. Nichts kann daran etwas ändern.

Karlfrieds Füße sind nackt.

Deine Toten tragen niemals Schuhe, Dummerchen.

Der Obolus für den Fährmann steckt in ihrer Leggings. Duy Huynhs Mädchen schwebt ins Zimmer. Der indische Elefant ist auch gekommen. Vati lehnt am Fenster und breitet die Arme aus. Er nannte sie Lügnerin, Mondgesicht und dummes Kind. Unwichtig. Ihr fallen die wunderbaren Briefe ein, die er ihr früher geschrieben hat.

Er steht wie die anderen Spalier.

Zu ihrer Erleichterung erklingt weder der abscheuliche C-Ton noch das blöde Gelächter. Auch die Schlingpflanzen glänzen durch Abwesenheit. Und die Mundklammern, die ihre Lippen so oft zusammengekniffen haben, malträtieren sie nicht. Damit hat sie nicht gerechnet und ist dankbar.

Einatmen. Ausatmen.

Es war eine gute Idee, das Beruhigungsmittel zu nehmen.

Unnötig schwer musst du es dir nicht machen.

Dorothys Einfälle waren stets die besten.

Ausatmen. Einatmen.

Sie steckt fest in ihrem Berg, versteckt sich im Inneren des Monstrums. Es fällt ihr leicht, sich von diesem Körper zu verabschieden. Er war ihr eine Last.

Ihr fällt die Zuckerfee ein und auch der kleine Billy. Wie sehr hat sie sich gewünscht, Ballerina zu sein. Am liebsten wäre sie durch ihr Leben getanzt. Und geliebt hätte sie auch gern. Einen Typen wie Marvin.

Oder Paul?

Klappe.

Alfies Papp-Home steht im dunklen Bahnhofsschließfach.

Es wird bestimmt im Müll landen. Keine schöne Vorstellung.

Die anderen Homes erstrahlen dafür im Souterrain wie Laternen, sagt Dorothy.

Sie lächelt bei dem Gedanken an die beleuchteten Bühnen,

die den Uhren den Platz gestohlen haben. Endlich ist ihr Ticktack bis in die Ewigkeit verstummt. Diese Homes werden nicht weggeworfen. Sie werden als Beweismittel in einer Asservatenkammer enden.

Das ist ein versöhnlicher Gedanke.

Die meisten Verbrechen geschehen zu Hause. Dem Ort, an dem kaum jemand Böses vermutet. *Home sweet home.* In die Boxen hat sie viel investiert. Zeit, Phantasie und Liebe zum Detail. Die Arbeit an den Homes hat ihrem Leben Struktur und einen Sinn gegeben.

Als der erste Tropfen Kakao ihre Lippen berührt, würgt sie schon allein vom Erdnussgeruch. Andere Symptome folgen schnell. Die Hände und Füße beginnen zu jucken. Das Prickeln im Mundraum ist fast unerträglich. Ihre Zunge ufert aus, wird dick und schwer. Und dann dieser grässliche metallische Geschmack. Er breitet sich in ihrem Rachen aus.

Wie es sich wohl anfühlt, geliebt zu werden?

In diesem Leben wirst du es nicht mehr erfahren.

Vielleicht hätte die Sache mit Paul doch klappen können.

Okay, du musst es nicht tun, das weißt du! Dorothy klingt ungehalten. *Ich frage dich: Willst du den Erdnusskakao wirklich trinken? Bist du absolut sicher?*

Sie denkt an die Kamera und leert den Becher, ohne mit der Wimper zu zucken.

Point of no return.

Die Lippen schwellen sofort an, ebenso ihr Gesicht. Sie wird von Magenkrämpfen heimgesucht, die in Intervallen kommen, zu unerträglichen Wellen anwachsen.

Dorothy schlägt einen feierlichen Ton an. *Es geschehe Recht, egal, ob die Welt darüber zugrunde geht.*

Eduard schwebt an der Zimmerdecke. Das Gesichtchen ist rosig, die nackten Zehen speckig. Babypuder und Bananen. Sein Geruch tröstet und versöhnt.

Paul liegt im Krankenhaus.

Immerhin hat er Wort gehalten.

Sie hat ihn benutzt und hustet sich in Rage. Vielleicht hätte sie ihn lieben können.

Schwachsinn.

Die Zunge nimmt den gesamten Mundraum ein. Sie röchelt und hechelt, atmet kurzzeitig durch die Nase. Ihr Puls rast. Sie schwitzt und friert gleichzeitig. Fließschnupfen rinnt ihr aus der Nase. Fast trotzig widersteht sie dem Impuls, nach Mami zu rufen.

Bloß nicht.

Einen Augenblick, der ihr ewig erscheint, ringt sie um jedes Fitzelchen Luft, bäumt sich auf, wälzt sich auf dem Sofa, bevor ihr Blutdruck rapide abfällt und der Kehlkopf derart geschwollen ist, dass die Atemwege so gut wie dicht sind. Wäre das Beruhigungsmittel nicht, würde sie durchdrehen.

Niedlicher kleiner Eduard. Mein Tod bringt Mami zu Fall. Sie wird lebenslänglich verurteilt und ihre Strafe absitzen. Nicht für deinen Tod, geliebter Bruder, aber für den Mord an mir. Ich habe getan, wozu ich imstande war, und hoffe, dass es reicht.

Du wanderst in den Knast, elende Tochtermörderin!

Daran gibt es, hoffentlich, nichts zu rütteln.

Das ist schließlich keine Lappalie.

Nein, so etwas bleibt ewig. Am Ende habe ich Mami ausgetrickst. Trotz erheblicher Widerstände ringe ich ein letztes Mal nach Luft, atme ein. Und nie wieder aus.

Schachmatt.

Dummerchen.

Danksagungen

An diesem Text habe ich sehr intensiv, über Jahre, gearbeitet, bin drangeblieben, auch wenn unklar war, ob er jemals veröffentlicht wird. Ich danke denen, die in der Geschichte eine Qualität erkannt und mich aufgefordert haben, nicht aufzugeben. Birgit Barzen, Pia Kluth, Maren Leisner, Renate Neu und Christiana Zwicker möchte ich an dieser Stelle besonders erwähnen. Ich bedanke mich für Kritik, Zuspruch und die fachlichen Informationen. Mit euch konnte ich inhaltlich diskutieren, und ihr habt mich unerschütterlich darin bestärkt, mir treu zu bleiben und den Mut nicht zu verlieren.

An dieser Stelle gebührt mein Dank auch ganz ausdrücklich dem Emons Verlag. Ich kann euch nicht alle aufführen, aber ihr seid ein tolles Team. Namentlich erwähnen möchte ich Hejo Emons, Christel Steinmetz, Stefanie Rahnfeld, Ingeborg Simandi und Hilla Czinczoll, die sich auf diesen Text eingelassen haben, ihm eine Chance gaben und mich bestärkten.

Der Verfasser des im Roman zitierten Kinderlieds »Kleiner Schelm bist du« ist laut www.deutscheslied.com unbekannt.
Veröffentlicht wurde es in: Hamburger Jugendlieder, gesammelt und ausgewählt von Hamburg Jugend, Wolkhausen, Hermann, Verlag der Buch-Ein-und-Verkaufsgenossenschaft Hammerbrook eGmbH, Hamburg 1925; Heimatklänge – Den deutschen Mädchen und Frauen, Paul Hertel und Julius Klinkhardt Verlagsbuchhandlung, Leipzig 1921; Stimmt an – Lieder für die deutsche Jugend, Verlag der Dürr'schen Verlagsanstalt, Leipzig 1923
Quelle: www.deutscheslied.com

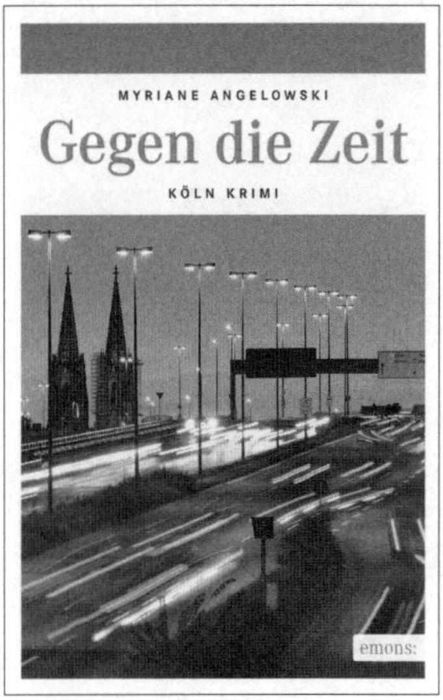

Myriane Angelowski
GEGEN DIE ZEIT
Broschur, 256 Seiten
ISBN 978-3-89705-486-8

Hauptkommissarin Lou Vanheyden wird zu einem Tatort in der Innenstadt gerufen: Eine Frau wurde brutal ermordet, ihr Kopf fehlt. Noch bevor die Mordkommission ihre Arbeit aufnehmen kann, geschieht ein zweiter Mord. Erneut ist das Opfer eine Frau, erneut ist die Leiche enthauptet, und erneut fehlt vom Täter jede Spur. Die Ermittlungen führen zu einer historischen Liste aus der Zeit der Hexenverfolgung. Doch was hat die Kölner Geschichte mit diesem Fall zu tun? Welche Verbindung bestand zwischen den Opfern? Und welche Rolle spielt ein kleiner Ort im Bergischen? Lou arbeitet gegen die Zeit, denn auf der Liste stehen weitere Namen.

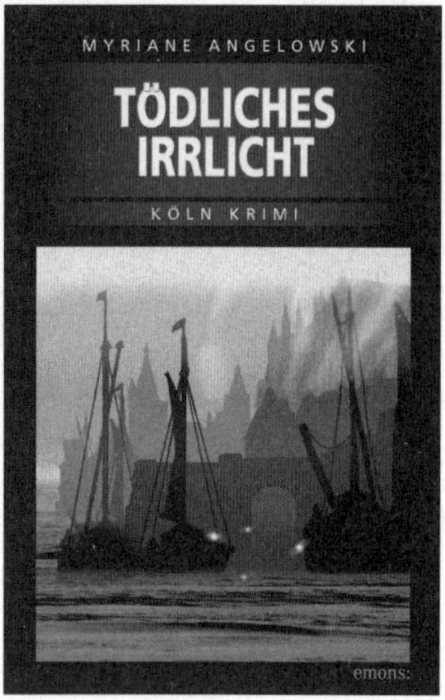

Myriane Angelowski
TÖDLICHES IRRLICHT
Broschur, 240 Seiten
ISBN 978-3-89705-632-9

»Ein spannender Thriller, der auch Einblick in aktuelle Entwicklungen der Stadt gibt.« Westdeutsche Zeitung

»Überaus spannend ist nicht nur die Handlung, sondern auch das Rätsel um die historischen Hintergründe der Taten.«
Kölner Stadt-Anzeiger

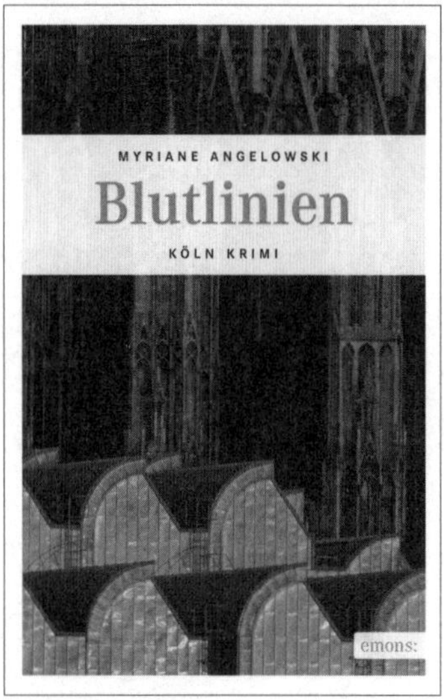

Myriane Angelowski
BLUTLINIEN
Broschur, 240 Seiten
ISBN 978-3-95451-055-9

»Mit ›Blutlinien‹ ist Autorin Myriane Angelowski ein spannender, raffinierter und ungewöhnlicher Kriminalroman gelungen, der mit unerwarteten Wendungen überrascht. Souverän – ein starker Köln-Krimi!« Top Magazin Köln

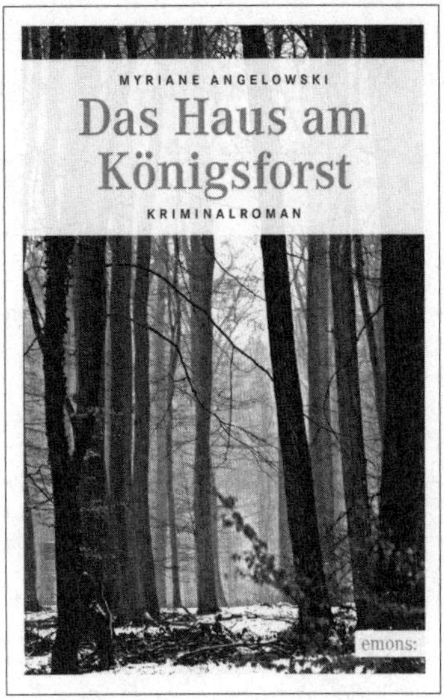

Myriane Angelowski
DAS HAUS AM KÖNIGSFORST
Broschur, 256 Seiten
ISBN 978-3-95451-437-3

»›Das Haus am Königsforst‹ ist der vierte Band einer Reihe um die beiden Kölner Kommissarinnen Lou Vanheyden und Maline Brass, und er ist der bislang beste der Serie. ›Das Haus am Königsforst‹ ist nicht nur Krimi. Das Buch ist auch eine Gesellschaftsstudie.«
Kölner Stadt-Anzeiger/Büchermagazin

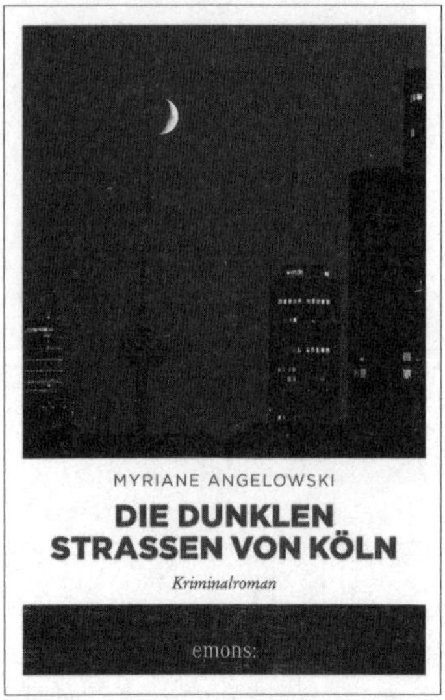

Myriane Angelowski
DIE DUNKLEN STRASSEN VON KÖLN
Broschur, 336 Seiten
ISBN 978-3-7408-0279-0

»Ein ruhiger Kriminalroman mit absolutem Tiefgang. Anspruchsvoll und schonungslos erzählt die Autorin eine Geschichte, die am Rande unserer Gesellschaft spielt. Hervorragender Lesestoff.«
Köllefornia Magazin

www.emons-verlag.de

DE DROOM VAN DE FARAO

Van Herman Van Campenhout verscheen bij Davidsfonds/Infodok:
De stille soldaat (11+)
De zaak Toetanchamon (11+)
Voetballen of vechten (12+)